国医进万家健康教育科普系列

浙江省普通高校"十三五"新形态教材
浙江省线上一流课程配套教材
浙江省老年教育特色课程配套教材

食全食美食健康

主　编　蒋立勤
副主编　夏　明　夏道宗　陈愉炯

U0211062

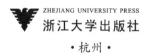

ZHEJIANG UNIVERSITY PRESS
浙江大学出版社
·杭州·

图书在版编目(CIP)数据

食全食美食健康/蒋立勤主编. —杭州:浙江大学出版社,2023.12

ISBN 978-7-308-24559-3

Ⅰ.①食… Ⅱ.①蒋… Ⅲ.①饮食营养学 Ⅳ.①R155.1

中国国家版本馆 CIP 数据核字(2024)第 017800 号

食全食美食健康

蒋立勤　**主编**

夏　明　夏道宗　陈愉炯　**副主编**

责任编辑	石国华	
责任校对	杜希武	
封面设计	周　灵	
出版发行	浙江大学出版社	
	(杭州市天目山路 148 号　邮政编码 310007)	
	(网址：http://www.zjupress.com)	
排　版	杭州星云光电图文制作有限公司	
印　刷	杭州宏雅印刷有限公司	
开　本	710mm×1000mm　1/16	
印　张	21.25	
字　数	370 千	
版印次	2023 年 12 月第 1 版　2023 年 12 月第 1 次印刷	
书　号	ISBN 978-7-308-24559-3	
定　价	68.00 元	

前　言

　　饮食是人们生活中不可或缺的重要组成部分。我们需要通过饮食来获取所需的营养物质,以维持身体的正常功能和健康状态。随着科学技术的发展和人们健康意识的增强,合理、营养丰富及安全的饮食需求越来越受到大家的关注。

　　本书系浙江省线上一流课程《食全食美食健康》的配套教材,与课程同名,互为补充,旨在提供一种形态全新的教学资源,帮助读者更好地了解与掌握有关饮食与营养领域的基础知识。本书亦为浙江中医药大学"国医进万家"项目同名课程及浙江省老年教育特色课程的配套教材。以系统性和实用性为基础,从饮食发展简史开始,逐步探讨人们所需基础营养、合理营养与膳食平衡、食品保藏与加工的技巧、食品安全与健康的关系、饮食与慢性疾病的预防以及中医食疗等方面的知识。

　　本教材分为六章,每章都关注不同的主题,以求尽量全面覆盖食物与营养的各个方面。

　　绪论"饮食概况"将引领读者穿越时间,了解人类饮食的发展历程、饮食与健康的关系、饮食生活与文化的联系。

　　第一章"人体营养基础"将介绍人体所需的各类营养物质及其功能。我们将探讨碳水化合物、脂肪、蛋白质、维生素和矿物质在身体中的作用,并提供一些实用的饮食建议,帮助读者实现膳食平衡。

　　第二章"合理营养与膳食平衡"将深入研究人们在日常生活中如何应用营养学知识,进行合理营养与膳食平衡。这章介绍合理营养与膳食平衡的原则,帮助读者了解如何通过食物搭配来满足身体的营养需求,介绍一些实用技巧来优化日常餐桌上的营养摄入,如以怎样的视角从茶、咖啡、酒精中选择合适的饮品。

　　第三章"食品加工与营养"将向读者介绍如何正确地保存和处理各种食材以确保其安全性和质量。我们还会介绍主要类型食品的加工技术,以及食材加工后营养与品质的变化。

第四章"食品安全与健康"将探讨如何识别和预防常见的食品安全问题,并提供一些实用建议来保障身体健康。

第五章"饮食与慢性疾病预防"介绍了营养缺乏症、肥胖、"三高"等常见疾病的饮食预防及饮食治疗的原则与方法。

第六章"中医食疗与营养"将向读者介绍中医传统理论在饮食领域中的应用。我们将探讨中医膳食调理等方面内容,帮助读者更好地了解并运用这些传统知识来改善健康。

本教材旨在为广大读者提供清晰而系统化的内容,帮助读者获得全面的饮食与营养知识,以促进他们对于饮食和营养领域知识的理解。学习如何合理选择食物、搭配餐食,以及掌握食物保藏和加工的技巧。无论是学生、教育工作者还是对健康有追求的个人,我们都希望本教材能为您提供有益且实用的指导,使您更加全面地认识和享受美味、健康而富有营养的饮食。为了更好地理解和运用相关知识,教材中以二维码的形式穿插了线上课程的相关内容,用"知识拓展"栏目对相关内容进行了补充讲解,并在课后附有思考题方便大家回顾。

本书第一、二章由夏明老师编写,第三章第一节中"食药用菌原料及营养"由付立忠老师编写,第三章第二节"腌渍与保藏"由华颖老师编写,第四章第一节至第三节由帅玉英老师编写,第五章第三、四节由王慧铭老师编写,第六章由夏道宗老师编写,教材大纲、附录部分、全书审稿由陈愉炯老师负责,其余部分由蒋立勤老师编写并统稿。研究生郑佳亿、常梦苪和朱家跃帮助整理书稿,学生黄段、洪霞帮助收集资料。颜美秋老师、苏洁老师帮助校对书稿。但是由于作者水平有限和经验不足等原因,教材难免存在瑕疵,诚挚欢迎各位读者给予批评指正。

最后,我们要感谢所有为本教材提供支持和帮助的单位和个人,包括浙江中医药大学提供出版经费,智慧树帮助新形态教材整理二维码,浙江大学出版社石国华老师对文稿进行反复修改。在此我们表示衷心的感谢。

《食全食美食健康》编写组

2023 年 7 月

目　录

绪论　饮食概况

一、饮食溯源

饮食是人类生活中至关重要的一部分，它不仅满足了人体对营养的需求，也反映了不同历史时期的地方文化特色。回顾饮食发展的历程，从远古时代到现代社会，人类饮食伴随着时间推移而演变，经历了漫长的历史变迁。人类饮食的发展历史也是烹饪技艺、饮食器具和食品原料发展的历史。

(一)远古朴素饮食

远古时期的人类祖先主要的生活方式是食物采集和狩猎，以禾本科植物种子、野果野菜和野生贝类为主要食物来源，并通过打猎捕捉野兽获取肉类。这个阶段的饮食简单粗放，大多数是未经加工直接食用。随着人类祖先逐渐掌握了原始食物加工的技术，食物变得能保存更长的时间和达到更加好吃的效果。

烹饪是人类文明发展的重要组成部分，它随着人类社会的进步而不断演变。早期的烹饪方式主要是通过直接生食或简单加工来满足温饱需求。随着火的使用和农业的兴起，人们开始培育植物和驯化动物，并掌握了更多种类的食材，这也催生了更复杂的烹饪方式，人们开始探索更多烹调技艺，如煮、烤、炖等。

食器作为容纳食物的容器，也经历了漫长的发展过程。最早的食器是简单的石制、土制或竹制容器。随着陶艺技术的发展，人们开始使用陶制餐具，并在其表面进行装饰。

(二)多样化饮食逐渐形成

随着农牧业的出现，人类开始种植农作物并驯养动物。农耕生活方式的发展，使得粮食(谷物)成为大部分地区人们主要的能量来源，并逐渐形成稳定且多样化的饮食模式。例如，在中国，水稻、小麦等主要粮食作物被广泛种植，并与蔬菜、水果以及各种禽畜产品相结合，形成了丰富多样的饮食文化。

古代中国的烹饪技艺在世界上享有盛誉。《食经》中记录了许多传统菜肴和烹调技巧,如切丝、剁碎等。明清时期,厨师们以其精湛的刀工和巧妙的调味手法创造出许多名菜。如满汉全席,是清宫御膳流入民间的产物,既有宫廷菜肴之特色,又有地方风味之精华。

随着时代的进步,金属、玻璃等材料被引入食器制作中。同时,不同地区和文化对于食器形态和装饰方式有着各自特色,如中国的铜吊壶、罗马的玻璃杯等。

在古代,人们也通过交流和贸易,学习了不同地区的烹饪技巧和食材使用方法。随着科学技术的进步和全球贸易的发展,近代饮食开始出现大规模变革。工业革命带来了冷藏、罐头等新技术,使得人们可以更方便地保存和加工食物。此外,全球交流也促进了不同地区之间饮食文化的融合与创新。

(三)便利与健康共存的饮食

在现代社会中,快节奏的生活方式对饮食提出了新的挑战。快餐、外卖等便捷食品逐渐流行起来,并改变了人们的就餐习惯。同时,人们的健康意识也越来越强烈,有机食品、素食主义等概念受到广泛关注。此外,在数字化时代,互联网平台为美食爱好者提供了分享和获取信息的平台。

现代社会中,随着科技的进步和国际交流的增多,各种新型厨具被引入并改善了传统烹调方式。越来越多创新性和功能性强大的食器也出现在人们日常生活中,例如智能保温杯、抗菌筷子等,在为人们提供便利的同时也注重环保与健康。同时,全球化也使得不同文化间发生了交流与融合,在国际美食舞台上诞生了许多令人垂涎欲滴的佳肴。如中国菜肴传到印度尼西亚、马来西亚、新加坡等地,形成了"娘惹菜"。咖喱,传统印度菜中常用的调料,传播到世界各地后形成了具有当地特色的风味。

近年来,"吃货"文化兴起,人们对于食材安全与质量问题的关注度增加。因此,追溯食材源头成为一项重要工作。通过追踪农产品种植或畜牧过程中使用农药的残留情况、养殖环境以及运输过程中是否符合卫生标准等多方面信息来保证食材的质量。

烹饪的发展使得食物的口味和质地更加丰富多样,烹饪技术和方法也逐渐成为一门艺术。食器的发展则提升了用餐的舒适度和美观度,各种不同的食器逐渐出现;随着营养素的发展,人们逐渐认识到食材对饮食健康的重要性。

饮食发展经历了从远古到现代的演变,不断丰富和改变着人们的饮食习惯和口味偏好。无论是古代还是现代,饮食文化都承载着人类的历史变迁和文化延续,是人类生活中不可或缺的一部分。

(四)了解古人饮食情况的意义

即使在现代社会了解古人的饮食情况也有着多方面的意义,主要可概括为以下几个方面。

1. 历史意义

饮食是人类文明发展的重要组成部分,了解古代人的饮食方式可以帮助我们了解他们的生活方式、社会结构和文化传承。通过研究古代的饮食方式,我们可以深入了解古代社会的经济、环境和技术条件,并从中汲取有价值的历史经验。

2. 文化传承

饮食作为文化的一部分,承载着人们的价值观念、习俗和传统。了解古人的饮食方式可以帮助我们理解不同文化之间的差异和相似之处,增进文化交流和理解。它也有助于保护和传承传统的烹饪技艺和食物制作方法。

3. 健康借鉴

古代人的饮食方式常常与当地的自然环境和季节变化密切相关,他们选择食材和烹饪方法常常有健康和营养的考量。通过了解古人的饮食方式,我们可以获取到一些传统的食疗知识和饮食智慧,对我们现代人的健康生活有启发和借鉴作用。

4. 环境保护

古人的饮食方式通常更加简单、自然和可持续,并且更加依赖当地的农产品和食材。与现代的大规模生产和加工相比,古代的饮食方式更加环保。通过学习古人的饮食方式,我们可以寻找到一些对环境友好的生产和消费模式,为地球可持续发展做出贡献。

总之,了解古人的饮食方式有助于我们更好地理解历史、传承文化、促进健康和保护环境。同时,它也可以唤起我们对自然食物、简单生活和传统智慧的重要性的思考。

(五)了解古人饮食情况的方法

1. 文献资料

通过研读保留下来的文献和历史记录,可以了解古人的饮食方式和习惯。文献资料可以包括古籍、诗词、日记、史书等,它们记录了以前人们的饮食习俗、饮食禁忌、食材选择等信息。如成书于北魏末年(公元533—544年)的著作《齐民要术》,是中国杰出农学家贾思勰所著的一部综合性农学著作,其中详细记录了当时的农业和生活技术,其中包括农产品的种植、养殖和加工等方面的知识。通过研读这本书,可以了解到当时农民的饮食方式、耕作技术以及对于农产品的利用方法。清代文人袁枚的《随园食单》记载了他在江南生活时的饮食情况。他描述了当地人民的饮食习俗,以及他自己在寓居时的饮食方式和对食材的独特运用。这本书不仅反映了清代江南地区的饮食文化,还展示了当时文人雅士的独特饮食观念和创新。

2. 考古发现

考古学是了解古人饮食方式的重要途径之一。通过对古代遗址、墓葬、明器等的发掘和研究,可以获取到古代人们的食具、食材、食用等方面的信息,从而推测古人的饮食习惯和饮食结构。如在对殷墟的考古发掘中,出土了大量的饮食相关遗物,如酒器、饮食器皿、食物残渣等。通过对这些随葬品的研究,可以推测商代人们的饮食习惯和饮食结构,比如他们对于酒的重视程度以及以粟、肉、鱼等为主要食物的饮食结构。在埃及的金字塔和墓葬中经常出土保存完整的食物残渣,如面包、肉类、水果等。这些食物残渣可以提供关于古埃及人饮食习惯和食物选择的宝贵信息。通过对这些食物残渣的化学分析和比对,可以了解古埃及人的饮食结构、主要食材和烹饪方式。

3. 传统食谱

古代的食谱是了解古人饮食方式的重要依据。通过研究传统的食谱和烹饪方法,可以了解古人对食材的选择、烹饪方式以及食物搭配等方面的偏好和习惯。如中国古代流传下来的食谱《饮膳正要》,记录了元朝宫廷的烹饪方法和食物搭配。这些食谱中记载了古人对于食材的选用、烹调技巧和口味偏好等方面的信息。通过研究这些食谱,可以了解古代中国人的饮食文化、饮食习俗和烹饪技巧。

4. 艺术作品

绘画、雕塑、陶瓷等艺术作品中常常描绘了古人的饮食场景和饮食习俗,通过研究这些艺术作品,可以获得关于古人饮食的一些信息和印象。在中国古代绘画作品中,常常描绘了饮食场景,如宴会、酒宴、人们的饮食互动等。通过研究这些绘画作品,可以了解古代人们对于食材的喜好,饮食场合的礼仪和习俗,以及人们与食物的关系。如五代顾闳中所绘《韩熙载夜宴图》生动描绘了当时贵族生活使用酒器、果盘、糕点盒、瓷器等细节。

5. 民间传统和口述历史

一些地方的民间传统和口述历史中可能保留了关于古人饮食的记忆和讲述。通过与当地老人交流、参与传统节日等,可以获取到一些关于古人饮食的口述资料。在中国,最著名的可能就是端午吃粽子的习俗与爱国诗人屈原有关。中国的一些传统节日,如春节、中秋节等,也与饮食息息相关。在庆祝这些节日的活动中,人们会准备特定的食物,并且有特定的饮食习俗和传统。通过参与这些传统节日,可以了解古人在特定节日中所食用的食物、食物的寓意和象征意义。例如,中国春节期间的团圆饭,代表着家庭团聚和幸福美满的寓意,这反映了古代人们对于家庭和食物的重视,这也是文化传承的一部分。

通过综合运用这些方法,我们可以逐渐了解古人的饮食方式,并且在实际操作中可以结合考古学、文化人类学和食物科学等多个学科领域的方法,进行更深入的研究和分析。

二、饮食与健康

正确的饮食方式和食物选择可以维持和改善人体的健康。烹饪过程不仅可以改变食物的口感和味道,还能够影响其营养价值、安全性以及对人体健康的作用。

(一)概述

烹饪发展对食物的影响是多方面的,包括风味、营养和食品安全与健康。通过烹饪,食物的口感和味道得到改善,提高了人们对食物的喜爱程度。同时,烹饪过程中对食物的加热、调味和搭配等处理方法,也会影响食物中营养成分的保存和释放。此外,正确的烹饪方法和食材选择还能保证食品的安全性和健康性。

(二)烹饪与加工对食品的影响

1. 对食物营养的影响

不同的烹调方式会导致食材中营养成分的损失或增加。

蔬菜烹调:

水煮:蔬菜在水中煮熟,营养成分相对较好保留,但部分水溶性维生素可能会损失。

炒:高温炒制会使部分营养物质受热破坏,但蔬菜短时间炒制能保留较多维生素和矿物质。

蒸:蒸制能够在相对较短时间内保留蔬菜中的维生素和矿物质,同时也使蔬菜保持一定的嫩脆口感。

肉类烹调:

煮:将肉类放入水中煮熟,可以保持较多的营养成分,但部分水溶性营养物质可能会溶解入水中。

炒:高温炒制会使肉类表面产生蛋白质变性、脂肪氧化等,但仍能保留一定的维生素和矿物质。

烤:烤肉会使部分营养物质损失,尤其是水溶性维生素,但同时也能使肉类更加美味和香脆。

不同烹调方式对食材所造成的影响是多样的,涉及营养素的稳定性、温度对食材的影响、烹调时间等因素。如果想要最大限度地保留食材的营养价值,可以考虑以下建议:

(1)选择合适加工方式　短时间、低温的烹调方式,如蒸、水煮等。

(2)减少损失　食材在烹调过程中的水溶性营养物质损失,可以保留煮食液作为汤汁食用。

(3)选择正确加工条件　避免过度煮熟或过度加热,掌握好烹调时间,尽量保持食材的嫩脆口感。

(4)合理搭配　不同食材搭配烹调,使不同的营养物质能够得到更好的保留。

我们将在后面章节中介绍各类加工方法对蔬菜、肉类等不同类型食材所造成的影响,并提供一些建议来最大限度地保留其营养价值。

2. 对食品安全的影响

对于烹调过程中可能存在的安全隐患,需要有相应预防措施。例如,在处理生肉时,需要注意卫生,避免交叉污染,特别是生肉与其他食材的接触。此外,储存食材时要注意温度控制,避免食材变质或滋生细菌;烹调过程中,需要确保食材达到适当的温度,以杀灭潜在的病原体。同时,也要控制烹调时间,避免过度加热导致食材破坏或产生有害物质。在使用油进行煎炸时要注意火灾预防等。

3. 对健康的影响

独特的烹调技巧和食物组合也与健康相关。例如,在中国传统医学中有很多基于“五行生克”理论的“食疗”观念,根据五行理论,五谷代表着五种元素,如大米代表土,小麦代表金等。合理地搭配五谷杂粮能够提供全面的营养,并平衡身体的阴阳。例如,糯米和红豆的组合可以调和脾胃,增强消化功能。中医认为炖汤能够有效地提取食材的营养,并具有温补身体的作用。例如,炖鸽蛋和百合汤有滋阴润肺的功效,适用于干燥咳嗽和久咳不愈的人群。

(三)世界不同地区对营养与健康的认识

1. 国内对营养与健康的认识

中国人对饮食与健康的认识经历了先秦、中古、近代和现代四个时期。在先秦,人们开始研究食物对健康的作用,推崇草药食疗。中古时期,中医药理论和食疗理念逐渐形成。近代以来,随着科学技术的进步、食物营养学和食品科学的发展,中国的食疗方法也不断丰富和完善。

2. 国外对营养与健康的认识

国外的饮食与健康发展也各具特色,拥有丰富的传统食疗文化,如古希腊的体液学说、印度的阿育吠陀等。印度古代的阿育吠陀医学就指出,许多草药与香料对健康有益。欧洲地区注重均衡饮食,强调食物的新鲜和品质,在地中海地区,"地中海饮食"被认为是最均衡而健康的饮食方式。美洲地区则有丰富的食物选择,孕育了南美洲的传统美食。非洲地区的饮食多样,强调以当地食材为主。大洋洲地区的饮食注重自然和有机食品等。

　　总体来说,饮食与健康是人们通过正确的饮食方式来维持和改善健康的重要方法。不同地区的饮食与健康发展各具特色,反映了不同地域的文化和传统饮食习惯。

三、饮食生活与文化

　　饮食生活和文化是一种通过饮食方式来表达情感和建立人际关系的方法。不同地区的饮食生活和文化有着各自的特点,体现了地域文化和习俗的多样性。

(一)中国传统饮食生活

1.中国传统节日与饮食生活

　　中国有许多重要的传统节日,如春节、中秋节、端午节等,这些节日都有与之相关的特色食品。比如春节时吃团圆饭、饺子、年糕等,中秋节时吃月饼,端午节时吃粽子等。这些食品蕴含团圆、吉祥和丰收等寓意,是中华民族传统文化的体现。

2.中国传统时令饮食生活

　　中国的饮食文化与四季变化有着密切关系。在春季,人们喜欢吃春笋、韭菜等春季时令蔬菜;夏季则偏好清凉解暑的食物如凉拌菜、冰镇饮品等;秋季人们会品尝各种水果和秋季时令蔬菜;冬季则更喜欢温暖滋补的食物,如火锅、羊肉汤等。

3.中国传统礼仪与饮食生活

　　在中国文化中,分享美食是一种常见且重要的社交方式。中国人注重以饮食为媒介来表达情感和建立人际关系,人们常常会邀请亲朋好友一起共进餐饮,通过分享美食和互相倾诉,加深彼此间的情感和友谊。

(二)不同国家和地区传统饮食生活

1.饮食生活多样性

　　不同国家和地区都有自己独特的节日以及与之相关联的传统美食,世界各地的节日也有与之相关的特色食品。例如,新教国家的圣诞节有圣诞火鸡和布丁,墨西哥的追溯节(亡灵节)有糖骷髅、亡灵面包等,印度庆祝 Diwali(排灯节)时有印度传统甜点等。这些食品与节日的仪式和庆祝活动相结合,代表着不同地区的文化和习俗。

2.气候季节与饮食生活

世界各地的饮食文化也与四季变化密切相关。例如,北欧国家在冬季会有丰富的热饮品和热食品,以应对寒冷的气候;热带地区的食物则以水果和海鲜为主,因为那里气候炎热,适合这些食物的生产。

3.传统礼仪与饮食生活

美食也是许多文化中交流和社交活动的核心。朋友聚会、家庭聚餐或商务宴请等场合都提供了分享美食、增进关系以及体验其他文化特色的机会。例如,法国人重视用餐,他们喜欢慢慢享受美食,并且注重与家人和朋友一起用餐,以此来加深彼此间的情感;而日本人则注重礼仪和尊重,他们在用餐时非常注重细节和规矩,以此来展示对对方的尊重和关心。

总的来说,饮食是与健康和文化密切相关的重要领域,深入了解和重视饮食的影响对我们的生活和健康都有重要意义。我们现在的饮食源自远古朴素饮食和多样化饮食逐渐形成的过程,这个过程强调了便利与健康共存的重要性。烹饪和加工对食品营养、安全以及对人类健康有重要的影响。国内外不同地区对营养与健康认识方面既有一致也存在差异。同样,中国传统节日、季节和礼仪在中国传统饮食生活中扮演着不可或缺的角色,现代人面临着继承、保留、发扬传统饮食文化带来的共同挑战。

思考题:

1.什么是饮食溯源?人类最早的饮食方式是什么?它们与现代的饮食有什么不同?

2.饮食与健康之间存在怎样的关系?食物对身体健康有哪些影响?你认为应该如何通过食物来改善健康状况?

3.食疗的概念是什么?它在饮食中起到什么作用?你能举例说明一种常见的食物在治疗特定疾病或促进康复中的作用吗?

4.食物的选择和准备方法如何反映不同文化之间的差异?你认为食物是如何成为文化交流的一部分的?举例说明一种食物与特定文化的联系。

5.在现代社会中,快餐和加工食品的普及对饮食文化和健康带来了哪些影响?你认为如何平衡现代生活的快节奏与健康饮食的需求?

6.在全球化背景下,不同国家和地区的饮食文化之间是否存在交流与融合?请举例说明一种跨文化融合的食物。

第一章　人体营养基础

营养是人类的基本需要之一,人的活动至今仍以生存为直接目的。人类一切活动首先依赖于生命的存在,营养的作用就是满足使人生存的基本物质需要,保证人的生理存在。在早期的人类发展史中,寻找有营养价值的食物,一直占据着重要的地位。神农尝五谷,"尽知其平毒寒温之性",朴素的营养经验,帮助中国人从定性和定量的角度寻找最合适的食物,规避有毒物质。

20世纪初,现代营养学诞生了,它主要研究食物的营养成分、食物与机体的相互作用,以及与饮食相关的疾病。伴随着现代食品工业的发展和中华大地全面建成了小康社会,中国国民饮食的数量问题已经解决,饮食营养的主要任务是在饮食的质量和构成方面作出最佳选择。而选择的基础,就是营养素,或称为营养物质。在了解营养素的基本特性之后,就可以进一步了解它们在人体内的代谢路径。在此基础上,就能够以科学为依据,兼顾到中国的饮食民俗与生活习惯,制定出合理的干预手段,解决健康中国建设中遇到的与饮食营养相关的健康问题。

第一节　影响生命的营养物质

健康人每天都需要适量的营养物质,且对每种营养物质的数量要求是不同的。在适量营养的基础上,选择营养物质的最佳组成,及与之相对应的食物组合,来满足人的生存、成长、活动需要。总的说来,这些营养物质可以分为三大类,分别是宏量营养素、微量营养素和具有附加作用的水。

一、宏量营养素

宏量营养素(macronutrients)包括碳水化合物、蛋白质和脂肪,它们是能为人体提供生存所需能量的物质,所以又称产能营养素。此外,酒精也能够提供能量,但它不是人类生存的必需物质。

(一)碳水化合物

碳水化合物由 C、H、O 三种元素组成,其经验分子式是 $C_n(H_2O)_m$,由于其中 H 和 O 的比例通常为 2∶1,与水分子中氢氧元素的比例一样而得名。从化学角度上看,碳水化合物是多种不同分子量的化合物的合集,这些化合物分别称为单糖、双糖和多糖。单糖是不能进一步水解的碳水化合物基本单位,例如葡萄糖、果糖和半乳糖;两个分子的单糖聚合就构成双糖,例如蔗糖、乳糖和麦芽糖;多个单糖进一步聚合,就成为多糖。多糖如果进一步细分,由 3 到 10 个单糖聚合而成的多糖,被称为低聚糖,例如麦芽糊精;超过 10 个单糖聚合成的多糖,称为多聚糖,包括淀粉、糖原、纤维等。单糖和双糖一般甘甜,易溶于水。多糖随着其聚合程度升高,会逐步失去甜味,水溶性也会下降。

对于绝大多数人群而言,碳水化合物都是最主要的产能营养素,在中国人的膳食中,有 50%~65% 的能量是碳水化合物提供的。但从生理的角度讲,在产能营养素中真正占主导地位的是单糖中的葡萄糖,因为有机体会使用葡萄糖作为选择性的能量物质来源来喂养神经系统中的细胞和循环系统中的红细胞。虽然葡萄糖在人体内的含量仅占体重的 1%,但当人体需要的时候,其他产能营养素可以转变为葡萄糖,例如蛋白质通过糖异生作用可以转变为葡萄糖。但对于大多数民族而言,当农业文明到来之后,水解后的淀粉就成为由饮食摄入葡萄糖的主要来源。根据国际移民组织(IMO)的数据,现代社会男性淀粉的平均摄入量约为 220~330g/d,女性为 180~230g/d。

但并不是所有的碳水化合物都可以充当产能营养素。多糖当中,可供人类产能的是淀粉和糖原;而人体不能吸收的非淀粉多糖,俗称膳食纤维。膳食纤维虽然不直接提供能量,但同样发挥着非常重要的调节机体生理功能的作用。膳食纤维可细分为水溶性和非水溶性两类。果胶是常见的水溶性膳食纤维,在消化过程中,能减缓胃排空,减少饥饿感和减缓营养物质的吸收。纤维素、半纤维素和木质素是非水溶性膳食纤维,可以增加肠道运动,减少肠壁与废弃物质的接触时间,吸附有毒元素,保持粪便中合适的水分含量。19~50 岁成年人膳食纤维的最佳摄入量为 25~30g/d。

(二)脂类

脂类同样主要由 C、H、O 三种元素组成,膳食中最主要的脂类是甘油三酯(约占 98%),以及少量的磷脂和甾醇。甘油三酯一般简称脂肪。脂类的首要功能是产能,虽然碳水化合物产生的能量占到了中国人日常摄入能量的 50%~65%,但是人体消耗的能量中有 40%~50% 来自体内的脂肪,因此,脂肪是人体重要的能量储备和不可缺少的营养来源。单位质量的脂肪,产能可以达到碳水化合物的 2 倍以上,每克脂肪产能是 37.56kJ,而每克碳水化合物产能为 16.81kJ。对于体重 70kg 且身材匀称的健康人来说,体内脂肪的质量大约为 11kg,相当于 414000kJ 的能量储备,如果同样的能量以糖的形式贮存,相应的体重会增加到约 100kg,所以摄入脂肪是理想的能量储备的手段。脂类的第二种功能是结构上的,它们实际上是细胞膜和神经鞘的基本成分。第三种功能是生理调节,它们是某些激素的前体、胆汁酸的载体,并有助于体温的保持。第四个功能是运输,因为脂溶性维生素(A,D,E 和 K)只有在脂肪存在的情况下才能被吸收。

甘油三酯在体内可以分解为脂肪酸和甘油,其中脂肪酸的组成决定了脂肪除产能以外的功能特性的差异。脂肪酸分为饱和脂肪酸、单不饱和脂肪酸和多不饱和脂肪酸(n-6 和 n-3 脂肪酸),它们的主要差异体现在饱和脂肪酸羧基上连接的是长链烷烃,而不饱和脂肪酸连接的是烯烃。拥有单个烯键称为单不饱和,拥有多个烯键称为多不饱和。在多不饱和脂肪酸(poly unsaturated fatty acids,PUFA)中,最重要的是亚油酸(n-6)和 α-亚麻酸(n-3),它们对于生命活动必不可少,但人体自身又不能合成,必须由食物供给,因此被称为必需脂肪酸。另外两种重要的脂肪酸是二十碳五烯酸(EPA)和二十二碳六烯酸(DHA),它们对预防心血管疾病,维持中枢神经系统和视网膜功能具有重要作用。大量研究表明,体脂肪主要与循环系统慢性病、消化系统慢性病、内分泌系统慢性病、风湿性慢性病及肿瘤等常见慢性病密切相关。身体脂肪组织储存分布、释放脂肪酸,以及合成和分泌脂肪因子的差异,决定了代谢的结果,从而导致相关慢性病发生发展。但是不能简单理解为脂肪摄入过多导致了慢性疾病的发生,因为脂肪中的多不饱和脂肪酸能调节人体的脂质代谢,有助于预防和治疗心脑血管疾病、肥胖,改善糖尿病患者胰岛素抵抗,对抗癌、免疫调节等具有重要的生理作用。

在合理饮食中,是不可能完全消除脂肪的,能够干预的是脂肪的来源。早期中国人能够直接利用的脂肪多来源于动物。动物脂肪在常温下为固体,被称为脂。到西周时期,华夏人开始从植物种子中榨油,榨出的植物脂肪称为膏,而后精炼得到的液态脂肪称为油。从化学结构上分析,油因为不饱和脂肪酸较多而呈液态。因此从表面上看,似乎植物油比动物脂具有更高的营养价值,但事实上,动物脂肪对于维持健康同样非常重要。例如 EPA 是重要激素前列腺素的前体,虽然可以由来源于植物的亚麻酸转化,但人体转化速率太慢,而深海鱼油当中的 EPA 就非常丰富。

在现代中国人的饮食中,脂肪所占的比例伴随着生活水平的提高不断增加,虽然中国人较少直接食用黄油、人造黄油等直观可见的脂肪,但曲奇饼干、酥饼、西式糕点、中式高汤中的脂肪含量并不低,因为它们在生产时用到了黄油、人造黄油、猪油等材料。此外,在传统烹饪方式中,要将笋、南瓜等高纤维食物加工到美味可口,必然要满足人的脂肪偏好,让它们含有较多的油脂。一般说来,健康成年人每千克体重每天摄入的脂肪应介于 0.5～1g 之间。或者说每人每天饱和脂肪 10～15g、单不饱和脂肪 25～40g、多不饱和脂肪 10～15g。

(三)蛋白质

蛋白质由 C,H,O,N 四种元素组成,其中 N 是蛋白质形成中最关键的元素,在某些情况下,还有 S、P 和金属,如 Cu、Fe 和 Zn。与碳水化合物和脂类等其他产能营养物质相比,蛋白质是最复杂和最多变的。人类蛋白质供应对于支持人类健康至关重要。蛋白质是由氨基酸借助酰胺键构成的长链大分子。常见的氨基酸有 20 种(见表 1-1),在复杂的大分子蛋白质合成中,所有 20 种氨基酸都必须同时存在,不可或缺。但是从饮食营养的角度来看,氨基酸可分为两大类:不可缺少的(必需的)和可以由其他氨基酸合成的(非必需的)。对所有动物而言,必需氨基酸是必需摄入的营养物质,因为无法由其他含氮无机物来合成氨基酸。

表 1-1　氨基酸的营养学分类

必需氨基酸	非必需氨基酸	某些条件下为必需氨基酸
异亮氨酸(isoleucine)	丙氨酸(alanine)	精氨酸(arginine)
亮氨酸(leucine)	天冬氨酸(aspartic acid)	半胱氨酸(cysteine*)
赖氨酸(lysine)	天冬酰胺(asparagine)	谷氨酰胺(glutamine)
甲硫氨酸(methionine)	谷氨酸(glutamic acid)	甘氨酸(glycine)
苯丙氨酸(phenylalanine)	丝氨酸(serine)	脯氨酸(proline)
苏氨酸(threonine)		酪氨酸(tyrosine*)
色氨酸(tryptophan)		组氨酸(histidine)
缬氨酸(valine)		

注:＊作为其他必需氨基酸的衍生物,被认为是半必需的。
资料来源:Laidlaw and Kopple (1987)和 Costantini et al. (2011)。

人体对蛋白质的利用率很高,大约可达到 95％,这意味着膳食摄入的蛋白质,绝大多数都被吸收了。但与脂肪不同的是,蛋白质很难被积累,它在体内会不断地分解与合成,这个过程称为蛋白质周转代谢。因此,合理饮食的主要目的就是提供足够数量的氨基酸,以保证蛋白质周转代谢中的平衡,但事实上,平衡不一定总能达到。

用 a 表示外界摄入的蛋白质，b 表示自身合成的蛋白质，c 表示排泄或氧化流失的蛋白质，d 表示在体内被转化的蛋白质（见图 1-1），实际上有三种可能：

$$a+b=c+d；a+b<d+c；a+b>d+c$$

在第一种情况下，有机体处于完美的平衡状态，它是成年人最佳的健康状态；在第二种情况下，存在蛋白质减少的情况，说明蛋白质营养摄入不足，如果是中青年，这种状态持续，可能会损害健康；第三种情况下，体内蛋白质积累增多，对于成年人，通常有肌肉的增长，而对于未成年人，可能只是成长的过程。

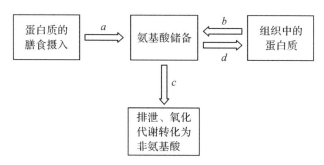

图 1-1　蛋白质转化过程

蛋白质主要来自谷物、豆类、肉、蛋和奶，似乎除水以外，每种食物中都或多或少有一些蛋白质，但是蛋白质的摄入必须考虑质量。在营养学中，蛋白质可以分为两大类：完全的和不完全的。对成年人而言，含有所有 8 种必需氨基酸的蛋白质被定义为完全的，而那些缺乏其中一种或者多种的蛋白质则是不完全的。在评估蛋白质质量时，所有必需氨基酸的存在只是优质蛋白质的必要条件，并不足以维持蛋白质平衡，因为蛋白质中的氨基酸要得到充分利用的话，必需氨基酸必须以正确的比例存在。如果以此为依据，蛋白质还可以进一步分类：以正确的比例含有所有必需的氨基酸，这对于人体蛋白质的合成是最有用的，这就是高生物价值的蛋白质；否则即使膳食蛋白质中含有所有必需氨基酸，但氨基酸组成不合适，它也只有较低的生物价值。如果饮食中一种必需氨基酸的含量低于人体的需求，那么它将限制其他氨基酸的利用，从而降低蛋白质的合成速率，即使总蛋白质的摄入水平看上去是足够的。一个有趣的例子，经历过物资匮乏年代的人，经常会感慨以前自己胃口很好。胃口变化不仅仅是因为年龄造成的。在粮食供应不足时，谷物通常被优先供应给人食用，而不是作为饲料。谷物中虽然也有约 10% 的蛋白质，但是其生物价值较低，因而机体不得不摄入更多的食物来保障个别氨基酸的充足供应。

蛋白质的生物学质量既取决于必需氨基酸（内在质量）的存在与否，也取决于蛋白质与人类机体的相互作用(外在质量)。为了评估外在质量,常常引入消化率和生物利用度的概念。消化率是指被生物体吸收的蛋白质的百分比,这个比例因人而异。生物利用度包含 3 种特性,分别是:可消化性——用来描述氨基酸的净吸收;化学完整性——用来描述氨基酸的比例;可利用性——食物中是否存在对代谢产生干扰并限制氨基酸利用的物质。考虑到外在和内在质量的统一,最佳的蛋白质来源是鸡蛋和牛奶。但由于蛋白质的生物利用度存在波动,依据 2013 年世界粮农组织的观点,一种食物要被称为"高"蛋白质,它的蛋白质含量应达到人的实际需要量的两倍。因此蛋白质的食物需求量相当于每千克理想体重每天 0.80g 左右,假如成年男性理想体重为 70kg,女性为 58kg,则对应的蛋白质需求量分别为 56g 和 46g。

(四)宏量营养素的产能

不同种类宏量营养素产生的能量是存在差异的,这种差异主要是由于它们在生物氧化过程中释放出能量的不同,另外也和它们在体内的氧化程度有关。碳水化合物在体内几乎可以完全氧化为水和二氧化碳,储存在化学键中的能量可以完全释放,而蛋白质则无法完全氧化,会以中间代谢产物的形式排出体外。这被称为物理卡价和生理卡价的差异。营养学中的计算,一般以食物在体内氧化产生的热量,即生理卡价为基础。宏量营养素和乙醇提供的能量见表 1-2。

视频 1-1　宏量营养素

表 1-2　食物的能量价值

成分	能量	
	kcal/g	kJ/g
碳水化合物	4	16.81
蛋白质	4	16.74
脂肪	9	37.56
乙醇	7	29.70

资料来源:Greenfield and Southgate (2003)。

从单位质量的宏量营养素产生能量的数值看,脂肪和乙醇的产能值较高。如果单纯从能量的角度来看待,即使只摄入一种宏量营养素,也有可能满足能量需求。例如,当一个人需要 8500kJ 热量时,他可以摄入 500g 碳水化合物或蛋白质,抑或是 222g 脂质,或 286g 酒精。但从营养角度看,没有什么比单一能量来源更糟糕的了,因为就各种产能营养素对人体的贡献而言,必须区分必要性和重要性的概念。在缺乏其他营养物质摄入的情况下,一个人选择性地使用脂肪或酒精来满足能量需求,这是权宜之计,短期内只摄入一种营养物质,人体还能够自身合成一些其他营养物质并维持一段时间的生存。但是,很快人体就将不得不面对严重的营养缺乏和代谢紊乱问题。因此在日常生活中,除酒精以外的任何一种宏量营养素都是不可或缺的。

二、微量营养素

微量营养素(micronutrients)是人体需要量较少的物质,维生素和矿物盐属于这一类。

视频 1-2 微量营养素

(一)维生素

维生素是人和动物为维持正常的生理功能而必须从食物中获得的一类微量有机物质,维生素在体内既不参与构成人体细胞,也不为人体提供能量,但是在人体生长、代谢、发育过程中发挥着重要的作用。

根据在水或脂肪中溶解度的不同,维生素被分为两大类:水溶性维生素和脂溶性维生素。水溶性维生素通常是指 B 族维生素和维生素 C。水溶性维生素的特点是如果过量摄入,一般不会引起蓄积问题,因为它们很容易随尿液排泄掉,因而也需要不断补充。脂溶性维生素通常包括维生素 A、D、E 和 K,它们的消化吸收,需要脂肪的参与,它们可以在生物体中积累,累积到一定量以后会产生毒性。有些维生素是以前体形式摄入到体内,然后在代谢过程中被激活的。例如,麦角甾醇是维生素 D_2 的前体,它可以在紫外线的作用下被激活;胡萝卜素可以部分地转化为维生素 A。

人体对维生素的需要量很少,日需要量常以毫克或微克计,但一旦缺乏就会引发相应的维生素缺乏症。除脚气病以外,中国的古代医学文献中记载的维生素缺乏症较少,这是由于长期的土地和人口压力,古代中国人对于食物多样性的追求超过了其他古老民族,种类繁多的日常饮食,有很大一部分并不好吃,只能算是解决食物危机的权宜之计,但却能在一定程度上保障维生素的供应。生物体内或多或少含有维生素,因而只要保持食物的多样性,就足以充分满足每个人的维生素需要。

但维生素的匮乏症在当代中国却显露出来。这是由于现代化的食品加工可能会造成食品中维生素的损失。例如,谷物的精制过程会造成 B 族维生素的损失;通过浸泡、切碎或粉碎处理肉制品,会造成维生素 A 和 D 的损失,将蔬菜和水果保存在冰箱中,会损失维生素 B_6、C 和 PP,高温的热加工过程会导致维生素 C 和叶酸的降解。此外,当代人对维生素的需求也在变大,抽烟、喝酒等生活习惯、特殊工种、电磁辐射下的工作环境、妊娠和哺乳等情况都会使维生素的需求增加。消化系统的疾病有时会影响到脂溶性维生素的吸收,由于某些肠道微生物还能合成维生素供人体所需,故抗生素的使用也会造成某些维生素供应不足。因此,为了避免维生素缺乏症,保持食物的多样性就显得尤为重要。

(二)矿物质

矿物质同样具有重要的生理功能,它们是细胞和组织的结构性成分,同时还能调节体液电解质平衡、肌肉收缩力和充当神经系统的功能调节因子。

有机体不能自主地生产任何矿物质,它们必须从膳食或水中摄入,其中又以膳食更为重要。在探讨矿物质的摄入问题时,不能只关注食物中矿物质的绝对含量,生物可利用度也非常重要。人类对矿物质的吸收依赖于矿物质的存在形式,还受到人种、遗传、年龄、性别、生理状态、肠道菌群、健康状态等因素影响。健康的、从事体力劳动的年轻女性,服用补钙剂的补钙效率通常比年老、缺乏运动者更高。此外,考虑矿物质的吸收和利用时,还需要注意饮食的组合会影响到矿物质的生物利用度。从钙的绝对含量来看,碳酸钙粉末是一种高钙的膳食补充剂,而牛奶的钙含量甚至比不上大白菜,但是由于牛奶中酪蛋白磷酸肽的存在,牛奶中的钙更容易被吸收,而纯粹的碳酸钙则很难被吸收。

在元素周期表中,人体所需的矿物质主要是四周期以内的副族元素和部分的主族元素,而四周期以上的副族元素很多都有毒性。当然,也不排除某些矿物质的功能仍然是未知的情况,只是它们的需要量很小,尚没有被研究涉及或者是不需要刻意去补充。从目前已知的矿物质来说,需要量较大的被称为常量元素(体内含量大于体重 0.01%,每日膳食需要量在 100mg 以上),例如钠、钾、钙、磷和镁。需要量较少的被称为微量元素(体内含量小于体重 0.01%),例如铁、锌、铜、锰、钼、碘、氟、铬、硒和钴。其中某些元素一般不会匮乏,例如镁;某些元素往往被过量摄入,例如钠;某些元素已经有了较好的膳食补充方案,例如铁和碘;而还有一些常常被刻意补充但效果不佳,例如钙。在过去,由于某些地方土壤中特定矿物元素的缺乏,矿物质的缺乏症表现出一些地方性的特征,例如黑龙江克山县的硒缺乏症,以及中国内陆地区的碘缺乏症,但是伴随中国现代食品物流体系的发展和人员流动加剧,这类问题已经得到极大缓解。

三、水

成年人体的 $50\%\sim60\%$ 是由水组成的(只考虑游离水),新生儿的含水量可以达到接近 80%,伴随年龄增长,人体内的含水量会逐渐下降。水是生命所必需的,它可以作为许多化学和代谢反应的溶剂,作为细胞体积和身体温度的调节因子,同时水也是营养物质的运输和代谢废物排出的载体。人体不能容忍高于 7‰ 的含水量变化,在没有水摄入的情况下,人只能存活 2~3 天,但是在饮水充足的情况下,即使没有膳食的摄入,人也能够使用糖原和脂肪的储备来维持较长时间的生存。

来自食物和饮料的水是外源性的,来自新陈代谢的水是内源性的,饮食营养主要考虑外源性的水。就外源性水而言,各种食物的含水量差异很大,如食用油的含水量可以低到 0%,但新鲜水果、蔬菜和牛奶的含水量超过 80%。体重 70kg 的正常人一天需要约 2500mL 的水,通常 500~900mL 来自食物,800~1500mL 来自饮料,剩下约 270mL 来自新陈代谢,也就是内源性水。内源性水来自产能营养素的氧化过程,每克碳水化合物能产生 0.6g 水,每克蛋白质能产生 0.4g 水,脂肪由于氢含量较高,每克可以产生水 1.07g。骆驼是公认比较耐干渴的哺乳动物,驼峰中储存的主要就是脂肪,因为储存脂肪比储存水要划算得多,不仅可以提供能量,代谢以后还能够提供水。

保持水分平衡对于身体是很重要的,这意味着输入与代谢产生的水,应当与排泄和蒸发掉的水相当。当然,对水的需求因人而异,它与身体状况、饮食、外部温度与体力活动有关。大致的日当量为 0.24mL/kJ,也就是人体每摄入 1kJ 热量,需要补充 0.24mL 的水。目前虽然有品类繁多的包装饮用水,但是要强调的是,从目前主流的认识看,不同来源、不同加工工艺获得的水分子之间,其化学性质没有差异。虽然目前有很多商业宣传上有富氢、富氧、小分子团、弱碱性水等概念,但它们是否拥有额外的特殊功效,还有待进一步更加严谨的科学研究来证实。在对于水的需求中,更值得关注的是一些安全性的指标,比如水中的大肠菌群数量、重金属残留、硝酸盐和亚硝酸盐等。更加安全,才是包装饮用水与自然环境中的水的最根本区别。

四、乙醇

乙醇算不上是一种营养物质,但是由于可以代谢产能,故仍具有一些营养效应。除去某些因宗教因素禁酒的国家外,酒精消费已遍布全球。酒精消费会导致上瘾并严重影响健康,依据世界卫生组织 2018 年的报告,全球每年约 300 万人死于饮酒。中国是酒精消费量上升较快的国家,人均年消耗 7.2L 纯酒精,但是这个趋势在 2010 年以后已大幅缓解,中国的青年一代趋向于饮用非酒精型饮料和度数较低的酒精型饮料。

每克酒精提供约 30kJ 的热量,一旦摄入,不需要消化,酒精就会直接在胃肠道中被吸收,然后在组织和体液中高度扩散,80%的酒精被吸收后,需要经过肝脏代谢。从营养的角度来看,酒精会产生许多反面影响和副作用。首先,酒精提供"空卡路里",即没有带来任何营养物质,但却增加了每天的热量摄入,多余的热量可能就变成了脂肪。其次,酒精能抑制葡萄糖的合成和糖原的分解过程,使人对矿物质和维生素的需求增加,恶化饮食的营养状况。

关于酒精代谢的研究表明,人体对酒精的生物转化和降解能力,取决于饮酒总量、酒精浓度、所花费的时间,以及伴随酒精摄入的其他食物,此外其还与基因密切相关。有观点认为,饮酒能力在远古时期是一种基因优势,因为它意味着人能够食用因发生酒精发酵而变质的食物,从而拓展了食谱,提高了生存能力。考虑到饮食文化因素,少量的葡萄酒或啤酒与膳食一起食用或许是有益的,因为它们会刺激饮食消化和帮助胃排空,同时还能提供一定数量的抗氧化物质和维生素。但是也有学者认为,任何的酒精摄入,对于人体健康都是不利的,之所以不禁止食用酒精,主要还是考虑到了文化因素。

借助饮食,身体获得了包括碳水化合物、脂质、蛋白质、水、维生素和矿物质在内的各种营养物质,这些物质执行复杂的功能,并通过体内的生化反应联系在一起,它们之间的关系,还有一部分仍不清楚,因此也增加了制定最佳饮食方案的困难。此外,来自食品行业的广告宣传往往具有一些煽动性,有时会夸大某些成分的正面或者负面作用。营养作为科学,或许可以安排出最理性的、最健康的营养方案,但是饮食作为文化,基于传统、习俗,人的日常饮食很难做到完全符合科学。好在人体是精密的机器,轻微的营养不均衡,事实上都能够通过人体的自我调节来缓解。

第二节　营养物质的消化吸收与代谢

根据世界粮食安全委员会的定义,营养是"食物摄入和营养利用的过程,良好的营养会产生健康的生理状况,良好的营养、平衡的饮食,可以支持人的发展,以获得每个人的全部遗传潜力(CSF,2012年)"。从这个定义出发,营养一词实际上有两层含义,第一是指食品中的营养物质,以及营养物质如何维持生长和繁殖,保障生物体的健康和预防疾病;第二则是一个过程,它包括食物的摄入、吸收、同化、合成、能量代谢、分解代谢和排泄。

一、消化吸收与代谢的生理基础

人的进食欲望受生长激素驱动,血清中的生长激素水平在进食前升高而在餐后回落。生长激素由内分泌细胞产生,透过血脑屏障与位于下丘脑细胞的受体结合进而调节食欲。生长激素水平高的时期,如青春期的青少年往往会不由自主地多吃一点。生长激素对进食的驱动作用是短期的,一旦开始进食,它的水平就开始回落,这也是传统饮食文化提倡饮食从容、细嚼慢咽的原因,伴随进食过程中生长激素的下降,则饱腹感随之产生。

食物进入人体后被分解成小分子的化学物质,很容易被身体吸收和利用。吸收过程才是真正满足身体的营养需求和营养物质生物利用的关键环节。食物的消化与吸收借助消化系统来完成,消化系统由消化道和消化腺两大部分组成,消化道是消化系统的主线,供食物的通行与营养物质的吸收,消化腺则如同主线上的站点,在各个站点,将有助于消化的物质(主要是酶和缓冲液)汇入到消化道中。依照食物从进入到离开的顺序,消化道包括口腔、咽喉、食管、贲门、胃、幽门、小肠(十二指肠、空肠、回肠)和大肠(盲肠、阑尾、结肠、直肠和肛门),详见图 1-2。医学上一般把口腔到十二指肠称为上消化道,空肠以下的称为下消化道。消化腺可以分为小消化腺和大消化腺。小消化腺散布于消化道各段的管壁内,大消化腺包括唾液腺(共三对,分别为腮腺、下颌下腺、舌下腺)、肝脏和胰脏。此外,胆囊虽然是消化系统中的重要器官,但并不属于消化腺,因为胆囊只是用来储存肝脏分泌的胆汁,在含有脂肪的食物摄入时集中使用,以提高利用效率。

食物经过消化道的过程,很像是内流河,一般都是单向进出的,虽然不时有一些支流的汇入,但整体的流量是越走越少,每天接近 3000mL 的流量注入,最终汇集到尾间湖的不过 250mL。典型的食物运输路线是自上而下,当然也存在少数例外情况,饮酒、饮食过量或食物中毒都会引起食物回流,导致烧心的感觉。此外,在平衡系统紊乱时也会引起食管反流,坐过山车导致呕吐就是这种情况。成年人的消化道总长超过 6m,意味着食物大约需要 24h 才能从一端抵达另一端。在运输的过程中,食物在消化道内被加工、处理、分解成小分子物质,这一过程被称为消化。消化过程有两种作用形式:一种是通过物理作用,把食物由大块切割研磨成小块;另一种是化学作用,在酸、碱和消化酶的作用下,把大分子变成小分子。通常食物的物理消化与化学消化同时进行。食物经消化后,其中的营养物质以小分子的形式通过消化道进入血液或淋巴液的过程,称为吸收。

营养物质被吸收后,主要有三个用途,分别是代谢产能、创造结构、提供人

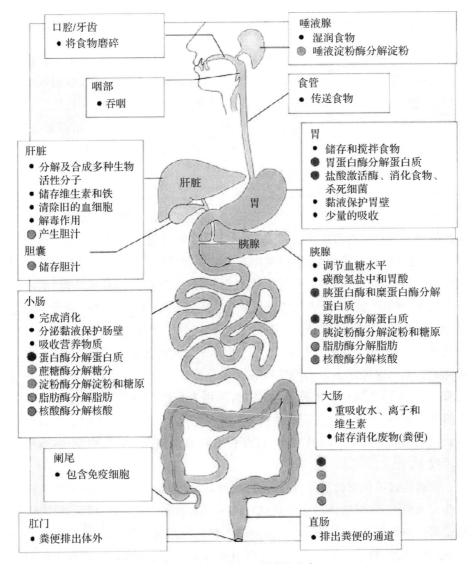

图 1-2 消化道与消化腺的分布

体不能合成的小分子和离子。一般来说,产能的宏量营养素的吸收率较高,而对于维生素和矿物质来说,吸收率较低且可变。例如钙离子,健康人只吸收满足身体的需要的数量,过量则是不利健康的,脂溶性维生素也是如此。为了避免过量摄入对健康造成的伤害,摄入维生素的前体是一个好办法。例如胡萝卜素,在供应充足的情况下,它的吸收率只有 10%。

二、消化道的组成

(一)口腔和食管

消化道的入口是口腔,经由牙齿的咀嚼,食物被切割研磨成小块,并且与唾液混合,在舌的推动下推进到咽喉部位,舌是味觉器官,它在食物选择上起到重要作用。口味的变化,往往意味着生理状态的变化以及某些营养物质的缺乏。对于干燥的食物,味觉的产生需要唾液的参与,唾液可以溶解食物并引起味觉。但唾液的作用还不仅限于浸润食物,唾液中含有的淀粉酶可将淀粉分解为糊精。但唾液淀粉酶的分解能力很弱且作用时间很短,一旦食物进入胃中,随着pH值的下降,唾液淀粉酶就失去了活力。因此,口腔内的消化,主要是物理性的消化,并为化学消化做准备。

咽喉位于鼻腔、口腔的后方,其下端与气管和食管相连。成年人吞咽食物时,咽后壁前移,封闭气管开口,防止食物进入气管,但对于婴儿来说,这一机制是不完全的,所以婴儿可以一边进食,一边呼吸,当然这仅限于流质。食管中一般不会滞留食物,而是迅速地将食物推送到胃部。食管与胃的接口是贲门,它能阻止胃液的回流。如果胃液回流达到口腔,就会引起呕吐。很多人都反感呕吐,但这其实是动物的保护机制。当人食用有毒物质以后,呕吐会有助于有毒物质的排出,而不是将它推送到消化道的深处并被吸收。

(二)胃

胃是消化道最膨大的部分,上端通过贲门与食管相连,下端通过幽门与十二指肠相连。胃主要由多层肌肉组织构成,但内衬黏膜层。肌肉的伸缩引起了胃的运动,促进了物理消化;黏膜层可以分泌胃液,促进化学消化。胃液是透明、淡黄色的酸性液体,pH值为0.9~1.5。胃液中有较多的盐酸,还有胃蛋白酶和黏液。胃蛋白酶可对食物中的蛋白质进行简单分解,主要作用于苯丙氨酸或酪氨酸的肽键,一般不能将蛋白质水解为氨基酸。胃蛋白酶需要胃酸激活,只有在酸性的环境中,胃蛋白酶才有活力。胃酸还能使食物中的蛋白质变性,以及杀死食物中的微生物。由于胃蛋白酶和胃酸的"强腐蚀性",胃壁表面还有一层糖蛋白构成的黏液,起到隔绝作用,可以保护胃黏膜不受食物中粗糙成分的机械损伤,防止胃蛋白酶对胃细胞的消化作用。一旦黏膜受损,胃壁与胃酸、消化液直接接触,就会导致胃部溃疡,甚至消化道内出血。

20世纪80年代前,医学界普遍认为胃溃疡是胃酸分泌过多导致的,可以通过碱性物质的摄入来缓解,但伴随幽门螺杆菌的发现,胃溃疡是细菌感染引起的观点逐渐占据主导。但是近年来也有研究指出,膳食结构对胃溃疡的发生有很大影响,谷物中碳水化合物的摄入,尤其是膳食纤维的摄入,对于胃溃疡有促进作用。在进食以后,成年人胃的体积可以扩大到 1000～1500mL,以实现储存和预备消化食物的功能。当胃被充满后,就开始了紧张性收缩,在胃腔内形成一定压力,使食物与胃液充分混合,并协助推动食物糜向十二指肠移动,食物糜进入小肠是逐步的,以适应小肠消化和吸收的速度。

(三)十二指肠

食物糜经幽门离开胃,就进入十二指肠,十二指肠处有胆总管的开口,胰液及胆汁经此开口进入小肠。胰液是由胰腺的外分泌腺部分分泌的弱碱性液体,由于含有碳酸氢盐,故 pH 值为 7.8～8.4,食物糜中的胃酸与胰液接触,就被中和,而胃蛋白酶也失去了活力。消化的主角切换成了胰液中的多种酶类。胰液中主要的酶包括胰脂肪酶类、胰淀粉酶和胰蛋白酶类。从酶的名称上可以看出,食物中的三种主要产能营养素,在胰液中都有相应的酶可用来降解。胰腺细胞分泌的各种酶都以无活性的酶原形式存在,要进入十二指肠后才被激活。肝脏是非常重要的器官,但是在消化系统中,肝脏的主要作用是分泌胆汁。胆汁是一种棕黄色有苦味的液体,空腹时储存于胆囊中,当有食物进入胃以后,胆汁就会排放到十二指肠。一般认为胆汁中不含消化酶,但与脂肪的消化密切相关。胆汁可以激活胰脂肪酶,催化脂肪分解,胆汁也能充当乳化剂,使脂肪乳化成细小的液滴,间接帮助了脂溶性维生素的吸收。此外,胆汁还是胆固醇和胆色素等代谢产物排出体外的途径。

上消化道的主要功能是消化,而不是吸收。只有酒精等少数营养物质能够在上消化道被吸收。上消化道为食物的降解和吸收做了充分的准备工作。比如维生素 B_{12} 在被吸收前,需要先与胃液中的内因子结合。在各种酶的作用下,进入下消化道前,蛋白质已经变成了多肽,淀粉已经降解为糊精,脂肪酸也部分地游离出来,留下了单酰基甘油。值得一提的是,食物在上消化道经历了从强酸性到弱碱性的过程,在蛋白酶的参与下,食物中的微生物几乎都被杀死了,故在下消化道的前端形成了近乎无菌的环境。这意味着,从饮食安全来看,人的日常饮食并不需要做到完全无菌,适度的微生物载荷人体是可以承受的。世界各地的传统饮食中,都有不杀菌就可以直接食用的发酵食品,以及天然就含有较多微生物的食品,它们一般不会对健康造成伤害。但是,从另一个角度思考这个问题时,也意味着含有活的益生菌的食品,如果只是少量食用或食品中活菌数量较低的话,其实很少有活菌能够突破上消化道的屏障到达下消化道的作用位置。

（四）小肠

小肠是食物消化、吸收的主要器官。进入小肠以后,食物糜在胰液、胆汁及小肠液的作用下发生化学性消化,消化的同时伴随吸收。小肠液是由肠腺细胞分泌的一种弱碱性液体,pH值约为7.6。小肠液中的消化酶包括糊精酶、麦芽糖酶、乳糖酶、蔗糖酶、氨基肽酶和磷酸酶等。

碳水化合物主要以单糖的形式被吸收。例如乳糖,就需要在乳糖酶的作用下分解为葡萄糖和半乳糖才能被吸收。如果小肠液中缺少乳糖酶,就会导致乳糖不耐受,未经分解的乳糖进入大肠,成为大肠中微生物的营养来源,促进某些肠道细菌生长并导致腹泻。世界上70％的人都存在一定程度的乳糖不耐受,一般认为中国人是乳糖不耐受的高发人群。短链的脂肪酸可以直接被小肠吸收,长链脂肪酸需要以甘油酯的形式,在胆固醇、磷脂、脂蛋白的参与下,形成乳糜微粒进入淋巴系统,而后再进入血液。需要强调的是,进入血液的脂肪,不会立刻成为身体脂肪的一部分,而是在运动中被氧化掉,人体脏器、肌肉组织间的脂肪,通常需要重新代谢合成。传统的观点认为,蛋白质在肠道内被降解为氨基酸并吸收。但是最新的研究表明,在小肠内某些多肽可以直接进入血液发挥功能特性。尤其是对于婴幼儿,未完全降解的乳源性多肽,可以促进婴儿睡眠,但对某些早产儿,则会导致呼吸暂停而猝死。人体所需的维生素和矿物质,都可以借助载体在小肠内被吸收,水溶性维生素的吸收与矿物质的吸收往往能相互促进,这个过程称为协同运输;但是脂溶性维生素的吸收,通常需要脂肪的参与,所以空腹服用复合维生素类膳食补充剂不是最优选择,它意味着其中的脂溶性维生素会在人体吸收之前即进入大肠。小肠对于水的吸收是适度的,空腹和缺水的时候吸收快,与食物糜在一起时吸收慢,这样可以确保食物残渣在进入大肠后仍有较好的流动性。

（五）大肠

绝大部分的营养成分都在小肠被吸收,未被消化的食物残渣,由小肠进入大肠。人类的大肠不承担重要的消化活动,其主要吸收的物质是水分,并为消化后的食物残渣提供临时储存场所,吸收水分的同时,大肠推动食物残渣向肛门运动并形成粪便。相对于小肠前端几乎没有微生物的情况,大肠中存在着数量丰富的微生物,它们能对食物残渣作进一步分解,还能合成B族维生素和维生素K。在小肠中未被消化和吸收的蛋白质、脂肪和碳水化合物,在大肠内微生物的作用下会进一步分解并作为微生物的营养来源。但是,由于大肠内是一个厌氧的环境,产能营养素往往不能得到完全氧化,蛋白质会被分解为氨、吲哚和硫化氢等,并产生臭味;碳水化合物被分解为有机酸和甲烷等;脂肪被分解为脂肪酸、醛和酮等,这些成分多数对人体有害,需要及时地被排泄掉。

食物从口中摄入到作为粪便被排泄,正常需要约24h。如果食物中可以被降解吸收的组分比例很高,也就是通常说的食物精细,产生的粪便量就较少,且排便的间隔就会延长;反之,不可降解吸收的膳食纤维多,排便量就多且间隔缩短。排便间隔延长后,粪便中的水分会被大肠过度吸收,粪便就会变干,导致排便困难,进而造成便秘,但是粪便在肠道内的滞留时间一般不会超过1周,不存在"陈年宿便"的情况。因此,在药物治疗之外,预防缓解便秘的最有效的手段是摄入一定数量的膳食纤维。

简言之,消化是将食物分解为可吸收营养物质的过程,主要在上消化道完成。吸收是将营养物质转移到血液当中,并运送到全身的过程,主要由下消化道承担。消化与吸收,是相互依存、紧密关联的过程,它们共同维持着机体的营养供应和内环境的稳定。

第三节　健康饮食管理

一、饮食调理概况

近20年来,健康管理的很多概念都围绕着生活方式医学(Life Style Medicine)展开。生活方式医学的内容非常广泛,但是作为中国公众,其中最容易接受的部分还是饮食调理。这一方面是由于饮食营养习惯在各种生活方式和习惯中处于核心地位,另一方面还是受到传统文化的影响。两千多年前的《周礼·天官·食医》中就有"凡和,春多酸,夏多苦,秋多辛,冬多咸,调以滑甘"的记载。到了唐代,在《食医心鉴》和《食疗本草》中,通过饮食调理实现养生目标的做法,已经非常普及。到了现代,几乎所有专业性医疗组织的健康建议中,都将营养作为预防疾病的关键组成部分加以强调。

饮食调理的目标,视调理的对象而定。对于健康人,饮食调理的目标是养身,即通过合理的饮食搭配,达到维持健康的目的,主要借助普通食品来实现。对于亚健康的人群,饮食调理的目标是保健,借助一些药食同源的食品,依靠人的自身调节能力,调整到健康状态。对于慢性病患者,饮食调理要与医疗手段相结合,在日常饮食中加入某些天然动植物组织或者合成的膳食补充剂,以控制慢性病的进程。

应当认识到,相对于医疗手段,饮食调理有一定的局限性,治疗疾病并非饮食调理的主要目的。虽然经常可以看到通过改变饮食"治好"某些疾病的故事,但那只能视为个案,更多的时候,饮食调理可能仅仅是促进了疾病的自愈进程,或者对某些医疗手段起到的辅助作用,甚至仅仅是充当了安慰剂。要强调的是,维生素和矿物质确实能对某些疾病(主要是营养素缺乏症)起到治疗作用,但是它们一旦被纯化以后并单独使用,就已经是药物,服用维生素和矿物药,并非严格意义上的饮食调理。

二、饮食调理与健康的关系

虽然目前没有足够明确的证据表明饮食与疾病发生之间存在必然的因果关系(世界卫生组织),但是某些慢性疾病与饮食习惯之间存在的关联性却备受关注。这里的关联性有两层含义:第一是某些饮食习惯可能会对慢性疾病的发生起到延缓或促进作用;第二是当慢性退行性疾病发生后,患者需要对自己的饮食习惯进行调整,即使原有的饮食习惯在很长一段时间内都被证明是安全的,且并非造成这类疾病的原因。

个人通过饮食调理,从而预防慢性疾病的发生,这个思路在全世界都有很多拥护者,但是,相关的实验数据又是非常矛盾的,很多时候,队列研究和流行病学调查的结果,会与最初的设想不一致。这一方面可能是由于饮食习惯的复杂性导致的,也可能是饮食习惯与慢性退行性疾病的发生,本身就没有太大的联系,饮食习惯的变化,只是慢性疾病进程中的现象。追求心理安慰与控制感是人类的本能,在慢性退行性疾病面前,人类常有危机感,在无法把握与衰老相关的疾病发生的情况下,饮食干预作为相对安全并容易实现的方法来对抗各类慢性退行性疾病,可以为人类提供控制感,获得心理的安慰和防止习得性无助。因此,从科学的角度,饮食与疾病发生之间的关系,依然需要不断探索;但是从实践的角度,如果饮食干预能够加强人对疾病的重视,帮助人提升直面疾病时的信心,那么只要饮食干预措施不会造成健康伤害,就都是值得去做的。

三、饮食调理的手段

(一)饮食搭配

传统文化中的饮食调理与现代食品卫生与营养学所称的调理,在理念上存在一些差异,但在方法上可以相互印证。首先是合理的饮食搭配,科学的饮食搭配方案,必然要满足能量的基本摄入需求,并且保障总蛋白、必需氨基酸、必需脂肪酸、维生素和矿物质的供应,以此为基础,在合理的范围内选择各类饮食。辟谷,或称断食疗法,作为一种古老的养生手段,在东西方都有大批拥趸,但是长时间的辟谷,必然导致营养物质的供应失衡而造成健康损害,这与某些医生所提倡的"轻断食"是有本质区别的。事实上,传统断食疗法在实施过程中,并不完全禁止谷物以外的营养物质的摄入,而且断食者一般也不需要从事高强度的体力劳动。

(二)合理的烹饪

烹饪的过程,不仅仅是为了让食物变得好吃,实际上还有很多营养学上的考虑。热加工可以使蛋白质变性、淀粉糊化、脂肪乳化,这些过程的终极目标是使宏量营养素变得更容易消化,从而提高营养物质的消化率,减少消化过程中的能量消耗。所以从人类进化的角度上讲,熟食是人类自然选择的结果。但是烹饪的过程也会导致某些营养物质的损失,例如在水煮过程中,矿物质会流失,热加工过程容易破坏水溶性维生素。因此,就需要针对食物的特性选择合理的加工手段以尽可能地保全营养物质。例如,水果中的碳水化合物主要以单糖和双糖形式存在,热加工不会提高它的吸收率,反而会损失掉维生素,故应当选择生食;对于比表面积较大,微生物不容易清洗干净的蔬菜,可采用烫漂或快速热炒来杀菌;对于维生素含量低或维生素热稳定性较好的谷物,可采用较长时间的高温处理使其中的淀粉糊化,糊化后的淀粉更容易降解吸收。如果考虑得更加细致,则合理的加工形式还需要依照食用者的需求加以调整。例如对于牛奶,全脂乳的营养价值较为全面,但如果希望在大量摄入乳蛋白的同时降低热量摄入,就需要选择脱脂乳;对于乳糖不耐的人群,可以用乳糖酶事先水解掉牛奶中的乳糖,或者是改用酸奶;如果出现了乳蛋白过敏的症状,就需要将乳蛋白部分水解。

(三)口味选择

饮食要适应人生理状态的变化。《周礼》中已经注意到了季节变化带来的人口味的变化。口味的变化往往意味着生理状态的变化以及对营养物质需求的变化。"春多酸,夏多苦,秋多辛,冬多咸"的调理原则,虽然诞生于人均寿命较短的先秦时期,现在看来依然有科学意义。春天往往是人体生长迅速的时节,生长迅速时,对于水溶性维生素的需求就会增加,水溶性维生素的口味通常是酸的,也就是"春多酸";苦味食物中通常含有生物碱或黄酮,有提神和舒张血管的作用,可以使人从烦热的心理状态中松弛下来,快速恢复精力,也就是"夏多苦"。顺应季节调整口味是主动有意识的饮食调理,但生活日常中更为常见的是无意识的口味转变,人在承受较大压力的时候,往往会不由自主地选择甜食,因为客观上身体需要及时保障大脑运行对葡萄糖的需求,主观上甜食能促进多巴胺分泌,使人心情愉悦;某些女性,在焦虑的时候会选择吃巧克力,因为巧克力中的苯乙胺能够缓解抑郁和焦虑情绪。

总之,饮食调理是一种借助日常饮食,相对温和但行之有效的预防医学手段,它的实施要顺应人的需求,适应季节变化,选择合理的烹饪方式。

(四)基于药食同源的调理手段

某些慢性病患者需要控制饮食。使用饮食调理的手段来缓解病情与饮食会导致某些慢性病的发生,是两个不同的概念。后者主要依赖一些流行病学依据,而前者可以得到实验验证。在世界范围内,好些可以充当食品使用的天然动植物组织,尤其是草药和香料,都被用于疾病的辅助治疗。在中国的传统文化中,这种辅助手段被称为基于药食同源理论的饮食调理。

药食同源理论认为,药物与食物之间没有明确的界限,食物都有药性,因此可以把日常饮食作为疾病辅助治疗的手段,加速疾病的自愈进程,或者是对药效发挥起到促进作用。现代食品工业的相关法规不允许对普通食品标注任何药用价值,因此,基于药食同源的饮食调理不同于药物治疗。首先,它所采取的手段不应当有明显的毒副作用;其次,饮食调理应当是可口的、容易接受的;最后,调理中所起作用的关键组分,可能不是食物中的主要营养物质,而是少量存在的生物活性成分。国家卫健委《关于进一步规范保健食品原料管理的通知》在附件中罗列了近百种药食同源原料,它们是具有生物活性的植物化学物质的丰富来源,如酚类化合物、类胡萝卜素、甾醇、萜烯、生物碱、硫苷和其他含硫化合物等,其中大多数具有强大的抗氧化能力,它们可以作为烹饪时的防腐剂、风味增强剂、着色剂和调味料,同时也能用来缓解非传染性的慢性疾病。

从中医理论的角度,基于药食同源的饮食调补,其原则在于协调人体内部、人体与自然环境间的相互关系,调整人体的阴阳平衡,协调脏腑的功能,适应气候变化,兼顾地理环境和人的个体差异,辨证施食。因为在中医看来,饮食口味的变化,往往对应着生理状态的变化。"多食咸,则脉凝泣而变色;多食苦,则皮槁而毛拔;多食辛,则筋急而爪枯;多食酸,则肉胝䐃而唇揭;多食甘,则骨痛而发落。此五味之所伤也"(《素问》)。针对这些证候,常用的手段包括补肺气法、益气升陷法、补益脾气法、益气摄血法、健脾除湿法、补血养肝法、补血养心法、益气生血法、滋阴熄风法、滋阴清热法、温补肾气法、补肾滋阴法、填精补髓法、益胃生津法和润燥生津法等。

从天然药物化学的角度来看待饮食调补,其传承、理论与实践上与中医饮食调补均有差异。天然药物化学重点关注其中的活性成分以及对生理生化指标的影响(见表1-3)。例如,洋甘菊、迷迭香、鼠尾草和百里香具有较高的类黄酮含量,其在动物实验中被证明为可以降低某些氧化应激标志物的含量,因而被推荐给患有糖尿病和心血管系统疾病的人群;罗勒、马乔兰、薄荷、迷迭香、牛至、鼠尾草和百里香,富含萜类化合物,能够减少自由基形成,抑制细胞分裂,促进癌细胞凋亡,因而可以用于癌症病人的调理。

表 1-3 天然植物与香料的作用

植物与香料	学名(拉丁字)	食品中的用途	适用疾病
罗勒	*Ocimum basilicum* L.	调味品,抗菌剂	癌症,代谢紊乱
月桂	*Laurus nobilis*	调味品,着色剂	代谢紊乱
金盏花	*Calendula officinalis* L.	调味品,着色剂	心血管系统疾病,神经退行性疾病
甘菊	*Matricaria chamomilla* L.	着色剂	心血管系统疾病
山萝卜	*Anthriscus cerefolium*	调味品	—
韭黄	*Allium schoenosprasum*	调味品	—
白菊花	*Tanacetum parthenium* L.	饮料	偏头痛
香蜂草	*Melissa officinalis* L.	调味品,抗氧剂	神经退行性疾病,心血管系统疾病,癌症
香茅	*Cymbopogon citratus*	调味品,饮料	癌症
马鞭草	*Aloysia citrodora*	饮料	神经肌肉性疾病
菩提叶	*Tilia americana* L.	饮料	神经退行性疾病
独活草	*Levisticum officinale*	饮料	泌尿道疾病
芹菜	*Apium graveolens*	蔬菜	心血管系统疾病,神经退行性疾病
牛至	*Origanum vulgare*	调味品,抗氧剂,杀菌	代谢紊乱,心血管系统疾病,睡眠障碍
欧芹	*Petroselinum crispum*	调味品	代谢紊乱,泌尿功能障碍
薄荷油	*Mentha pulegium* L.	调味品,饮料	
迷迭香	*Rosmarinus officinalis*	调味品,抗氧剂,抗菌剂	癌症,代谢综合征,心血管系统疾病,呼吸障碍,尿路疾病
鼠尾草	*Salvia officinalis Lamiaceae*	调味品,抗氧剂,抗菌剂	代谢紊乱,心血管系统疾病
番泻叶	*Cassia angustifolia*	饮料	
贯叶连翘	*Hypericum perforatum* L.	饮料	癌症,代谢综合征,心血管系统疾病,焦虑
茶	*Camellia sinensis* L.	饮料,抗氧剂	代谢紊乱,癌症,心血管系统疾病,神经系统疾病,泌尿功能障碍

植物与香料	学名	食品中的用途	适用疾病
百里香	*Thymus vulgaris*	抗氧剂,代谢紊乱	代谢紊乱,呼吸障碍
藏茴香果	*Carum carvi*	抗氧剂	代谢紊乱,背痛
小茴香	*Cuminum cyminum*	调味品,抗氧剂,抗菌剂	代谢紊乱,真菌感染
莳萝	*Anethum graveolens*	调味品	癌症,肾脏损伤
茴香	*Foeniculum vulgare*	调味品,抗氧剂	慢性便秘
葫芦巴	*Trigonella foenum-graecum*	调味品	代谢紊乱,性腺功能减退
大蒜	*Allium sativum*	调味品	心血管系统疾病,癌症,代谢紊乱
生姜	*Zingiber officinale*	调味品,抗氧剂	心血管系统疾病,银屑病,焦虑
辣根	*Armoracia lapathifolia*	调味品	代谢紊乱
芥菜籽	*Brassica nigra,Brassica juncea,Brassica hirta*	调味品,抗菌剂	癌症,代谢紊乱
肉豆蔻	*Myristica fragrans*	调味品,抗氧剂	—
洋葱	*Allium cepa*	调味品,代谢紊乱	心血管系统疾病
红辣椒	*Capsicum annum*	调味品,着色剂	心血管系统疾病,头痛
胡椒	*Piper nigrum*	调味品,抗氧剂	心血管系统疾病,代谢紊乱
甜椒	*Capsicum frutescens*	调味品,蔬菜	代谢紊乱,神经退行性疾病
藏红花	*Crocus sativus*	着色剂	代谢紊乱
八角	*Illicium verum*	抗氧剂	—
姜黄	*Curcuma longa*	着色剂	神经退行性疾病,代谢紊乱,癌症,心血管系统疾病,皮炎,关节炎
香草	*Vanilla tahitensis*	调味品	代谢紊乱,关节炎
小豆蔻	*Elettaria cardamomum*	调味品,抗氧剂	癌症,心血管系统疾病
桂皮	*Cinnamomum zeylanicum*	调味品,抗氧剂	心血管系统疾病,代谢紊乱,神经退行性疾病
丁香	*Eugenia aromaticum*	调味品,抗氧剂,龋齿	心血管系统疾病,代谢紊乱,癌症
香菜	*Coriandrum sativum*	调味品,抗氧剂	心血管系统疾病,代谢紊乱

虽然从整体上讲,证明药食同源食品治疗慢性退行性疾病有效性的实验数据依然有限,但是,很多慢性疾病都是三大代谢紊乱造成的,要缓解代谢紊乱,改变营养素的供给结构是理所应当的选择。在饮食调补时,把关注的重点放在个别生物活性成分上,实质已是本末倒置。立足日常饮食中宏量、微量营养素的构成调整的饮食调补手段,才是最有实践价值的。

第四节　我国健康营养面临的问题及对策

在讨论发展中国家的营养和健康问题时,常见视角包括以下几个方面:①公共卫生系统,如预防保健服务和环境健康基础设施建设;②膳食营养的干预手段,如膳食补充和营养强化;③健康和营养教育;④食品补贴和收入转移政策;⑤特殊人群(孕产妇、哺乳期妇女、婴幼儿、老年人)和特殊情况(自然灾害、迁移)下的营养干预;⑥营养规划和健康政策制定。然而,伴随着经济的快速发展,这些发展中国家常见的问题已经不再是中国人营养健康面临的主要问题,食物匮乏造成的营养不良,在"十四五"期间已经非常少见。依照《健康中国行动(2019—2030年)》,中国既有发达国家面临的卫生与健康问题,也有发展中国家面临的卫生与健康问题。我国公共卫生的重点将逐步从以治病为中心向以健康为中心转变。目前中国人健康营养面临的问题,主要来自三个方面:饮食传统变化、城市化和老龄化。

一、中国健康营养面临的问题

(一)饮食传统变化导致的营养不良

1.饮食传统中饮食结构的变化

伴随人口和社会经济总量的变化,中国人的饮食传统发生了重大变化,同时还伴随着公共卫生和整体健康状况的变化。其首先表现为由营养供给不足转变为局部营养过剩。在某些大城市,肥胖人群已经超过20%。传统以素食、谷物为主的膳食结构已经被打破,人均肉类的消费量逐年上升,2021年人均肉类消费量为32.9kg。其次是杂食性膳食习惯逐渐转变为饮食偏嗜。由于古代中国经常面临食物匮乏,中国人养成了杂食五谷、五菜、五果,追求进食选择丰富性的传统。但是,伴随着高蛋白质、高脂肪食品供应的日趋丰富,越来越多人乐于接受能迅速满足感官刺激和生理需求的食物,在食物原料选择上逐渐向欧美国家看齐。再次是饮酒量的大幅增加,成年男性常年喝酒的比例已接近50%,且人均饮酒量较改革开放前显著提高。最后是由于受到传统滋补文化的影响,滋补品的消费人群不断扩大。

2.饮食传统变化的成因

造成饮食传统变化的原因是多方面的。从经济发展的角度看,居民收入快速提高,但普通食品价格涨幅却相对不大,尤其是优质蛋白质价格的增速远低于居民收入的增速,构成了居民饮食消费的物质基础,相关餐饮和食品加工产业的发展也为居民饮食消费提供了更多选择和便利。从社会环境因素看,由于生活节奏加快和食品安全水平的整体提升,选择外出就餐和外卖的比例越来越高,日常生活中食用工业化的加工食品的比例也在提高。从消费心理上看,对饮食享受的追求已经取代了温饱需求。

3.饮食传统变化的干预因素

营养教育是干预饮食的有效手段。面对饮食传统的快速变化,许多人放弃了千百年形成的饮食习惯,却没有建立起科学的饮食方式,营养教育仍处于无序状态。中国居民的健康营养素养与发达国家之间存在较大差距。在一些发达国家,社区医生、公共营养师承担起了面向居民的营养咨询和宣教工作,但是我国这方面的工作还很欠缺,许多普通居民还不能科学地看待健康营养的作用,多数时候将之视为医疗的辅助手段。对他们来说营养知识的获取,仍主要依靠广告,如近几年开始流行起来的在社交媒体中传播的营养贴士,而其中存在较多错误和片面的认识。这已经成为我国营养问题不断高发和改善缓慢的重要原因。

(二)城镇化对居民饮食的影响

1.城镇化对饮食健康的有利因素

中国的城镇存在严重的同质化趋势,这从展示城镇的个性特色来说是不利的,但同质化的城镇,使得城镇居民饮食营养呈现出了较明显的共性特征。城镇化对居民饮食健康的正面作用是主要的,城镇化增加了居民收入,使多样化的、充足的饮食供给更有保障,营养宣教与营养干预更加便利,慢性疾病的发现与控制也更为及时。与农村饮食相比,城镇化对日常饮食生活造成的最革命性的变化是将人类从准备食物的劳动中解放出来,使人能够有时间从事更多与饮食无关的活动。更多的加工食品的采用,缩短了准备饮食的时间;更为精细的粮食谷物,缩短了进食的时间;更高的膳食脂肪和更多的蔗糖,提高了饮食的能量密度,提升了饮食的效率。

2.城镇化对饮食健康的不利因素

城镇化也给饮食健康带来了一些不利因素。随着人口从农村迁移到城镇地区,活动模式的变化也会相应发生。相对于农业,制造业和服务业对体力劳动的需求降低;"机器换人"方略的实施使人的劳动强度降低;体育以外更加休闲的活动形式,如看电视和玩电脑游戏,降低了人们日常的能量消耗;更久坐的生活和工作方式,增加了肥胖与心血管系统疾病的风险。城镇饮食中热量、脂肪和糖分(饮料)的比重在增加,饮食结构越来越西方化。居民的饮食心理也发生了变化,出现了必要的营养需求消费之外的奢侈和享乐消费。饮食民俗的传承出现断层,与时令节气、传统节日相关的饮食民俗,逐渐被人遗忘,居家日常的食材越来越集中到有限的若干适合工业化生产的品种。这些对于饮食健康是不利的。

3.饮食习惯在城镇化过程中的调整

中国的城镇化率已经接近70%,伴随着城镇化率的上升,饮食消费的主流趋势是热量和蛋白质摄入更高,加工食品采用比例更高,随之而来的是一些健康问题。作为对城镇化过程中高蛋白、高热量饮食模式的纠正,"轻食主义"开始在一些中等收入阶层中流行。轻食主义的主要观念是提倡有机食物,拒绝化肥和农药,在原料上回归工业文明前的乡村饮食,在加工上重视采用传统技艺。然而,从食品营养和安全的角度来看待,轻食主义更像是标签化的饮食生活模式,虽然有机轻食可能更加健康安全,但是这种观念背离了传统的节俭文化,脱离了实用价值而更强调社会阶层和生活方式的独特性与优越性,其成本也是绝大多数普通劳动者难以接受的,实际上并不值得提倡。

(三)老龄化进程

近十年来,对中国人饮食健康有着显著影响的另一个因素是人口年龄分布向老龄化转变。生育率的下降以及人均寿命的延长导致65岁以上老龄人口比例的增长。身体和精神的衰老,以及与衰老相关的生理困难预计会对传统饮食模式产生重大影响,显著的队列效应可能会改变整体饮食模式。

1.老龄化带来的营养问题

在人类诞生以来的绝大多数时间里,只有少数能活到老年的人,须面对各种退行性的疾病。退行性疾病的发生,对古代人而言往往意味着生命终止,因此,当时人类的营养和体力活动需求的进化方向是朝着满足"狩猎者—采集者—农耕者"的生活方式转变的。但是现在,居住在某些城市的中国人,预期寿命已超过80岁,老龄化成了医疗服务和卫生政策中最不容忽视的因素。有助于预防慢性疾病的文体活动(如广场舞)和食物选择指导(如养生饮食)已然成为社会文化的一部分。然而,传统上发展中国家的公共卫生政策,关注的重点是急性传染病预防,对于营养相关慢性退行性疾病的关注是不足的。

2.老年营养的标准

即使是发达国家,问题同样也存在。美国和加拿大对于居民膳食参考摄入量的建议,19岁和70岁没有任何区别。健康标准的设置也是如此,除了健康血压标准会随年龄有所调整外,其他生理生化指标对于成年后的人来说,基本都没有变化。几乎所有的营养推荐系统都是针对健康标准提出的,但是伴随年龄增加,按照通行的健康标准,越来越少的人称得上完全"健康"。伴随年龄增长,营养需求可能不是体重的简单线性函数。例如玉米黄质、叶黄素能预防老年相关的视网膜黄斑变性,某些医生会建议老年患者强化补充它们,但是专门针对老年人的具体的微营养素调查和细化的营养指标依然是欠缺的。

3.老年人的营养宣教

老年人已经形成了一定的饮食模式,其对传统饮食习惯的依恋导致纠正其营养失衡和健康不良往往需要付出更大的努力,营养教育、健康宣教的难度更大。因此,相比于年轻人,老年人需要足够的营养服务来满足他们的健康需求,但是目前流行的膳食摄入量评估方法,依赖于老年人的受教育程度及其对计算机和互联网的使用能力。这些评估工具,很少是为老年人专门设计的。还有很重要的一点,这些评估工具很多都是商业机构开发的,使用时是要收费的,并不是公益性公共卫生服务的组成部分。

中国正在面临城市化和老龄化,以及饮食文化传统的深刻变化,对于成年人,营养过剩逐渐成为主要的营养不良状态,而对于老年人,营养不均衡,个别营养素缺乏的情况普遍存在。缺乏锻炼、肥胖、老龄化,以及随之而来的各类慢性代谢性疾病有可能不断加剧,这使得长期的营养干预越来越显得必要,依靠个别营养成分的膳食补充,或是控制某些产能营养素的摄入,所能起到的效果非常有限。最有效的办法是将饮食营养融入生活方式中,在力求保持饮食文化传统的基础上,建立起适应城市化、老龄化的饮食生活方式。

二、中国当前健康营养问题的对策

将营养融入生活,就是要认识到营养不仅关乎预防和治疗疾病,而且是整体健康生活方式的关键组成要素。伴随年龄增长,很多慢性退行性疾病发生的概率会逐渐升高,并且慢性退行性疾病的发生是由许多因素共同作用的结果,营养作为辅助手段在解决慢性疾病方面的作用是有局限性的。但是,这不意味着个人只能消极对待。有必要在居民中倡导一种健康理念:健康的生活方式可以大大降低发生主要代谢性疾病的风险。只有以此为基础,积极预防的营养习惯才体现出必要性,从而将国家的营养指导方针转变为个人的行为指南。生活方式固然复杂,抓好几个关键因素,使得生活方式向着更健康、更营养的方面转变是有可能的。

(一)建设营养政策法规标准体系

落实"健康中国"战略,加强营养立法进程,完善营养标准体系,建立营养工作制度包括全民营养教育制度、营养调查与监测制度、营养保障制度等。从可持续发展的战略高度,制定国家营养改善的长期规划。整个食品行业,也就是加工食品的供给侧,在食品的设计、制造、定价以及广告宣传时,要主动适应营养习惯的改变,符合营养标准的需求。

(二)营养教育和人才培养体系建设

推广《中国居民膳食指南》,规范科学营养信息,依据该指南,有组织地开展公益宣传和社会教育活动。鼓励各类媒体开展公益宣传活动,利用以新媒体为主的网络平台,结合社区卫生服务,开展营养宣教工作,大幅度提高居民的营养意识和营养知识水平。要充分认识健康中国战略中的社会文化因素的影响,重视青少年的营养教育,培养中小学生对食物、饮食、营养的认知和对中华民族优秀饮食文化的理解,使之具备基础的营养素养和平衡膳食行为能力,将营养健康理念应用一生。要重视中青年营养素养的提升,虽然中青年不是营养相关慢性疾病的高发人群,但是在中国的文化背景下,中青年的饮食营养习惯对于儿童和老年人有很强的引领作用,中青年的饮食尝试会对家庭饮食习惯的改变产生巨大影响。成年子女对老年父母的营养建议,效力远远大于来自政府和社区的营养宣教。建立多层次、多渠道的营养人才培养体系,对基层医疗卫生机构的工作人员开展继续教育工作,培养其营养工作能力,加大营养师的培养力度。

(三)建立完善的营养保障体系

对重点或脆弱人群实施营养保障制度。例如向孕妇、乳母提供牛奶、叶酸,定期体检和营养评价,给予相应的营养咨询指导和营养干预,免费给予膳食补充剂等。对处于贫困线以下的家庭和贫困地区的婴幼儿给予免费的、适合其生长发育需要的辅食营养品,加强对留守儿童及对看护人的营养教育和指导。对贫困人群依人口数量按月发放谷类、蛋类、动物性食物的免费票证,保证其最基本营养需要。设置老年食堂,为居家养老的老年人提供营养指导、营养配餐的供餐服务。对于低收入人群而言,经济因素是很多人食物选择时的主要考虑,能量密集食品的成本往往低于营养密集食品,成本会促使低收入人群忽视健康风险而选择高能量密度的食品,这需要让这类群体在使用国家资助购买食品时,限定品种,引导低收入人群购买健康风险更低的食品。

(四)及时推广营养学的研究成果

发展新型营养学科,加快植物因子营养学、分子营养学、营养代谢组学、金属组学、营养经济学、营养生态学、营养社会行为学、营养应急与风险管理学等学科建设,促进新营养科学的发展,探索解决营养问题的新方法和新技术。

思考题:

1.为什么说,在各种碳水化合物中,真正占主导地位的是葡萄糖?

2.为什么人类不以碳水化合物而以脂肪作为能量储存的主要形式?

3.单纯从营养角度看,在粮食供应不富余的发展中国家,是否有必要腾出一部分土地开发畜牧业,是否应该节省下一部分粮食来发展养殖业?

4.为什么单纯只摄入一种宏量营养素容易导致营养不良?

5.为什么有些人极少食用蔬菜水果,但是却没有明显的维生素缺乏症状,可能有哪些原因?

6.选择饮用水时,我们应该关注哪些因素?

7.为什么说酒精提供的是"空卡路里"?

8.为什么胰腺细胞分泌的各种酶,在进入十二指肠之前,都以无活性的酶原形式存在?

9.为什么通常认为食物精细的人容易便秘?

10.改变饮食可以治好大多数慢性疾病吗?

第二章 合理营养与膳食平衡

"人以其需要的无限性和广泛性区别于其他一切动物",人类对于食物选择的标准不仅仅是适合生存,而是以经验传承、现象观察和现实情况作为基础的,随着时间的推移,文化、习惯、政治和宗教等影响因素交织在一起,形成了目前的营养模式。随着食品工业的发展,食品的种类、数量显著增加,保质期也延长了,但是食品提供六大类营养物质的内涵,却从未改变,不断改变的只是关于营养物质对人类健康影响的认识。在探索合理的营养模式方面,应当注重饮食营养与身体健康状态之间的互动关系,充分考虑个人的遗传特征,以及膳食结构的长期影响,形成有针对性的营养方案。

第一节 影响营养方案形成的因素

一、遗传独特性

每个个体在遗传上具有独特性,营养方案也必然因人而异。现代遗传学的研究表明,诸如糖尿病、高血压等代谢综合征的产生原因,一方面是先天性的,由单个基因或多个基因造成;另一方面,如压力或环境暴露,可以在不改变DNA序列的情况下修饰DNA,从而影响营养物质作用的可用性。因此,可以借助某些食物中的生物活性成分,如大豆中的染料木素、柑橘类水果中的橙皮苷、十字花科蔬菜中的异硫氰酸酯等,调节DNA的甲基化程度,进而影响基因的表达,达到预防或延缓代谢疾病的目的。

二、影响的长期性

膳食结构所导致的营养缺陷,不是一朝一夕形成的。营养物质长期不能满足人体需求或者营养物质的长期过剩,可能在慢性代谢疾病发生中起到重要作用。营养物质对健康状态的影响也不是孤立的,某些营养物质是多任务分子,在细胞代谢中具有一个或多个辅酶或辅基的作用,在某些营养素缺乏的情况下,多任务营养物质会优先考虑发挥已缺乏的营养素的作用,强化某些代谢路径,以确保短期生存需求,其代价可能是牺牲长期健康。例如,维生素 K 是一种多任务营养物质,在凝血和骨骼系统中发挥作用,在维生素 K 供应有限的情况下,其凝血作用优于它对骨骼健康的贡献,故在骨骼系统损伤被发现之前,观察不到维生素 K 的缺乏,而一旦骨骼系统的损伤被发现,单纯依靠补充维生素 K 是无法修复的。因此,对于个体而言,生理指标的健康并不意味着膳食结构就是合理的,营养供应就是充足的,要预防慢性退行性疾病的发生,合理膳食应当在生理指标还能保持健康时做起。

三、食物的协同与拮抗

食物成分之间还普遍存在协同与拮抗作用。饮食选择、遗传倾向、压力、环境暴露、肠道健康以及与其他营养物质的协同或拮抗作用等决定了营养物质的生物利用度。从细胞机制和生理过程来看,食物不仅是能量和结构分子的来源,同时也是信使,生理调节作用的发挥,依赖于信使的参与和营养物质的整体协同。这种协同作用有两层含义:第一是某种食物中各营养组分的协同作用;第二是不同食物之间的相互协同。对此,应当避免使用还原主义的方法,孤立地看待单一食品成分,把它从食物整体中分离出来。

绿茶是一种有明确证据的抗癌食物,它的抗癌作用,依赖于绿茶多酚,如表儿茶素(EC)、表没儿茶素食子酸酯(EGCG)、表没食子儿茶素(EGC)和表没儿茶素食子酸酯(ECG)等的协同。在中国传统的烹饪技艺中,生姜、茴香、桂皮、黑胡椒、大蒜等多种香料协同使用,表面上是为了强化香味的丰富性和层次性,实质上是利用姜黄素、姜酚、肉桂醛、蒜氨酸等一系列化合物,协同提升膳食的健康调理功能。在一个合理的饮食模式中,并不存在绝对不健康或者绝对健康的食物,每一种食物在提供营养的优点的同时也存在营养的缺陷,当它们共同起作用时,就能弥补各自的缺陷,起到有益健康的效果。例如黑豆含铁较为丰富,但主要是吸收率较低的非血红素铁,当它和含维生素 C 较多的绿色蔬菜共同加工,或者与洋葱和大蒜等含硫量较多的食物同食,铁的吸收率就会提高。

第二节　膳食结构

视频 2-1　传统东方膳食结构

饮食是预防疾病和辅助治疗的强有力工具,饮食消费的选择会影响健康。但食物不是孤立地发挥作用的,而是通过食品原料的组合、加工程度、加工方式的选择、过敏原的控制、身体负荷的降低、吸收转化率的提升等方式多管齐下地发挥生理调节作用。这种基于整体的饮食策略,就是所谓的膳食平衡。在膳食平衡中,各类食物的组合及其在膳食中所占的比重,就是膳食结构。膳食结构是膳食中各类营养素的数量及其在食品中所占的比例,人类的膳食必须由多种食物组成,且各种食物组成比例合适,才能达到膳食平衡和促进健康的目的。

视频 2-2　西方代表性膳食结构

视频 2-3　膳食指南和实践

一、膳食结构的分类

如果以能量来源、蛋白质供给、植物性食品和动物性食品的比例作为区分标准,世界上流行的膳食结构可以分为五种,其类型和各自特点见表 2-1。

视频 2-4　素食者的膳食建议

表 2-1　常见膳食结构分类

类型	主要流行区域	总能量摄入与产能营养素占比	膳食动植物比例	食物加工程度	其他特征	主要健康问题
蛋白质能量过剩型	北欧、西欧、北美发达国家	总能量摄入过剩,且以蛋白质、脂肪为主	动物性食物为主	加工食品占比高	蔗糖摄入量大,膳食纤维不足	糖尿病、心脑血管疾病和恶性肿瘤高发
蛋白质能量不足型	南亚、撒哈拉以南非洲发展中国家	总能量摄入不足,且以碳水化合物为主	植物性食物为主	加工食品比例低	膳食纤维充裕	体质弱、体力差、有营养缺乏症
平衡型	日本、韩国	总能量摄入均衡,产能营养素均衡	谷物为主,动植物食品兼有	半成品食物多	水产品摄入占比高	能避免营养不良,是膳食结构的典范
地中海型	地中海沿岸国家	总能量摄入过剩,且以蛋白质、脂肪为主	动物性食物较多	加工食品与新鲜果蔬并重	食用橄榄油和葡萄酒	心脑血管疾病发病率低
非经济和宗教因素造成的素食主义	世界各地均有分布*	总能量的摄入基本有保障,蛋白质不完全	纯植物性食物为主	食品加工程度较低	有机食品比例高	免疫力下降

注:*表示素食主义者分布在世界各地,逐渐成为一种新的饮食风尚,在一些西方国家,已达到总人口的 10%,他们的膳食选择,不能简单用蛋白质能量不足来认定。

二、膳食结构举例

(一)蛋白质能量过剩型与不足型

常见的膳食结构中,分布最广的是蛋白质能量过剩型和蛋白质能量不足型,过剩型主要出现在西方发达国家,不足型则广泛地分布在亚非拉发展中国家,它们都不是健康的膳食结构,都会导致营养不良。

蛋白质能量过剩,摄取超过需要量的蛋白质和能量,经过代谢后,除了能量以脂肪的形式储存起来,蛋白质还会在人体中残留代谢产物,引起酸碱失衡,导致痛风、脂肪肝、动脉粥样硬化等多种疾病。机体为了将多余的产能营养素代谢掉,就需要消耗更多的非产能营养素,从而造成营养不良。过剩型看似与个人缺乏饮食自制力相关,但事实上,在快节奏的工业化社会中,蛋白质能量过剩是相对贫困的居民基于经济性和便利性的优化选择,这种选择是以健康为代价的。

当食物中蛋白质和能量供应不足时,机体开始通过生理调节降低组织器官对营养素的需要,可使机体在低营养水平的内环境中生存,但当蛋白质和能量继续缺乏时,生理功能失调,适应机制衰竭,便可导致死亡。这一现象在 5 岁以下儿童中尤其明显。蛋白质能量不足是最常见的营养不良,它主要受经济和社会发展条件约束,只要经济发展了,这种膳食结构就会自然过渡。伴随中国脱贫攻坚取得全面胜利,单纯因为蛋白质能量摄入不足造成的严重营养不良,在中国已经罕见。一个比较特殊的例子是印度,由于宗教因素,印度人所能选择的肉制品种类有限,同时素食者往往被认为具有较高的社会阶层,因此收入水平提高,并不会驱动动物性制品的摄入量的增加。这就造成了优质蛋白质摄入不足,而能量总体过剩的情况。

虽然伴随经济发展,很多国家都经历了由蛋白质能量不足型向过剩型的转变,但这不是理想的膳食结构的转变方向,从公共卫生角度来看,最优的转变方向是平衡型膳食结构,在某些有条件的地区,也可以采用地中海型膳食结构。具体到某些慢性疾病的患者群体,可以在现有膳食结构的基础上,针对性地做一些调整。

(二)平衡型膳食的代表——冲绳地区

理想的膳食结构是平衡型的膳食,它既能够避免营养缺乏,又避免营养过剩,对食物的利用程度高,这是目前较为推崇的膳食结构。

冲绳地区,古名琉球,位置介于中国台湾和日本九州之间,饮食风格兼有中国和日本的特色。21 世纪初,伴随 *The Okinawa Program：How the World's Longest-Lived People Achieve Everlasting Health—And How You Can Too*

(《冲绳计划：世界上寿命最长的人如何实现持久健康——以及你如何做到》)和 *The Okinawa Diet Plan：Get Leaner，Live Longer，and Never Feel Hungry*(《冲绳饮食计划：变得更瘦，活得更长，永远不会感到饥饿》)两书的出版，冲绳饮食与健康的关系备受世界关注。

冲绳素有"世界长寿之岛"的美誉，人均预期寿命和百岁老人的比例居世界前列。一般认为老年人多的地区，慢性退行性疾病的发病率会提高，但冲绳地区的心脑血管疾病和癌症的发病率不到西方发达国家平均水平的50%，即使发病，病程进展也较缓慢。上面提到的两书的作者 Bradley Willcox 和 Craig Willcox 认为，这与冲绳居民的饮食结构密切相关。冲绳当地的传统文化不提倡吃饱，总能量摄入在世界发达国家和地区中，处于较低的水平，而且谷物和甘薯占有较高的比例。动物性蛋白质的摄入量虽然不低，但是主要来自水产品，年人均超过100kg。生活节奏较慢，有充足时间准备食物，由于有生食的传统，故膳食中加工食品的比例较低。冲绳人均海藻摄入量达到世界第一，海藻能够提供丰富的矿物质和膳食纤维。总的说来，冲绳人的动物、植物性食物消费量比较均衡，产能营养素的摄入量基本符合营养要求，膳食结构比较合理，产生的健康效果也比较显著，再加上海岛环境与相对简单的民族构成，故成为平衡型膳食的研究范例。

但是，平衡型膳食结构并不符合中国的饮食文化传统，近些年中国发达地区的膳食结构也是向着蛋白质能量过剩的方向发展。与印度的情况相反，中国的传统文化中，肉食者往往处于更高的社会阶层和经济地位。因此伴随经济的发展，中国人的肉食消费持续增加。对于喜爱肉食的民众而言，减少肉食、增加谷物、少脂少糖、节制总能量摄入，存在相当大的难度，并且，低加工程度的食物，意味着厨房劳动强度增大，并不符合现代快节奏的生活方式。因此，对于中国居民而言，未来参照地中海型膳食结构进行调整，是更为可取的。

(三)地中海饮食(The Mediterranean Diet)

地中海饮食是地中海沿岸国家的饮食结构，是被研究最多的饮食模式之一，联合国教科文组织2010年承认它是一种共同的、充满活力的文化遗产(见图 2-1)。对地中海七国与北欧、美国饮食行为超过25年的随访调查显示，地中海沿岸国家居民心血管系统疾病和癌症的发病率更低，且更长寿，这些健康益处主要归因于传统食品的消费，包括各种各样的新鲜的、本地的和季节性的产品，加上传统的烹饪方式和食谱组成。地中海饮食以橄榄油(主要是初榨橄榄油)为主要脂肪来源，全谷物、豆类、水果、蔬菜、坚果、鱼类、葡萄酒为主食，辅之以适量瘦肉、鲜肉和乳制品。

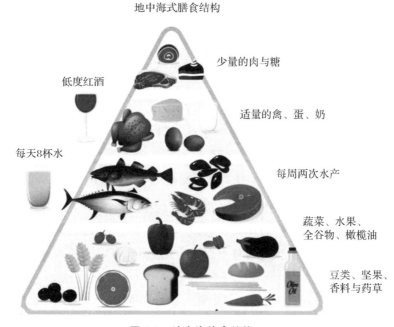

地中海式膳食结构

少量的肉与糖

低度红酒

适量的禽、蛋、奶

每天8杯水

每周两次水产

蔬菜、水果、
全谷物、橄榄油

豆类、坚果、
香料与药草

图 2-1　地中海饮食结构

　　橄榄油被认为是地中海饮食结构的灵魂。橄榄油中含有较高比例的单不饱和脂肪酸,即油酸(可达其总脂质组成的 80%),与多不饱和脂肪酸相比,单个双键使其更耐氧化,具有较高的稳定性和较长的保质期,而油脂酸败常常会产生致癌物质。初榨橄榄油中的次要成分是酚类化合物(最高占总含量的 1%~2%),形成了橄榄油独特的风味和色泽,这些酚类化合物具有抗炎、抗氧化和抗血栓形成的特性,从而降低心血管系统疾病发生的风险。地中海饮食中,摄入量最大的依次是全谷物、水果、蔬菜和豆类,它们富含纤维和维生素,同时具有抗氧化的功效。乳制品(酸奶、奶酪和其他发酵产品)也是膳食中不可或缺的成分,乳制品中钙含量很高,且能提供一些饱和脂肪,饱和脂肪也可以由坚果提供。地中海饮食并不严格限制动物源性食物、富含糖和脂肪的食物,每周可以食用两到四份(每份约400kJ)的鱼、贝类和白肉(家禽、火鸡或兔子),以及一到两份的红肉或加工肉类。

　　地中海饮食具有减少多种慢性疾病的发病率和发展的作用,这是由整个膳食结构中各个组成部分共同作用的结果。高含量的油酸提供了必要的脂肪摄入,多酚类化合物具有抗氧化和抗炎能力。地中海饮食主食中促炎性的简单碳水化合物和加工肉类摄入量低,从而保护心脏和减缓动脉粥样硬化。关于地中海饮食对人类有益的影响,需要更多的研究来充分阐明,此前的研究重点放在了初榨橄榄油中的酚类和不饱和脂肪酸上,将来还要关注膳食结构中各个成分的协同效应。

地中海膳食结构对于中国居民的膳食有很好的借鉴意义,但是如果要将它作为国家达到中等发达水平后居民膳食的理想模型,还存在一些困难。首先是烹饪加工方式上,橄榄油并不是适合煎炸的用油,它无法很好契合中国传统的烹饪技艺;其次是中国庞大的食用油消费量,决定了橄榄油无法普及到大多数中国家庭的日常。山茶油的脂肪酸组成与橄榄油相似,适应中式膳食烹饪方式,是一种适合中国居民选择的油脂。

(四)素食为基础的膳食结构(Plant-Based Nutrition)

在中国和印度,素食往往与某些宗教联系在一起,但是在全球范围内,素食更多是基于消费文化因素和环保理念,在某些人群中,素食已成为时尚的标签。因为在以植物为基础的饮食条件下,减少红肉消费可以显著降低心脏病、高血压和糖尿病的风险。

对于纯素食的膳食结构来说,蛋白质供应的充裕度是最令人担忧的问题之一,因为植物蛋白的氨基酸组成与人类的需求存在较大差异,因而素食饮食中,通常建议多吃富含蛋白质的豆类,以及尽可能保障食物的丰富性,以各种植物性食物的组合来获得足够数量的必需氨基酸。以植物为基础的饮食中通常缺乏长链 n-3 多不饱和脂肪酸,例如二十碳五烯酸(EPA)和二十二碳六烯酸(DHA),因此,补充富含这两种脂肪酸的藻类是权宜之计。虽然从严格分类学上讲,藻类并不是植物。

在非产能营养素中,维生素 B_{12} 是由细菌产生的,缺乏维生素 B_{12} 会导致巨幼细胞性贫血和不可逆的神经损伤。植物性的食物中通常会缺乏维生素 B_{12},因此建议素食者额外补充维生素 B_{12}。虽然铁在植物性饮食中含量丰富,但最容易被吸收的是动物性食物中的血红素铁,因此,素食者需要通过食用大量富含维生素(如维生素 C 和叶酸)的食物,以促进铁的吸收。从理论上推导,素食者经常被认为有缺锌的危险,植物中锌与植酸结合,不容易被吸收。然而,也有研究表明,纯素食者的锌摄入量虽低于杂食者,但他们在功能性免疫能力上与非素食者没有区别,这可能与人体内存在锌吸收和利用的补偿机制有关。来自 EPIC-Oxford 的调查显示,素食者维生素 D 摄入量约为杂食者的四分之一,但骨折风险差异却并不显著,因为素食者常食豆类,可以强化维生素 D 的供应。总的说来,如果不是因为经济因素被迫选择素食,素食者的膳食结构中,可以采用很多办法来保障必需的营养物质的基本供给,在获得素食带来的健康优势的同时,避免纯粹素食带来的营养不良问题。

国际上有不少健康研究机构认可以植物为主的饮食模式,但是要强调,纯素饮食与以植物为主的饮食是两个不同的概念,纯素饮食并不是健康的膳食模式。虽然动物性食物不是唯一的完全蛋白质来源,虽然经过精心的规划,可以利用植物蛋白来提供足够数量的必需氨基酸和非必需氨基酸,但是这种精心规划,是以高成本为代价的,因为即使是公认蛋白质含量较高的豆类,它们的氨基酸组成,仍然不能完全满足人类需求。因此,适当的动物性食品摄入,补充必需氨基酸和多不饱和脂肪酸,是相对经济节约的办法。

作为对纯素饮食的营养补充,中国的传统中有"蛋奶素"的做法,即不吃动物制品,但是可以吃蛋类和乳制品,鸡蛋和乳制品可以提供肉制品中主要的氨基酸、矿物质和微量元素,尤其是补充植物性食品中缺乏的维生素 B$_{12}$、吸收困难的铁和锌,以保障营养物质的全面供应。

近些年,基于文化、信仰、生理等原因,在一些特定人群中,在常见膳食结构之外,形成了一些新的膳食结构。

(五)降高血压的饮食结构[Dietary Approaches to Stop Hypertension (DASH)]

降血压饮食,有时又音译为得舒饮食,是美国国立卫生研究院针对高血压人群设置的饮食建议。它的原则可归纳为"五多两少",即高钾、高镁、高钙、高膳食纤维、丰富的不饱和脂肪酸、控盐、节制饱和脂肪酸和反式脂肪酸。降血压饮食是一种基于证据的饮食模式,降低体脂,实现体重控制,有效地降低血压,从而降低心血管疾病和其他健康风险。降血压饮食模式在确保低于 3000mg/d的钠和 8800kJ/d 的能量摄入前提下,强调食用水果、蔬菜、全谷物、坚果、低脂乳制品,减少红肉和糖果摄入。从膳食营养组成的角度看,就是食物要富含纤维、钾、镁、蛋白质和钙,低脂肪、低饱和脂肪酸和低胆固醇。这种模式和建议实际上是一个笼统的概念,高和低之间没有严格的最小有效"剂量"概念,为了使降血压饮食更获认可和更具备可操作性,一般都依赖于临床医生的建议来实施。

在中国,基于民族饮食文化传统和公共卫生体系运作模式的关系,社区医生很少能给高血压患者提供细化的降血压膳食建议,即使有细化的膳食建议,也很难指望普通轻症患者能严格遵守。因此,在中国,降血压膳食往往以饮食宜忌的形式告知患者,例如食宜清淡、少食油腻、控制食盐、戒烟戒酒、饮食节制、多吃豆类、多吃蔬菜、多吃杂粮、不喝浓茶、禁食内脏、忌食辛辣、不喝浓汤、八分饱为宜、不吃重口味,等等。这样的建议看似笼统,无法量化,但却是符合民族文化传统和居民饮食素养并行之有效的。例如,对于高血压的患者,每日的食盐摄入量最多不应该超过 5g。这个食盐量指每天的食物中含盐量的总和,并不只是做菜的盐,还包括苏打饼干、牛奶、酱油和酱料,乃至味精中的钠元素。年老的高血压患者很难精确估计每天食盐或钠的摄入量,在这种情况下,食宜清淡、控制食盐的饮食建议,就体现出了它们的作用,即使患者实际上没能做到将食盐摄入量控制在 5g 以内,减少摄入也是进步。

三、全球化导致的膳食结构特征变化

膳食结构是动态变化的。很多欧洲学者都观察到,意大利的饮食正由地中海结构转向蛋白质能量过剩型,虽然前者更健康。中国的变化甚至更快一些。在新中国成立之后很长一段时间里,中国人的膳食结构都是类似亚洲、非洲发展中国家的膳食结构,以谷物为主,并辅以蔬菜水果,含有丰富的膳食纤维,且动物性食品和加工食品的摄入量不高。但近些年来,这种特征已经很不明显,在肥胖人口超过 20% 的中心城市,膳食结构与发达国家已经很相似;伴随橄榄油在台湾地区的流行,当地表现出地中海型膳食结构的特征。

膳食结构的变化受经济发展水平影响。在中国,21 世纪的前 10 年里,优质蛋白质摄入量随经济发展水平的提高而快速增加,但是近几年,这种量的增加已经趋缓,随之而来的是优质蛋白质来源的多样化,猪肉是中国人最主要的蛋白质来源,但牛肉消费的增速却远远超过猪肉。地理环境是膳食结构的重要影响因素,例如中国南方人主食稻米,北方人主食小麦,东南沿海地区多食水产海鲜,西北内陆省份多食牛羊肉,伴随人口流动,这种差异也不再明显。膳食结构受科技发展水平的影响很大,在中国北方,传统上的冬季蔬菜局限于土豆、白菜等少数几个品种,伴随现代物流体系和保鲜技术的发展,北方城市人口的冬季蔬菜摄入量,已与南方无差异。风俗习惯也会影响膳食结构,但传统上的"南甜""北咸""东辣""西酸"已经不符合中国的实情。

总之,以往影响中国居民膳食结构的因素,例如经济、地域、科技、风俗等,其影响力在逐步下降,伴随经济发展水平整体提高、城乡差异、东西部差异缩小,从国际经验来看,未来可能影响膳食结构的因素是膳食消费理念和受教育程度,因此通过适当的干预可以促使其向更利于健康的方向发展。

第三节　膳食指南

一、概述

膳食指南(dietary guidelines)是将食物纳入日常健康管理的指导性意见,它通过日常饮食的优化组合,来促进人类的健康和福祉。膳食指南受到多个社

会、人口和文化变量的影响。随着家庭结构和工作模式的变化,中国的家庭,购买半成品食物和食用即热加工食品的比重在增加,生鲜食品的单个包装量在减少,家庭用于烹饪的时间在缩短,越来越多的消费者转向可口且营养价值高的优质产品。居民主观幸福感的追求带来了食物选择的改变,故饮食指导意见也会因人而异,例如,以减肥为目标的低热量饮食、控制血压的低盐饮食、基于环保理念的素食或纯素饮食、补充运动能量消耗的高热量饮食以及预防骨质疏松的高钙饮食。因此,饮食指南的提出以及顺利实施,必须综合考虑社会环境因素和普通居民个人实际需求,在经济、安全、健康等多个方面求得平衡。

(一)中国居民膳食指南

中国人常见的与饮食相关的疾病包括心血管疾病、高血压、血脂异常、2 型糖尿病、超重、肥胖、骨质疏松症、便秘、缺铁性贫血、口腔疾病、营养失调等,结合上述情况和《"健康中国 2030"规划纲要》实施以来的实际,《中国居民膳食指南(2022)》提炼出了平衡膳食八准则:

(1)食物多样,合理搭配;

(2)吃动平衡,健康体重;

(3)多吃蔬果、奶类、全谷、大豆;

(4)适量吃鱼、禽、蛋、瘦肉;

(5)少盐少油,控糖限酒;

(6)规律进餐,足量饮水;

(7)会烹会选,会看标签;

(8)公筷分餐,杜绝浪费。

(二)膳食指南的内涵

膳食指南的提出,是为了帮助居民有意识地选择食品,了解食物的使用方式和营养物质的代谢。上述指导意见中并没有涉及具体的营养物质和营养物质代谢的内容,但是建议本身却是基于营养学原理提出的,是针对普通居民的实用建议。通过对膳食指南的解读,可以看出其中的营养原理。营养物质可以分为产能的宏量营养素和非产能的微量营养素。宏量营养素中,应主要由碳水化合物提供能量,而后是蛋白质和脂肪。250~400g/d 的谷物摄入,不超过 25~30g/d 的食用油,以及适量的肉蛋奶和豆制品,就可以保障 3 种主要产能营养素的比例合理并保障氨基酸组成适合人体需求。碳水化合物中,膳食纤维起到重要作用,普通居民即使不了解膳食纤维的具体存在形式,但只要增加粗粮摄入,保障果蔬的摄入,膳食纤维摄入也能达标。考虑膳食中微量营养物质时,生物可利用度是必须考虑的条件。例如对于铁的吸收，植酸形式的铁和血红蛋白结合的铁，吸收率存在较大差异，应通过食物的多样性来保障营养物质生物可利用度的合理区间，有些人可能缺铁但不习惯食用动物肝脏或血制品，果蔬中的维生素 C 就可以促进对铁的吸收。

二、膳食指南的可视化形式

膳食指南是用作公众营养政策制定和营养教育的关键工具。为了让膳食指南更容易被普通公众理解，各国都在推广一种可视化的膳食指南操作方法，指导国民的均衡营养。目前最流行的图表工具就是膳食金字塔。由于膳食指南的提出是以各个国家普通居民基本营养需求为依据的，并视各国的法律法规和传统文化情况而调整，因此膳食金字塔的形状也多种多样。如今，全世界大约有 100 多种不同类型的膳食金字塔，针对特定的国家、区域或目标群体（例如素食者、乳母、运动员）提出容易理解并遵从的膳食建议。膳食金字塔的模型并不一定是金字塔形的，而是富有民族特色，例如匈牙利的房子、法国的楼梯、中国和韩国的宝塔、日本的涡旋（见图 2-2）和加拿大的餐盘（见图 2-3）。

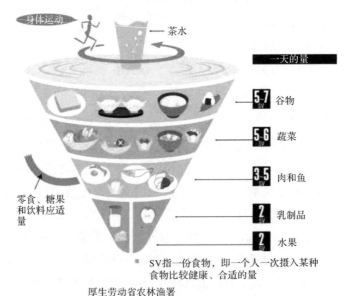

图 2-2　日本厚生劳动省的健康涡旋

（资料来源：https://www. mhlw. go. jp/stf/seisakunitsuite/bunya/kenkou_iryou/kenkou/index. html）

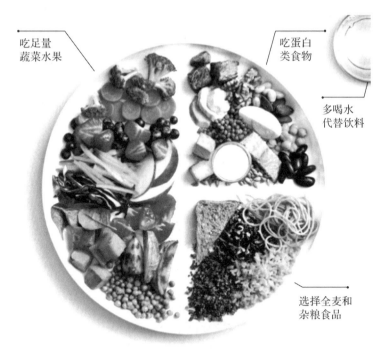

吃足量
蔬菜水果

吃蛋白
类食物

多喝水
代替饮料

选择全麦和
杂粮食品

图 2-3　加拿大卫生部颁布的健康餐盘

（资料来源：https://www.canada.ca/en/health-canada/services/canada-food-guide/
resources/snapshot/languages/mandarin-simplified-chinese-chinois-simplifie.html）

(一)膳食金字塔

膳食金字塔最早于 1992 年由美国农业部公布(见图 2-4)，此后不断被修订。目前世界上最广为人知的是 2005 年美国的膳食金字塔(见图 2-5)，它也是世界各国在制订膳食金字塔时主要的参考对象。虽然各国的膳食金字塔因民族和文化而存在差异，但有些基本的原则还是相通的。这些基本原则如下：

(1)整体上满足足够的营养物质和热量需要。以体重管理为重要目标，平衡来自食物和饮料的能量消耗。

(2)对食物按照共性特征进行分类，将食物分成若干群组，同一层级可以有多个群组，群组内可以有多个食物作为示例。鼓励食物的多样性，但是同一层级内的不同群组之间，食物可以相互替代。

(3)金字塔按照从底到顶，摄入量逐渐减少，塔的底部，一般是谷物或谷物制品，尤其提倡全谷物。以谷物(主食)作为能量的主要来源。

(4)无论是 4 层或是 5 层的金字塔，从底部起第二层一般是蔬菜和水果，两者同时并列，提倡摄入新鲜的深色蔬菜和富含膳食纤维的水果。

(5)限制饱和脂肪、反式脂肪和胆固醇的摄入,限制糖、盐和酒精的摄入,鼓励大部分的脂肪摄入来自多不饱和脂肪酸和单不饱和脂肪酸。高脂肪的食品一般处于金字塔的上端,产能占比介于20%～35%。

(6)金字塔中通常有鱼、肉、禽、蛋,层级介于脂肪和果蔬之间。

(7)依据饮食文化的差异,有些金字塔中有乳制品,有些有豆制品,有些两者都有或都没有。

(8)金字塔附带的文字说明中,通常还包括食用量和食品安全方面的建议。

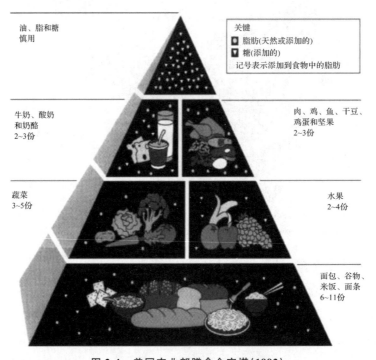

图 2-4　美国农业部膳食金字塔(1992)

(资料来源:https://www.fns.usda.gov/FGP)

膳食金字塔是基于科学研究得出的,每个国家在制订时,都耗费了很多人力物力,并且尽可能考虑可操作性和可理解性。但是它在实际使用中,仍会面临一些问题,有些属于是大型食品企业造成的影响,有些则属于制订者不可能面面俱到顾及的细节。

例如番茄酱,某些国家的金字塔中有调味料,那番茄酱应属于调味料无疑。有些金字塔将加工食品单独列为一层,而水果蔬菜属于另一层,那么番茄酱是属于果蔬还是加工食品,抑或直接被认定属于糖类,就存在争议。很多营养学家认为,番茄酱至少应位于自上而下的第二层,属于应当限制食用的加工食品。

而在很多食品加工企业和快餐餐饮企业看来,番茄酱似乎应处于自下而上的第二层,近似于果蔬。类似的情况还有盖浇饭、饺子、汉堡,它们是由不同层级的食物组合而成的,操作中应当将其按照组分拆解还是按照主要部分来记入?按组分拆解似乎是最可靠的,但是却违背了金字塔的本意——普通居民的方便可操作性。有些国家的金字塔,饮水被专门划为一个层级,每日建议摄入量为1700~2000mL,将含糖饮料划入这一级显然是不合适的,但是无糖却含有较多添加剂的饮料,是否也在这一层级,同样面临争议。因此,在一些国家,膳食金字塔并不以层级的形式展示,例如图 2-4 中,1992 年的美国膳食金字塔仍以层级展示,但在图 2-5 中,美国农业部的 2005 年的 MyPyramid,各类饮食不再以层级的形式展示,以避免居民对饮食层级产生各种误会。

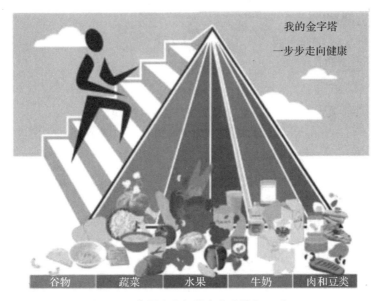

图 2-5　美国农业部膳食金字塔(2005)

(资料来源:www.fns.usda.gov/mypyramid)

　　每个国家的膳食金字塔,都是综合考虑自己国民需求和传统文化的结果,并不存在哪个国家的营养学更发达、哪个国家的膳食金字塔必然更科学的情况。使用中国居民的膳食宝塔,对中国居民来说,操作上就会容易许多。

(二)膳食宝塔

　　膳食宝塔是中国居民的膳食金字塔形式,由中国营养学会制订,如图 2-6 所示。

中国居民平衡膳食宝塔(2022)
Chinese Food Guide Pagoda(2022)

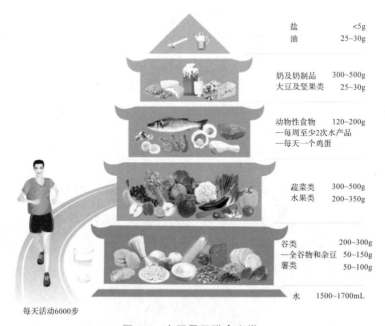

盐　　　　　<5g
油　　　　　25~30g

奶及奶制品　　300~500g
大豆及坚果类　25~30g

动物性食物　　120~200g
—每周至少2次水产品
—每天一个鸡蛋

蔬菜类　　　　300~500g
水果类　　　　200~350g

谷类　　　　　200~300g
—全谷物和杂豆　50~150g
薯类　　　　　　50~100g

水　　1500~1700mL

每天活动6000步

图 2-6　中国居民膳食宝塔

（资料来源：https://www.cnsoc.org/tool/）

（1）膳食宝塔的底层是中国居民膳食中最主要的粮谷类食物,它构成塔基,占饮食中的很大比重。每日粮谷类食物摄取量为 200～300g,其中尤其还强调了对粗粮、杂粮的需求。

（2）宝塔的第二层是蔬菜和水果,提倡颜色较深、含糖较少、膳食纤维较多的品种。每日蔬菜摄入量为 300～500g,水果 200～350g。

（3）宝塔的第三层为动物性食品,畜禽肉、鱼虾和禽蛋被分别建议,总量约120～200g,意味着动物性食品是必要的,而且同样要注意摄入品种的多样性。

（4）宝塔的第四层是乳制品、豆类和坚果,乳制品每日摄入量为 300～500g,如果是固态乳制品的话,可以按照浓度折算。考虑到中国人中乳糖不耐的比例较高,不喜欢食用乳制品的人,可以食用豆类作为替代。

（5）宝塔塔尖为适量的油、盐、糖。其中油 20～25g,盐 5g,如果有其他调味料,也被划入这一层级。

（6）水和饮料在塔上没有示例,但是文字标注中建议水 1500～1700mL/d。

（7）膳食宝塔是基于适量的运动制订的,每天的运动量建议是 6000 步。

　　膳食宝塔适合健康的中国成年居民,实际应用时要根据个人年龄、性别、身高、体重、劳动强度、季节等情况适当调整,综合考虑饮食习惯及当地物产,因地制宜地进行调整。乳母、婴幼儿、老年人的膳食宝塔也以此为基础进行调整。

(三)3D 膳食金字塔

　　中国居民的膳食宝塔,按照层级分别建议了 10 类食物的摄入量,但是与多样化的食品品种相比,依然是不能完全涵盖的。伴随互联网技术的发展和智能手机的普及,健康管理机构可以用更丰富直观的形式来展示膳食金字塔中丰富多彩的饮食,有些国家已逐步开始采用 3D 膳食金字塔模型(见图 2-7)。

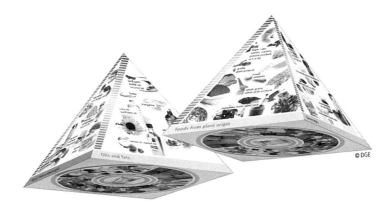

图 2-7　德国营养学会的 3D 膳食金字塔

[资料来源:Rademacher(2008)]

　　3D 膳食金字塔(The 3D Food Guide Pyramid)由德国营养学会(DGE)率先提出,它的提出受到了德国消费者信息机构和德国食品行业的支持。从该金字塔所提供的指导意见来看,比较适合德国或中北欧国家的情况。这种 3D 膳食金字塔所提供的信息,比传统的膳食金字塔更加全面,可以在智能手机终端上观看,传播的营养知识也更加全面。

　　3D 膳食金字塔有四个侧面,它所能提供的信息比二维的图片更加丰富,它将定量建议、食品质量信息都融入了金字塔中。在金字塔的侧面,食物是依据营养价值排列的,营养价值主要由能量和营养密度决定,能量高而营养密度低的就被视为营养价值低。一般来说,高营养价值的食物被放置在塔的底部,并用绿色突出显示,这意味着它们应该被优先食用。营养价值中等的食物排列在每一侧的中间,标记为黄色。最后,营养价值低的食物放在每个金字塔侧面的顶部,用红色突出显示,应尽量减少食用。有关食用数量的信息,或者说食物摄入量,需要从 3D 膳食金字塔的辅助工具——营养圈推断出来。在 3D 食品膳食金字塔的四个侧面,食品被概括为四个主要类群:植物食品、动物食品、脂肪、饮料。

(1)植物食品 蔬菜和水果(包括纯果汁)具有较大的体积和较高的营养密度,但能量密度较低,因此可以被积极摄入,它们被放在了塔的底部。全谷物制品仍处于食品的绿色区域,可以大量消费,但排列在水果和蔬菜之上,因为它们的能量密度较高。谷物制品和土豆又要高于全谷物,富含能量的零食,例如谷物做的零食被放在顶端,因为它能量高但营养密度低。

(2)动物食品 富含 n-3 脂肪酸的鱼类放在底部且占面积最大,但是这不意味着要摄入特别多的鱼,因为金字塔反映的是食物的营养价值高低,推荐摄入量要在辅助的营养圈中找到。此外,瘦肉和低脂乳制品也处于塔的底部,全脂乳和五花肉处于中间,它们的营养价值仍是不错的。鸡蛋、肥肉、培根和加工肉类应少吃,因此被放置在金字塔的顶部。

(3)脂肪 在传统的金字塔中,脂肪一般处于顶端,消耗量很少,但是在 3D 金字塔中,它们仍构成单独的一个面,以提供最佳的脂肪摄入建议。菜籽油和胡桃油的 n-3∶n-6 不饱和脂肪酸处于最优比例,因此放在底部。往上是大豆油、小麦胚芽油和橄榄油。人造黄油处于中间,而黄油、猪油、椰子油处于顶端,因为它们的营养价值最低。

(4)饮料 饮料单独构成一个面,因为它们是被大量消费的,在"西方饮食"中,饮料提供了大量的能量,与肥胖直接相关。饮料的职责主要是提供水,而不是营养或能量。因此,纯果汁被分配到"植物食品"那个面,酒精型饮料也不在这一面。其他饮料根据它们的能量密度和碳水化合物含量进行排序。因此,无热量饮料,如自来水、矿泉水、无糖果味饮料和茶饮在底部,糖度浓度小于 7% 的饮料(加糖的茶、咖啡,稀释后的果汁,低能量软饮料)在中间,碳水化合物浓度超过 7% 的饮料(蜜汁、加糖果汁、碳酸饮料或能量饮料)在这个金字塔的顶部。

(四)营养圈

营养圈是 3D 膳食金字塔的辅助工具,它反映了在日常膳食中,各个膳食类群所占的比例。营养圈的提出实际上早于膳食金字塔,1954 年,Aldenhoven 首次提出了营养圈的基本模型。1956 年,*Nutrition Circle*(《营养圈》)一书出版,从那时起,营养圈的模型一直在不断改进。

图 2-8 所示是德国最新的营养圈,由七种食物组成,分别是谷物、蔬菜、水果、乳制品、肉类、油脂、饮料,每一段圆环的大小代表了在每日总摄入量中的占比。由于饮料的生理重要性和高摄入量,且作为可以与其他食物一起食用的食

物,饮料被放在了圆环的中央。营养圈是只考虑高营养价值食物的营养工具,是理想化的饮食指南,但并不真实反映传统的饮食习惯。营养价值低的食品,如糖果、甜点、含糖饮料和酒精型饮料,都没有包含在营养圈内。通常在膳食金字塔中,谷物总占据最大的份额,但是在营养圈中,谷物的摄入量,比不上水果与蔬菜的总和。

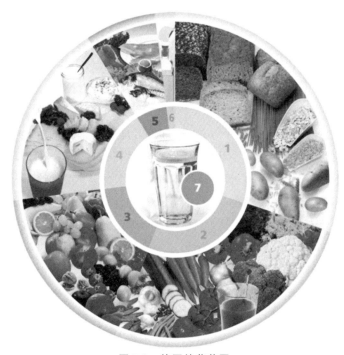

图 2-8　德国的营养圈

(资料来源:https://www. fao. org/nutrition/education/food-dietary-guidelines/regions/countries/germany/en/)

3D 膳食金字塔虽然也叫金字塔,但是和传统的膳食金字塔有显著不同。3D 膳食金字塔更复杂,提供的信息更多,金字塔的层级,反映的是某一类饮食的优劣,而它们在整个膳食中的摄入量,则需要结合营养圈来确定。关于分类食物摄入数量的建议依照营养圈,而关于食品品质和食用优先级的建议参照3D 膳食指南金字塔的四面。3D 金字塔适合健康素养较高的人群,而且要有愿意听从科学家意见的文化氛围,却不一定适合所有国家。因此是否能够推广使用 3D 或者二维的膳食金字塔,主要取决于目标群体。伴随健康中国战略的实施和居民科学素养的提高,将来中国或许也会将 3D 膳食金字塔作为直观化的膳食指南。

无论是膳食指南,还是各种以可视化形式出现的膳食宝塔,都是针对该国居民的营养需要及膳食中存在的主要缺陷而制定的,具有重要而普遍的指导意义。遵守膳食指南的生活方式是有利健康的,但是对一些人而言,选择何时、何地和吃多少可能是一项艰巨的任务,严格按照膳食指南饮食,总能遇到各种特殊的情况。如果将膳食指南融入饮食思维方式之中,成为个人的饮食习惯,膳食指南的执行就变得容易起来了。

三、健康饮食策略——将健康饮食融入日常生活

(一)端正饮食态度

遵守膳食指南,把合理饮食融入日常生活,首先要端正饮食态度。合理饮食的目标只有一个,那就是对个人健康的追求,这种追求既是生理上的,也是心理上的。这种追求是与自身生活状况,尤其是经济条件相适应的。对于很多人来说,饮食不仅仅是生理上的需求,还体现了个人的认知和情感需求。把暴饮暴食作为缓解紧张焦虑情绪的手段,把尝试某种饮食作为体现自己与众不同的工具,或是拒绝任何能量密度大的食物以维持苗条体型,都不是正确的饮食态度。

看待饮食的时候,不妨简单一些,饮食就是获得营养物质以满足健康需求,注意食品安全以避免健康伤害,追求饮食福利以获得身心愉悦。膳食指南不是生活"戒律",而是健康阶梯,在养成健康饮食习惯的过程中,要从关注自身饮食健康开始,到自觉选择健康饮食,使之成为不需要刻意约束自己的生活日常。这就是从注意饮食,走向直觉饮食的路径。注意饮食和直觉饮食都是良好的饮食习惯,但两者的内涵是不一样的,前者关注感官体验,后者则发自内心。

(二)注意饮食

注意饮食(mindful eating)是一种健康饮食的方法,它并不要求个人去计算饮食中的能量、脂肪、碳水化合物,关心饮食中有多少膳食纤维或者微量元素,而是专注于个人对食物的感官意识和体验。注意饮食的核心原则是放慢饮食速度,并通过品尝食物的所有味道和质地来享受食物,因为许多的研究显示,现代社会的健康问题,都和生活节奏有关,快节奏生活迫使人们选择高热量、低纤维、易咀嚼、易消化的食物。注意饮食应当从选择食物开始,直到吃完最后一口。

注意饮食,意味着饮食过程中要尽量减少分心,将手机静音,避免浏览网页或看电视,避免一边刷朋友圈一边扒饭。饮食从开始到结束,遵循身体的感受,有点饿了就吃,有点饱了就停止,不必遵循严格的饮食计划,也不要舍不得放弃

最后一口。吃之前欣赏一下食物,如果吃前拍照发朋友圈,那一旦开吃,就不要搭理别人的点赞。用全部的感觉器官来注意食物,从外观、香气、质地、味道直到声音。很多中国传统名菜,都会顾及食物的声音,例如炸响铃、平地一声雷。注意味道之中的细节,除了甘、酸、苦、辛之外,还要注意食物的质构纹理。平时读一些饮食文化相关的书报,让饮食的时候有值得去思考的内容。

(三)直觉饮食

直觉饮食(intuitive eating)并不是新兴的概念,我国传统饮食养生科学中很早就有了总结。《抱朴子·内篇》提出:"不饥勿强食,不渴勿强饮,体欲常劳,劳勿过极。食欲常少,少勿至饥。冬朝勿空心,夏夜勿饱食。"《老老恒言》中也提出:"勿极饥而食,食不过饱;勿极渴而饮,饮不过甚。但使腹不空虚,则冲和之气沧浃肌髓。"实质上都是在提倡直觉饮食。

直觉饮食的主要原则是端正饮食心态,尊重身体的饮食选择暗示,口渴意味着身体缺水,饿了意味着血液中的游离脂肪酸储备即将耗尽。在心态端正的基础上,使用本能来决定何时吃和吃多少,让本能来引导人作出最优的饮食选择。例如,当人连续吃了较多甜食之后,会特别想吃一点咸的汤,因为葡萄糖的吸收,需要钠的协同转运参与;孕妇在怀孕初期,口味会发生变化,许多孕妇都爱吃酸的,因为身体告诉她,需要补充维生素,尤其是叶酸;青春期的少年,有时候临睡前还想吃一点,因为生长素分泌使他产生了饥饿感,他需要更多的能量来支持生长。

健康是饮食的目标,但直觉饮食,实施的时候要忘掉一些虚假的目标。在进入老年之前,成年人的体重仍然会缓慢增长是一种正常现象,要摒弃快速、容易和永久减肥的虚假希望。放弃对"吃什么才能减肥"的探索,因为当吃成为无法克服的欲望的时候,才会想到通过吃来减肥。饥饿是正常的生理状态,在过度饥饿降临之前,就要开始饮食。吃饱也是正常的生理状态,觉得有点饱了就不吃,这和食物廉价或昂贵、可口或难吃无关。不要太介意饮食本身的能量,不要觉得吃低能量饮食就是好的,高能量就是对自己犯罪。避免任何用食物来寻求安慰、舒缓情绪的办法,因为情感上的饥饿而暴饮暴食,只会使感觉更糟。接受自己的基因蓝图,有些人容易控制体重,有些人付出很多努力也做不到,这不仅仅是饮食习惯造成的,强行改变只会搞坏身体。把注意力转移到运动的感觉上,享受运动带来的快乐,而不是计较运动会消耗多少能量。

第四节　膳食平衡中容易忽视的部分——健康饮料

中国居民在考虑平衡膳食时,经常想到的是一顿营养均衡的饭菜,包括水果、蔬菜、全谷物和蛋禽鱼肉等,很少考虑到饮料。这是基于中国人的传统,因为中国人的日常饮料——茶和白开水所带来的能量几乎是可以忽略不计的。然而,除去这些传统饮品,现代食品工业提供的,无论是酒精型饮料还是软饮料,其中大多隐藏着热量,有时甚至能达到日均总热量摄入的 20%。有些学者称之为"空的卡路里",因为饮料能够贡献高热量,但在摄入产能营养素的同时几乎不带入其他营养物质。因此,伴随着中国居民饮食习惯的改变,在追求健康饮食时,必须考虑饮料的摄入以及它们与健康的关系。

一、茶与水

白开水是最经济、最普通的饮料,不提供热量,几乎不含有钠。类似的还有日常喝的冲泡茶水和包装饮用水,但是不包括罐装或瓶装的凉茶和茶饮料。白开水不是高热量饮料,相反可以减少能量摄入,有助于保持健康的体重。有调查显示,饮用水的消耗量与能量摄入呈负相关,餐前或餐后的饮水可能会强化饱腹感,进而减少热量的摄入。

适度的水摄入可以帮助避免脱水,防止急性电解质紊乱,以及血液动力学介导的急性肾损伤。但最佳饮水量,却很难确切量化,几乎没有数据支持一个统一的摄入阈值。对于健康人而言,早晨排尿的尿液比重为 1.013 或更低,就说明饮水量合适。当然,饮水量也可以用简单的经验法则来判断,尿液颜色浅意味着饮水量合适,颜色深则饮水偏少;出汗多的时候需要多喝水,天气冷的时候就少喝。因此,虽然居民膳食宝塔中有推荐饮水量,但实际饮水量的建议应该是个性化的。

二、含糖饮料

在中国的标准中,含糖饮料是指在制作饮料过程中人工添加了糖且含糖量在 5% 以上的饮料(某些国家是 7%),含糖饮料占到了中国饮料市场的接近一半。虽然目前没有关于中国居民通过饮料摄入蔗糖的统计数据,但是从美国的情况看(见图 2-9),由摄入饮料而进入人体的蔗糖,几乎达到了美国人总蔗糖摄入量的一半,其健康风险不容忽视。

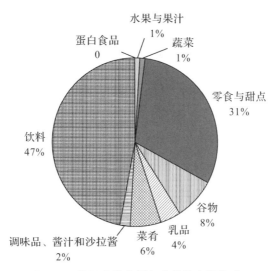

图 2-9 美国人膳食摄入蔗糖的来源构成

含糖饮料的摄入,必然会带来热量的摄入,因此,含糖饮料被认为与肥胖、2型糖尿病、心血管疾病和慢性肾脏疾病有关,其诱导慢性疾病的机制包括增加热量摄入和不适当地抑制饱腹感。这些饮料中最常见的糖是蔗糖和高果玉米糖浆。

20世纪末,中国的含糖饮料多数加入蔗糖,而现在,高果玉米糖浆的使用越来越普遍。高果玉米糖浆中的果糖在常温下的甜度高于蔗糖,因此在甜度相当的时候,使用果糖的饮料热量较低,并且,对于2型糖尿病患者而言,果糖的升糖指数只有蔗糖的1/3,故对于血糖控制是有利的。但是,也有研究显示,果糖可以通过改变肝脏基因表达模式,对内脏脂肪起作用,抑制大脑中的饱腹症因子,诱导瘦素抵抗,积累并进而诱导非酒精性脂肪肝。因此,只要含有能够产生热量的糖类,无论是哪种糖,摄入量大时(超过50g/d)都会在一定程度上增加健康风险。

三、酒精饮料

乙醇含量在0.5%(vol.)以上的饮料都称为酒精饮料,包括白酒、黄酒、葡萄酒、啤酒等。狭义上的酒精饮料,主要指啤酒。除了提供热量之外,啤酒能够提供少量的营养物质,多数是B族的维生素,因而啤酒又有"液体面包"的美誉。啤酒的饮用要适量,一般每天300mL为宜,最多不超过1.2L。

少量酒精的使用,是否对于健康是有利的,目前尚不完全明了,结论也存在争议。大量饮酒与高血压、酒精性心脏病、中风和恶性肿瘤相关;少量饮酒有可能会降低缺血性左室功能障碍患者致命心肌梗死的风险。红酒作为地中海膳食的一个组成部分,被认为在降低心脏病风险方面具有潜在的好处,这种好处来自黄酮类化合物、白藜芦醇和其他抗氧化物质,但是其中关于白藜芦醇保健功能的实验数据,已经被证明存在较多的造假,因此美国心脏协会不建议通过饮酒来获得这些潜在的好处。虽然有观点认为,即使是微量的酒精对人体也是有害的,但在中国居民膳食指南中,基于文化考虑,仍允许适度饮酒。

四、咖啡

咖啡是世界上消费最广泛的饮料之一,中国是目前世界上咖啡消费增长最迅速的国家,咖啡已经在城市中青年人群饮料消费中占有了一席之地。咖啡是咖啡因的主要来源,经由细胞色素氧化酶 P450 代谢,产物为二甲基黄嘌呤,这可以导致血浆中的甘油及游离脂肪酸的含量增加。有较多的研究表明,咖啡可能引发急性心肌梗死,尤其是在饮酒后的第一个小时。此外,骨质疏松和胃酸分泌过多,也被认为与咖啡有关。但是来自美国国立卫生研究院的数据表明,在排除了喝咖啡的人更容易吸烟这个因素后,咖啡消费与死亡率之间存在显著的负相关性。主要原因可能是咖啡的提神功效,增加了相应的体力活动。

任何关于咖啡摄入量的建议都应该重视到咖啡的消费方式,很多问题并不是咖啡本身造成的。尤其在中国,袋泡咖啡和罐装咖啡是消费的主体,中国人在饮用意大利浓缩咖啡时,通常会加入糖和奶,有时还加入植脂末(咖啡伴侣),这些物质都会形成额外的能量摄入。因此,如果以咖啡作为日常的饮料时,每天最好不要超过 3 杯,同时,咖啡中的其他产能成分,必须在每日膳食能量摄入中加以考虑。

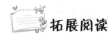 **拓展阅读**

有关健康的知识简介

1. 糖异生作用

糖异生指生物体将简单的非糖前体(乳酸、甘油、生糖氨基酸等)转变为糖(葡萄糖或糖原)的过程(见图 2-10)。糖异生不是糖酵解的简单逆转。糖异生保证了机体的血糖处于正常水平。在哺乳动物中,肝是糖异生的主要器官,正常情况下,肾的糖异生能力只有肝的 1/10,长期饥饿时肾糖异生能力则可大为增强。糖异生的主要前体是乳酸、丙酮酸、氨基酸及甘油等(查锡良,2010)。

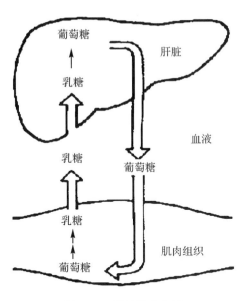

图 2-10　糖的异生作用

2. 因纽特人饮食

因纽特人的饮食以高蛋白、高脂肪出名,很难达到我们成长所需的"均衡"水平,而且这些食物根本不是我们习以为常的由谷类、水果、蔬菜、肉类、蛋类、奶制品等构成的传统食品系列。因纽特人的食谱中只有脂肪和动物蛋白,几乎没有其他营养,因纽特人是如何维持生存的呢?

有营养专家认为。北极地区居民的食谱证明,不存在什么基本食物——只有基本营养。人类可以从各种渠道获得所需的基本营养。

总体来说,捕猎人群食谱中的动物蛋白比西餐要多。生活在北极地区的人们用鱼类弥补植物类食物的不足,他们食谱中的碳水化合物含量最低,混合脂肪和蛋白质含量最高(王振平,2013;苏光路,2013)。从遗传的角度讲,这体现了局部环境对于人类适应性的影响,包括寒冷气候和高脂饮食。目前的研究已经证明寒冷气候下 CPT1A 基因受长链脂肪酸的影响,在寒冷气候或高脂饮食的影响下,北极区具有挑战性的环境状况可能会对因纽特人及其祖先施加强有力的选择性压力,因纽特人可能更趋向 TBC1D4 基因的突变,从而影响糖摄取(贺学等,2016)。结果是使其更适应高脂、高蛋白饮食,而只需要摄入少量的碳水化合物就可以维持生存。

3. 生理卡价

19 世纪,学者们用弹式热量计分别测定了糖、脂肪和蛋白质燃烧时所释放的热量,并与这三类物质在动物体内氧化到最后产物二氧化碳和水时所产热量相比较,结果为:糖类和脂肪在体外燃烧与在体内氧化所产生热量非常接近,而蛋白质在体外燃烧与在体内氧化所产生热量存在较大差异。这是由于蛋白质在体内氧化的最终产物是二氧化碳、水、尿素、肌酐及其他含氮有机物,而在体外燃烧的产物是二氧化碳、水、氨和氮。体内氧化不如体外燃烧完全。此外,食物中的营养素在消化道内并非完全吸收,混合食物中,碳水化合物的吸收率为98%,脂肪为95%,蛋白质为92%。营养学界将产能营养素在体内氧化实际产生的能量,称为生理卡价。

4.阿特金斯减肥法

吃肉减肥法就是阿特金斯减肥法,其特点是不限制脂肪和蛋白质的摄入量,每天只进食极少量的碳水化合物,且在采取该膳食的初期阶段,禁止食用富含碳水化合物的食品。大量研究证实,虽然采用阿特金斯减肥法后,体重会在短期内出现较快的下降,但其后这种方法的作用与其他低能量膳食相比并无明显差别。并且它还有更明显的副作用,如导致口臭、腹泻、疲劳及增加罹患心血管疾病的危险,并能使糖尿病患者更容易发生并发症。大脑工作需要碳水化合物转化为血糖来提供能量,供能不足会导致注意力不集中,反应迟钝,记忆力减退,久而久之影响情绪,变得暴躁易怒或者抑郁,易失眠。当身体每天的碳水化合物摄入量低于50g时,能量基本来源于蛋白质和脂肪。蛋白质的代谢需要肝脏的调节才能转化为糖进行供能,脂肪分解产生的酮体是通过肾脏排泄的,如果超过肾脏的代谢能力,就会引起酮酸中毒,表现为口渴、口臭、恶心等症状。

5.维生素的发现

维生素最早于20世纪初被发现。移居美国的波兰化学家Casimir Funk观察到,食用糙米有助于治疗脚气病。1911年,Funk从谷壳中提取到了相应的物质,他确信类似的物质中含有氨基,故将它命名为"aminos of vita",中文意思是"生命中的氨基",也就是vitamin这个词的来源,这个词传入中国后,有了一个更加信达雅的名字——维他命,或者称为维生素。由于脚气病的英文名称是"beriberi",首字母为B,所以Funk发现的维生素被称为维生素B。随着科学研究的深入,营养学家意识到并不是所有的维生素都含有氨基,它们的化学结构具有高度异质性,也无法用对应匮乏症的首字母来命名,于是开始将每一个随后发现的维生素命名为一个渐进的字母。事实上,维生素的发现需要时间,且一直存在困难和错误。例如,维生素C缺乏会导致坏血病,尤其是那些在海上待了很长时间,没有可能食用到富含维生素C的新鲜食物的水手。在英国皇家海军的外科医生James Lind想到给那些受此影响的水手们喝柠檬汁之前,治疗坏血病的办法是将水手们隔离到远离海岸的地方,这也能防止他们的状况进一步恶化。然而更早的13世纪中国郑和的远洋船队,历史文献上就没有关于类似疾病的记载,因为船队在东南亚和印度洋建立了许多补给基地,可以获得及时的新鲜食物供应。另一个有趣的例子是18世纪糙皮病在意大利的流行,这是一种由于缺乏维生素 B_3 或维生素 PP 造成的扩散性皮炎,其根源是以玉米作为单一食物来源。中美洲人虽然消费大量玉米,但却没有受到糙皮病的影响。其原因是中美洲人食用的玉米饼是事先用碱处理过的,碱能够作用于维生素的前体以增加其生物可用性。这些例子都可以说明,要理解维生素的功能依赖于不断的探索和纠正错误。这也是为什么目前维生素的序列中,有些字母是缺失的,而维生素 B 也不仅仅只有一种物质。

6. 矿物质的膳食来源

依照欧盟的统计,矿物质摄入中,来源于水的影响不足 10%。即使是允许销售的矿物质水,其含盐量也介于 $500\sim1500mg/L$ 之间,远低于人体矿物质需求。长期饮用纯净水的人群,不会比饮用矿物质水的人群更缺乏矿物质,这是因为矿物质的来源中,随饮用水摄入仅占很少一部分。有研究显示,饮用合乎国家标准的高矿物质天然饮用矿泉水对人体每日补充 Cu、Zn、Fe 是有积极意义的。但饮用达标的矿泉水对补充人体每日必需的 Cr、Mn 等元素是远远不够的,同时即便是合乎国家标准的高矿质优质矿泉水,由于其中的矿质元素的种类、含量、存在的形式等不一样,多数微量元素含量远低于限量值。此外,人的个体差异(年龄、职业、生活环境、身体状态)导致对微量元素的吸收存在较大差别,因此全依靠饮用优质饮用矿泉水补充人体每日必需的微量元素是远远不够的(朱礼学等,2002)。故而对于矿物质补充,更应注重的是日常饮食的合理搭配,而非依赖于含有矿物质的水。

7. 驼峰里装的不是水

素有"沙漠之舟"称誉的骆驼,能在炽热的沙漠里不吃不喝连续行走一星期以上。于是,人们从其外观结构上猜想是驼峰内贮有水分。其实,驼峰里贮藏的并非水分,而是脂肪。科学家研究发现,骆驼之所以极度耐渴,首先是驼血中有一种特别的高浓缩白蛋白。这种白蛋白蓄水能力很强,能有效地保持血液中的水分。其次,骆驼有节约用水和保持水分的机能,它可自身调节体温,减少水分消耗。另外,骆驼很少出现热性喘息,因此体液流失很少。同时,骆驼的汗腺分布于整个体表,形成良好的散热"空调"。再加上骆驼可利用体内脂肪代谢水分,在短期内约能满足驼体需水量的 5%～10%,所以骆驼能极度耐渴。

8.酒量大小和什么有关?

酒精进入血液后,被输送至肝脏。肝脏中的乙醇脱氢酶使乙醇转化为乙醛,乙醛被乙醛脱氢酶转化为乙酸。乙酸再被彻底转化为二氧化碳和水排泄出体外。在这里要说明白两个问题,第1个问题是:酒量的大小和什么有关?人体内的乙醇脱氢酶比较充足,足以满足人体的需要,而乙醛脱氢酶非常的少,所以酒量的大小主要和乙醛脱氢酶有关。乙醛脱氢酶活性的高低主要与遗传有关,这个酶可以被酒精诱导,经常喝酒可使酒量增大。第2个问题是喝酒脸红的人能不能喝?首先我们要明白是什么物质导致脸红,是乙醛,它具有毒性,导致脸红,当乙醛在体内大量聚集之后会导致脸红,乙醛为什么会在体内聚集呢,归根到底还是体内的乙醛脱氢酶较少,代谢较慢。所以说"脸红的人能喝"是错误的。尤其要注意的是,乙醇易通过血脑屏障,作用于神经系统,随着量的增加由兴奋转为抑制状态,最后可能危及生命(王帅,2022)。

9.膳食纤维对于肠道的作用

膳食纤维实质上是一类碳水化合物,但是人体内缺少相关的酶,因而无法将它们降解利用。在食物匮乏的情况下,膳食纤维说不上是好的食物组分,因为它不能提供热量,在通过消化道的过程中还会消耗热量。但是对于现代人的生活方式来说,膳食纤维的劣势就转化成了优势。它不产生热量,但是有一定体积,能够让人产生已经吃饱的感觉而避免过度进食。溶于水的膳食纤维,能降低糖分的吸收速率,避免进食后血糖的迅速升高。作为碳水化合物,膳食纤维有很强的吸水能力,能防止粪便的干结,有利于排泄,也就缩短了大肠中细菌产生的有毒物质与肠道的接触时间。此外,胆汁中的胆固醇与膳食纤维结合,就不容易被小肠重新吸收,可以降低血液胆固醇水平。膳食纤维与肠道菌群的相互作用是近些年食品营养学研究的热点,因为某些肠道微生物可以分解膳食纤维,其对健康的影响就变得复杂,大多数关于膳食纤维功能的研究结论都是正面的,但已经有实验证明,"高度处理的可溶性膳食纤维"会引起肠道菌群失调并导致肝癌。

10.断食疗法

人们对断食的研究与探索由来已久,早在20世纪40年代,就已有关于限制饮食可使正常体重人群代谢获益的报道。随着研究的深入,近年来人们发现通过断食可使机体长期处在能量供应不足的适应性状态,并因此获益。尽管目前该获益的作用机制尚不明确,但多篇报道提示断食所带来的机体获益并非单纯依赖于能量摄入不足所导致的体重下降,而是一系列独立于体重的适应性变化所致,提示机体在断食情况下可发生多种复杂的分子变化,有待进一步研究。

在临床应用方面,目前隔日断食法、断食模拟饮食等方法已逐渐成为肥胖症的有效治疗手段之一,但断食的最佳方式仍有待进一步探索。对于患病者与正常人群,断食疗法的效用及作用机制是否有量或质的差别?如何才能找到既发挥最大有效性又确保安全性的平衡点?中青年人与老年人对断食疗法的作用反馈是否一致,何时是开始断食疗法的适当阶段?这一系列问题的解答还需相关基础及临床试验的进一步开展(陈力嘉等,2018)。

11. 中国人均肉类消费

以 2021 年为例,我国畜禽肉合计总量 9645 万吨,水产肉合计总量 6681 万吨,两项肉类食品最终总合计为 16326 万吨,人均占有 115.57 千克,相当于人均每天占有 0.317 千克肉类食品。

当然,115.57 千克这是理论数量,现实消费量,还要剔除浪费、宠物食品、工业等占用等。

12. 得舒饮食

得舒饮食强调摄食足够的水果、蔬菜、全谷物、低脂乳制品,进食适量的坚果、豆类,限制油脂(特别是富含饱和脂肪酸的动物性油脂)、精制糖及含糖饮料、钠盐摄入(每天 2.3g 以下)。得舒饮食提供丰富的钾、镁、钙等矿物质及膳食纤维,富含的营养素特点是高钙、高钾、高镁、低钠、低饱和脂肪酸、低胆固醇。2022 年初美国新闻网根据饮食结构的健康效应、是否容易遵循、减重效果条件对 35 种饮食模式进行评分,其中地中海饮食、得舒饮食分列前两位。这两种饮食模式非常健康,不同的是得舒饮食的核心是控制摄入钠,对每类食物的摄入量有严格要求,准备食材相对复杂;而地中海饮食更强调低糖、低饱和脂肪酸,所以不限制全谷类、蔬菜、水果、豆类,仅限制红肉和甜食,可能更适合在普通人群中推广(潘琦和李琰华,2022)。

13. 八准则

准则一　食物多样,合理搭配

核心推荐:

(1)坚持谷类为主的平衡膳食模式。

(2)每天的膳食应包括谷薯类、蔬菜水果、畜禽鱼蛋奶和豆类食物。

(3)平均每天摄入 12 种以上食物,每周 25 种以上,合理搭配。

(4)每天摄入谷类食物 200~300g,其中包含全谷物和杂豆类 50~150g;薯类 50~100g。

准则二　吃动平衡,健康体重

核心推荐:

(1)各年龄段人群都应天天进行身体活动,保持健康体重。

(2)食不过量,保持能量平衡。

(3)坚持日常身体活动,每周至少进行 5 天中等强度身体活动,累计 150 分钟以上;主动身体活动最好每天 6000 步。

(4)鼓励适当进行高强度有氧运动,加强抗阻运动,每周 2～3 天。

(5)减少久坐时间,每小时起来动一动。

准则三　多吃蔬果、奶类、全谷、大豆

核心推荐:

(1)蔬菜水果、全谷物和奶制品是平衡膳食的重要组成部分。

(2)餐餐有蔬菜,保证每天摄入不少于 300g 的新鲜蔬菜,深色蔬菜应占 1/2。

(3)天天吃水果,保证每天摄入 200～350g 的新鲜水果,果汁不能代替鲜果。

(4)吃各种各样的奶制品,摄入量相当于每天 300mL 以上液态奶。

(5)经常吃全谷物、大豆制品,适量吃坚果。

准则四　适量吃鱼、禽、蛋、瘦肉

核心推荐:

(1)鱼、禽、蛋类和瘦肉摄入要适量,平均每天 120～200g。

(2)每周最好吃鱼 2 次或 300～500g,蛋类 300～350g,畜禽肉 300～500g。

(3)少吃深加工肉制品。

(4)鸡蛋营养丰富,吃鸡蛋不弃蛋黄。

(5)优先选择鱼,少吃肥肉、烟熏和腌制肉制品。

准则五　少盐少油,控糖限酒

核心推荐:

(1)培养清淡饮食习惯,少吃高盐和油炸食品。成年人每天摄入食盐不超过 5g,烹调油 25～30g。

(2)控制添加糖的摄入量,每天不超过 50g,最好控制在 25g 以下。

(3)反式脂肪酸每天摄入量不超过 2g。

(4)不喝或少喝含糖饮料。

(5)儿童青少年、孕妇、乳母以及慢性病患者不应饮酒。成年人如果饮酒,一天饮用的酒精量不超过 15g。

准则六　规律进餐,足量饮水

核心推荐:

(1)合理安排一日三餐,定时定量,不漏餐,每天吃早餐。

(2)规律进餐、饮食适度,不暴饮暴食、不偏食挑食、不过度节食。

（3）足量饮水，少量多次。在温和气候条件下，低身体活动水平成年男性每天喝水 1700mL，成年女性每天喝水 1500mL。

（4）推荐喝白水或茶水，少喝或不喝含糖饮料，不用饮料代替白水。

准则七　会烹会选，会看标签

核心推荐：

（1）在生命的各个阶段都应做好健康膳食规划。

（2）认识食物，选择新鲜的、营养素密度高的食物。

（3）学会阅读食品标签，合理选择预包装食品。

（4）学习烹饪，传承传统饮食，享受食物天然美味。

（5）在外就餐，不忘适量与平衡。

准则八　公筷分餐，杜绝浪费

核心推荐：

（1）选择新鲜卫生的食物，不食用野生动物。

（2）食物制备生熟分开，熟食二次加热要热透。

（3）讲究卫生，从分餐公筷做起。

（4）珍惜食物，按需备餐，提倡分餐不浪费。

（5）做可持续食物系统发展的践行者。

14. 无糖饮料就可以畅饮吗？

答案是否定的。因为甜味剂会增强人的食欲和对甜食的渴望。喝无糖饮料时，由于人工甜味剂的存在，舌头感到甜味，会引发身体产生反应，使身体处在准备接受和消化食物的备战状态。饮料下咽后，身体接触到甜味，消化道里食物开始被消化吸收。由于体内分泌了各种生物信号，促使人感到饥饿，并激起对其他含糖食物或者零食的兴趣。有很多科学证据表明，过量摄入甜味剂对健康有负面影响（胡海云，2017）。

思考题：

1. 为什么说，生理指标的健康，并不一定表明膳食结构是合理的、营养是充足的？

2. 你觉得，目前你所处的地区或者社群，接近哪种膳食结构？有哪些地方需要改善？

3. 为什么说，蛋白质能量过剩而导致的营养不良，不能简单归咎于个人在饮食上缺乏自制力？

4.你觉得,在走向中等发达国家的进程中,中国居民理想的膳食结构应该是怎么样的?

5.你觉得纯素食饮食对于健康有哪些影响?

6.对于中国的慢性病患者,很难要求他们在饮食上完全遵照医生或营养师的建议,你觉得是什么造成的?

7.你觉得在中国的膳食宝塔中,番茄酱应当处于哪一层级,理由是什么?

8.有人认为,对于膳食宝塔(金字塔)顶端的食物,应当尽可能少吃或者不吃,你是否认同这一观点,理由是什么?

9.中国有句古话"爱吃就是补的",想吃啥意味着身体缺啥。你觉得这是否就是直觉饮食,这样的食物选择策略是不是科学的?

10.已经有许多证据证明了酒精摄入与某些疾病的关系,为什么中国居民膳食指南中,依然没有禁止饮酒?

第三章　食品加工与营养

第一节　食品加工原料

一、概述

食物原料是指用于制作食物的各种材料和成分。不同食材含有不同的营养成分。通过合理选择和加工食物原料,可以满足人们对于口感、营养和健康的需求,也是传承和发展美食文化的重要环节。本节主要介绍日常不同的食物原料种类、特点、营养价值和加工作用。

二、植物类食物原料及营养

(一)常见蔬菜原料及营养

1.概述

蔬菜是指人们食用的各种植物的嫩茎、嫩叶、花、果实等部分。蔬菜具有丰富的营养价值,是人类日常饮食中不可或缺的一部分。蔬菜的种类繁多,每种蔬菜都有独特的营养组成和特点。

2.蔬菜种类

常见的蔬菜按照食用部位,可以分为叶菜类、根茎类、瓜果类、豆荚类等。

叶菜类,如菠菜、生菜、油菜、芹菜等。

根茎类,如胡萝卜、土豆、红薯等。

瓜果类,如西瓜、黄瓜、番茄、南瓜等。

豆荚类,如大豆、豌豆、扁豆、蚕豆等。

绿色蔬菜(如青椒、芹菜、豆角)等。

3.蔬菜的营养组成及特点

蔬菜主要由水、蛋白质、碳水化合物、脂肪、纤维素、维生素、矿物质等组成。

不同种类的蔬菜在营养组成和特点上有所差异,例如叶菜类富含维生素 C、叶酸和膳食纤维,豆类富含植物蛋白和膳食纤维,根茎类富含维生素 A 和矿物质等。

4.蔬菜的营养价值

蔬菜富含维生素、矿物质和膳食纤维等营养物质。例如,维生素 C 和维生素 A 可以增强免疫力,有助于肌肤和视力健康。叶酸有助于胎儿的神经管发育。矿物质如钾、镁、铁等对于维持正常的生理功能和骨骼健康至关重要。膳食纤维有助于消化道的健康和预防便秘。下面介绍几种常见蔬菜及其所含主要营养成分。

胡萝卜富含胡萝卜素,特别是 β-胡萝卜素。这种物质在人体内可以转化为维生素 A,对视力、皮肤和黏膜健康起到重要作用。

西红柿含有丰富的番茄红素,是一种强效抗氧化剂,有助于预防心血管疾病、癌症等慢性疾病。

菠菜富含铁、钙和维生素 C。其中铁对于身体产生血红蛋白至关重要,而钙则对骨骼发育和牙齿健康至关重要。

花椰菜富含维生素 C 和叶酸。这些营养物质对于增强免疫系统、促进胎儿发育和预防贫血非常重要。

黄瓜含有大量水分,有助于保持身体水分平衡。此外,它还提供了维生素 K 和钾。

需要注意的是,烹调方式和食用方法也会影响蔬菜营养价值。尽量选择新鲜、多样化的蔬菜,避免过度加工和长时间烧煮,以保留蔬菜的营养成分。

(二)常见水果原料及营养

1.概述

水果一般指可以食用的各种植物的果实部分。水果具有丰富的营养价值和独特的口感,是人们饮食中的重要组成部分。不同种类的水果有着不同的营养成分和特点。

2.水果种类

常见的水果有苹果、香蕉、橙子、葡萄、草莓、芒果、梨子、柠檬、木瓜等。这些水果分别属于梨果类、浆果类、柑橘类、葡萄类、瓜类等。

3.水果的营养组成及特点

水果主要由水、糖类、维生素、矿物质等组成。不同种类的水果在营养组成和特点上有所差异。例如,柑橘类水果富含维生素 C,梨果类水果富含膳食纤维,葡萄类水果富含多酚类化合物等。几种常见的水果有如下特点。

苹果是一种广泛栽培的水果,具有酸甜可口的味道。它含有大量的维生素C、膳食纤维和抗氧化剂,对于保持心血管健康和消化系统正常运作非常重要。

香蕉是一种热带水果,具有柔软的质地和甜美的味道。它富含钾、维生素B_6和纤维素,对于调节血压、促进肠胃健康具有积极作用。

西瓜是夏季最受欢迎的水果之一,其多汁爽口、清凉解渴。西瓜含有丰富的水分、维生素 A 和 C 以及抗氧化剂,对于保持皮肤健康和体液平衡非常重要。

4. 水果的营养价值

水果富含丰富的维生素、矿物质和抗氧化物等营养物质。维生素 C 是水果中常见的维生素之一,具有抗氧化和促进铁吸收的作用。维生素 A 对视力和皮肤健康有重要影响。矿物质如钾、镁、钙等对于维持正常的生理功能和骨骼健康至关重要。此外,水果中的膳食纤维有助于预防便秘和调节血糖。

维生素:水果富含各种维生素,如维生素 C、维生素 A 和维生素 K 等。这些维生素对于身体的正常运作至关重要,能够增强免疫力,促进骨骼健康和提高视力。

膳食纤维:水果中含有丰富的膳食纤维,可帮助消化系统正常运作,促进排便,还可以降低胆固醇水平,预防心血管疾病。

抗氧化剂:许多水果富含抗氧化剂,如维生素 C、花青素、类胡萝卜素和多酚等。这些抗氧化剂能够中和自由基,减少氧化损伤,并保护身体免受慢性疾病的侵害。

需要注意的是,水果的新鲜度和成熟度对其营养价值也有影响。尽量选择新鲜、成熟的水果,避免过度加工和长时间存放,以保留水果的营养成分。另外,不同的水果采用不同的食用方式,如直接食用、榨汁、制作沙拉等,这也会影响水果的营养利用。

水果是我们日常饮食中不可或缺的组成部分。它们富含各种维生素、纤维素和抗氧化剂,对于保持健康具有重要作用。通过多样化摄入不同种类的水果,我们可以获得丰富的营养物质,并享受到口感上的愉悦。为了保持健康,建议每天摄入适量的水果,并与均衡饮食结合起来。

视频 3-1 常见植物性食物原料(1)

视频 3-2 常见植物性食物原料(2)

视频 3-3 常见植物性食物原料(3)

(三)常见豆类原料及营养

1.概述

豆类是指豆科植物的种子,拥有丰富的营养价值,是人类重要的蛋白质来源之一。豆类富含蛋白质、膳食纤维、维生素、矿物质等营养成分,对人体健康有重要作用。豆类原料广泛应用于食品加工、料理烹饪等领域。

2.豆类

常见的豆类有大豆、黄豆、绿豆、红豆、黑豆、芸豆、豌豆等。这些豆类在形状、颜色、口感等方面有所差异,适用于不同的烹饪方式和食品加工。

黄豆是最常见,也是最受欢迎的豆类之一。它们呈淡黄色,具有坚硬而平滑的表面,可以制作成豆腐、豆芽和大豆油等各种食品。

绿豆是一种小型圆形粒子,颜色为浅绿色至深绿色,通常用于制作甜点、汤和粉丝等。

红小豆形状与普通扁圆形大米相似,颜色为红色或棕红色,广泛用于制作甜品、冰品以及传统中药药膳。

黑眼豌/黑眼扁表面光滑且色泽为白色或乳白色,通常用于制作沙拉、炖菜和汤等。

3.豆类的营养组成及特点

豆类主要由蛋白质、膳食纤维、碳水化合物、脂肪、维生素、矿物质等组成。豆类蛋白质属于优质蛋白质,含有多种必需氨基酸,对于人体生长发育和维护组织健康至关重要。豆类还富含膳食纤维,有助于消化道蠕动和预防便秘。此外,豆类中的碳水化合物是淀粉,能提供能量。豆类还富含维生素 B、维生素 E 和矿物质如铁、钙、镁等。

4.豆类的营养价值

豆类富含蛋白质,对于素食者和需要增加蛋白质摄入的人群来说,是重要的食物来源。蛋白质含有多种氨基酸,对人体健康发育至关重要。另外,豆类中的膳食纤维有助于预防便秘、调节血糖和胆固醇。豆类还富含不饱和脂肪酸,对心血管健康有益。此外,不同类型的豆类富含不同类型的维生素,如 B 族维生素(尤其是叶酸)、维生素 C 和维生素 K 等,矿物质如铁、钙、锌、钾等也对血红蛋白合成、骨骼健康等有重要影响。

需要注意的是,豆类中存在一些抗营养因子,如黄酮类、多酚类等,这些物质会影响人体对营养的吸收利用。通过适当的加工和烹饪能够降低抗营养因子的含量,提高豆类营养素的利用率。

豆类是一种营养丰富且多样化的食物原料。它们不仅提供了重要的蛋白质来源,还包含了多种维生素、矿物质和纤维等营养成分。无论是素食者还是非素食者都可以通过摄入适量的豆类来获得健康的营养。黄豆、绿豆、红小豆等常见的豆类都可以用于制作各种美食,丰富了我们的餐桌选择。因此,在日常饮食中适当增加对这些豆类及制品的摄入,有助于保持身体健康。

三、动物类食物原料及营养

(一)常见畜禽类原料

1. 概述

动物类食物在人类的日常饮食中,占据了重要地位。畜禽类原料是指通过养殖和捕捞获得的各种动物肉类、蛋类以及奶制品等。畜禽类食品是指以畜禽为原料制作的食品,是人类饮食中重要的蛋白质来源之一。畜禽类原料丰富多样,包括猪肉、牛肉、羊肉、鸡肉、鸭肉等。畜禽类食物富含蛋白质、脂肪、维生素、矿物质等营养成分,对人体健康发育至关重要。

2. 畜禽种类

人类常食用的家畜有猪、牛、羊等,常见家禽有鸡、鸭、鹅等。不同种类的畜禽在肉质、脂肪含量、口感等方面有所差异,适用于不同的烹饪方式和食品加工。

3. 肉类的营养组成及特点

畜禽肉主要由蛋白质、脂肪、水、矿物质等组成。肉类蛋白质含有人体所需的多种氨基酸,是重要的蛋白质来源。不同种类的肉类在脂肪含量和种类上有所不同。鱼类肉质柔嫩,脂肪含量相对较低,而猪肉和牛肉的脂肪含量较高。肉类中还含有丰富的 B 族维生素和矿物质如铁、锌、磷等。牛、羊等大型家畜通常含有较多饱和脂肪酸,而家禽则相对较少。

4. 畜禽的营养价值

畜禽类食物是重要的蛋白质来源。蛋白质含有多种必需氨基酸,对于人体生长发育和维护组织健康至关重要。肉类还富含脂肪,提供能量和有利于脂溶性维生素的摄入。肉类中的铁质是血红蛋白合成的重要成分,有助于预防缺铁性贫血。此外,肉类还含有丰富的 B 族维生素和矿物质,对身体的正常功能发挥起重要作用。除了颜色和脂肪含量的差异外,不同种类动物肉中所含有的营养成分也存在差异。猪肉富含蛋白质、维生素 B_1 和铁元素,对补充体力和促进血红蛋白的生成具有重要作用;牛羊肉则富含优质蛋白质、锌和钙等营养成分,对于骨骼发育和组织修复起到重要作用;鸡肉则是低脂高蛋白质的选择,适合减少摄入热量但又需要补充足够蛋白质的人群。

需要注意的是,肉类中的脂肪和胆固醇含量较高,过量摄入可能对健康不利。建议选择瘦肉部位,合理搭配膳食,控制脂肪的摄入量。此外,加工和烹饪方式也会影响肉类的营养价值,适当的烹饪方法有助于保持肉类的营养成分。

动物类食物原料提供了丰富多样的营养成分,包括蛋白质、氨基酸、维生素和矿物质等。不同种类动物肉所含有的营养成分存在差异,因此在日常饮食中应适当搭配各种畜禽类食材,以确保获取全面均衡的营养。

(二)常见水产原料

1. 概述

水产原料是指在水中生长并可供人类食用的各种动植物。由于世界上绝大部分地区都与海洋或淡水湖泊相邻,因此水产原料在全球范围内非常丰富。水产类食物是指以水中动物和植物为原料制作的食品,包括鱼类、贝类、虾类、藻类等。水产类原料丰富多样,是人类饮食中重要的蛋白质来源之一。水产类食物富含蛋白质、脂肪、维生素、矿物质等营养成分,对人体健康发育至关重要。

2. 水产种类

常见的水产种类有鱼类、贝类、虾蟹类、藻类。其中,鱼类是最为常见的一种。根据生活环境的不同,可以将鱼分为淡水鱼和海水鱼两大类。

淡水鱼主要包括草鱼、青鱼等;而海水鱼则包括黄花鱼、三文鱼等。

贝类,如蛤蜊、扇贝、牡蛎等。

虾蟹类,如对虾、明虾、龙虾等。

藻类,如海带、紫菜、海藻等。

不同种类的水产在肉质、脂肪含量、口感等方面有所差异,适用于不同的烹饪方式和食品加工。

3. 水产的营养组成及特点

水产食物的营养成分主要有蛋白质、脂肪、水、维生素和矿物质,如维生素A、B族、D和钙、铁等。鱼类是水产食物中最重要的一类,其肉质鲜嫩,蛋白质含量较高,并富含多种必需氨基酸。贝类和虾类肉质也较为柔嫩,蛋白质含量适中,而藻类常归于植物性食物,富含蛋白质、膳食纤维、维生素等。

4. 水产的营养价值

水产类食物是重要的优质蛋白质来源。相对于其他动物性食品来说,大部分水产品的脂肪含量较低,且主要为 ω-3 脂肪酸,对心血管健康和神经系统发育有益。藻类归属于植物性食物,富含蛋白质、膳食纤维以及丰富的维生素和矿物质。贝类和虾类也含有丰富的蛋白质、维生素和矿物质,如维生素 D、钙、锌、硒等营养成分,它们在骨骼发育、免疫力增强和视力保护方面起到重要作用。

水产类食物含有丰富的优质蛋白质和少量的脂肪,热量相对较低,在日常饮食中适当增加水产品摄入量,对于保持健康和预防慢性疾病非常重要。需要注意的是,一些水产食物可能含有重金属和环境污染物,建议选择新鲜、健康的水产品,并适当烹饪有助于保持其营养价值。

视频 3-4 常见动物性食物原料及营养(1)

视频 3-5 常见动物性食物原料及营养(2)

(三)乳及乳制品

1.概述

乳及乳制品是人们日常饮食中重要的营养来源之一。乳制品广泛存在于许多国家和地区的饮食文化中,其种类繁多,含有丰富的营养成分。乳及乳制品是以动物乳汁为原料制成的食品,主要以牛的乳汁居多,此外,还有羊奶、山羊奶等其他动物产生的乳液。乳及乳制品是人类饮食中重要的营养来源之一,包括牛奶、酸奶、乳酪、黄油、奶粉等,富含蛋白质、脂肪、维生素、矿物质等多种营养成分,对人体健康具有重要意义。

2.乳及乳制品种类

根据脂肪含量不同,可以将牛奶分为全脂牛奶、低脂牛奶和脱脂牛奶。常见的乳及乳制品种类有牛奶、酸奶、乳酪、奶粉、黄油、奶油等。牛奶是最基础的乳制品,其他乳制品则是在牛奶的基础上加工而成的,具有不同的口感和风味。

在加工过程中,可以得到各种形态的产品:酸性发酵产品(如酸奶)、凝结型产品(如奶酪)、乳清和乳制品的混合物(如冰淇淋)等。

3.乳及乳制品的营养组成及特点

乳及乳制品的营养成分主要由水、蛋白质、脂肪、乳糖以及维生素、矿物质等组成。牛奶中的蛋白质主要是乳清蛋白和酪蛋白,脂肪主要是乳脂肪,乳糖则是乳制品中的主要碳水化合物。乳制品的质地、口感和味道因脂肪含量和加工工艺的不同而有所不同。

不同种类的乳制品在成分上也存在差异。例如,在加工过程中通过发酵产生的酸性产品具有较低的 pH 值,因此易于消化吸收,而凝结型产品则富含大量脂肪和钙质。同时,在口感上也各有特点,某些产品具有浓郁香味,适合直接食用或作为调料使用,而其他产品则可作为主食或配菜。

4.乳及乳制品的营养价值

乳及乳制品是人类重要的蛋白质来源之一,乳清蛋白和酪蛋白是优质蛋白质,含有多种必需氨基酸,对于人体生长发育和组织修复至关重要。乳制品中的脂肪主要是饱和脂肪酸,提供能量和维持正常生理功能。乳制品还含有丰富的维生素(如维生素 A、D、B_2 等)和矿物质(如钙、磷、锌等),对于骨骼发育、免疫系统和神经系统功能维持正常水平至关重要。乳中含钙丰富且易被人体吸收。钙对于骨骼和牙齿的健康至关重要,摄入足够的钙可以帮助预防骨质疏松症等相关疾病,同时钙还参与神经传导、肌肉收缩等生理过程。

需要注意的是,在选择和食用乳及乳制品时应根据个人需求进行合理搭配。不同年龄段、性别、健康状态以及特殊群体(如孕妇或哺乳期妇女)都有不同的营养需求。乳及乳制品营养丰富,但也需要注意乳糖不耐受、乳蛋白过敏等问题。对于乳糖不耐受的人群,可以选择低乳糖或无乳糖的乳制品;对于乳蛋白过敏的人群,可以选择不含乳蛋白的替代品。此外,乳制品还可以选择低脂或脱脂产品,以适应不同人群的需求。

总之,乳及乳制品在我们日常饮食中扮演着重要角色。无论是作为单独的食物还是作为其他菜肴的组成部分,它们都提供了丰富的营养成分,并对人体健康至关重要。通过了解不同种类的乳及乳制品,我们可以更好地利用它们的优势,并根据个人需求合理搭配食用,以获得最佳的营养效果。

(四)蛋及蛋制品

1.概述

蛋是人类饮食中常见的食材之一,丰富的营养价值和多样的用途使其成为许多菜肴和糕点不可或缺的组成部分。除了可以单独食用外,蛋还广泛用于调味、烹饪和烘焙等各种场合。蛋及蛋制品是人类饮食中重要的营养来源之一,其富含高质量的蛋白质、脂肪、维生素和矿物质等,对人体健康具有重要意义。

2.蛋及蛋制品种类

蛋制品是以蛋为主要原料制成的食品,通过加工制作。人们可以得到各种形式的蛋制品。常见的蛋种类有鸡蛋、鸭蛋、鹅蛋等。蛋制品包括咸蛋、皮蛋,以蛋为原料还能制成蛋糕、蛋挞、水煮蛋、煎蛋、蛋羹、蛋饼等。不同种类的蛋在口感和营养成分上略有差异。

3.蛋及蛋制品的营养组成及特点

一般而言,蛋壳所占重量约为整蛋的 9%～12%,其主要成分是碳酸钙。鸡蛋黄、鸡蛋清以及其他动物的卵黄和卵白也都有其特殊的构造和营养成分。蛋及蛋制品主要由蛋白质、脂肪、维生素和矿物质等组成。蛋白质是蛋及蛋制品的主要成分。主要存在于蛋清中的蛋白质的种类和含量在不同的蛋中略有差异。脂肪主要存在于蛋黄中,其中包含饱和脂肪酸和不饱和脂肪酸。蛋黄还富含胆固醇。蛋及蛋制品还含有丰富的维生素(如维生素 A、E、B_2、B_6、K、D 等)和矿物质(如磷、钙、钾、钠等),对人体健康有重要作用。

4.蛋及蛋制品的营养价值

作为一种高质量、易消化和富含营养素的食物,蛋及其制品具有丰富多样的营养价值。蛋及蛋制品是优质蛋白质的重要来源,蛋白质含有人体所需的多种氨基酸,对维持肌肉和骨骼的健康非常重要。蛋黄中的脂肪虽然含有较高的胆固醇,但也含有人体所需的必需脂肪酸。蛋与蛋制品中的维生素 A 对视力保护、维生素 D 对骨骼发育具有重要作用,维生素 B_2、B_6 对神经系统的正常运作至关重要。蛋和蛋制品中的矿物质在骨骼构建、血液合成和免疫系统的功能发挥中扮演重要的角色。

蛋及蛋制品富含营养,但也需要注意过量摄入的问题。人们应根据自身的需求适量摄入蛋及蛋制品,避免因过量摄入胆固醇等物质对健康产生负面影响。对于某些人群,如有蛋白质过敏、高胆固醇、高血脂等问题的人,应适当限制对蛋及蛋制品的摄入。

在我们的日常生活中,蛋及其制品既是一种营养丰富的食材,也是许多美味菜肴和糕点不可或缺的原料。无论是作为主食还是配料,它们都能够为我们提供丰富的营养素,并满足我们对美食的需求。通过了解不同类型蛋及蛋制品的特点和营养成分,我们可以更好地利用它们来改善饮食结构,以保持健康。

四、食用菌原料及营养

(一)概述

人类认识、采食、驯化栽培植物,形成了种植业;通过认识、狩猎、圈养畜禽,形成了养殖业;通过认识、采食、驯化、栽培蘑菇,形成了蕈菌业。如果说种植业是

视频 3-6　食用菌营养、
保健与药用价值

让人吃得"饱",养殖业是让人吃得"好",那么蕈菌业就是让人吃得"健康"。以前人们提倡"荤素搭配",现在流行"一荤一素一菇"。说到菇,就不得不说一说食用菌。

1.概念

食用菌,常见的称谓还有菇、蘑、耳、芝、菌、蕈、菰等,是一类可供食用的真菌的总称,其最大的特点是具有肉眼可见、伸手可摘的子实体,例如常见的平菇、香菇、金针菇、蘑菇、草菇、木耳、猴头菇等。一些毛霉、根霉、酵母能吃,但不在食用菌之列。灵芝、云芝、茯苓、桑黄等药用菌,也被划为食用菌范畴。

2.食用菌的营养组成及特点

食用菌味道鲜美、营养丰富,具有高蛋白、低脂肪、低碳水化合物的特点,富含多种维生素、矿物质。

第一,食用菌具有蛋白含量高的特点。新鲜食用菌的蛋白质平均含量是卷心菜的 2 倍,橘子的 4 倍,苹果的 12 倍。250g 干蘑菇所含的蛋白质分别与 500g 瘦肉、750g 鸡蛋、3000g 牛奶相当。食用菌所含氨基酸种类齐全,例如草菇蛋白质中含 17 种氨基酸,香菇中含有 18 种氨基酸。人体必需的 8 种氨基酸在食用菌中均有,是一般植物蛋白质所不能比拟的(谷类和蔬菜蛋白质中缺乏赖氨酸等)。

第二,食用菌具有脂肪含量低的特点。食用菌的脂肪含量平均为 0.47%,低于肉类,且主要为不饱和脂肪酸,不饱和脂肪酸占总脂肪含量的 74.0%～83.1%,比鸡肉、猪肉等都高,以亚油酸为主,具有清除人体血液中的垃圾,延缓衰老,降低胆固醇含量和血液黏稠度,预防高血压、动脉粥样硬化和脑血栓等心脑血管疾病的作用。食用菌中麦角甾醇含量较高,而麦角甾醇是维生素 D 的前体,它在紫外线照射下可转变为维生素 D,促进人体对钙、磷的吸收,促进骨骼、牙齿发育,预防佝偻病。

第三,食用菌所含的碳水化合物一般占子实体干重的 30%～60%,其中营养性糖类含量 2%～10%,包括海藻糖(菌糖)和糖醇,经水解生成葡萄糖后可被吸收利用。在碳水化合物中,有一类为食用菌多糖,其种类很多。目前,国内外科学家们已从上千种大型真菌中提取出了上百种食用菌多糖,其中包括中医学中的茯苓、猪苓、雷丸、灵芝、银耳等多糖,人食用的平菇、香菇、黑木耳等多糖。这些多糖具有提高机体免疫力,增强对肿瘤的抗性作用。

第四,食用菌含有纤维素和半纤维素,而纤维素和半纤维素也是人们健康所必需的营养物质之一。食用菌的纤维素含量为普通蔬菜的 3～10 倍,多吃对消化道能起到预防疾患作用,并可减少脂肪沉积。

第五,食用菌还有多种维生素和矿物质。食用菌的维生素含量一般比蔬菜高 2～8 倍,特别是维生素 C、维生素 B_2 和尼克酸的含量更令人瞩目。食用菌中钾占其总灰分的 45%左右,其次是磷、硫、钠、钙,还有人体必需的铜、铁、锌等。钠、钾、镁离子在食物中并不缺乏,衡量食物中的矿物质含量主要看钙、磷、铁等元素的含量,而食用菌中钙、磷、铁的含量均很高。如食用菌中磷含量一般是黄瓜、白菜等常食蔬菜的 5～10 倍。黑木耳和香菇中铁的含量是一般蔬菜的 100 倍。

此外,食用菌中还含有硒、锗等稀有元素。硒具有抗衰老、增强免疫力、抗肿瘤和防心血管等作用,对汞镉有解毒作用。食用菌中含有丰富的硒,如双孢蘑菇的硒含量为 2.95ppm;香菇 0.53ppm;银耳 0.27ppm;平菇 0.25ppm。锗可促进细胞新陈代谢,抵御病毒侵蚀,延缓机体的衰老。灵芝中有机锗含量高达 800～1000ppm,是人参的 4～6 倍,是一种理想的美容食品,灵芝制成的灵芝面霜、洗面奶,具有消除黑斑、雀斑、皱纹、美化皮肤等效果。

3. 食用菌的保健功效

食用菌具有广泛的保健、药用价值。

(1)提高免疫功能的作用　食用菌有增强淋巴细胞的功能,能提高免疫力,预防和治疗多种疾病。

(2)抗癌作用　灵芝、香菇、茯苓、猴头、冬虫夏草、银耳等含有的多糖有一定的防治肿瘤作用。

(3)对心脑血管疾病的作用　灵芝、冬虫夏草、银耳等能改善血液循环,提高血液的供氧能力,预防和治疗心脑血管疾病。

(4)保护肝脏的作用　香菇、灵芝、猪苓、树舌、亮菌等能保护肝脏,对肝炎有一定的治疗效果。

(5)降血压、降血脂、降血糖的作用　食用菌能减少人体内脂肪堆积,预防治疗高血压、高血脂、高血糖。

(6)健胃消食作用　食用菌能健胃消食,促进胃肠蠕动,能预防和治疗胃炎、慢性胃炎、胃溃疡、消化不良等疾病。

(7)对神经系统的作用　灵芝、冬虫夏草、银耳等可治疗神经衰弱,改善睡眠。

(8)抗炎作用　冬虫夏草、银耳、蜜环菌、黑木耳等有抗炎作用。

(9)利尿作用　茯苓、猪苓等可用于治疗小便不利、浮肿等疾病。

(10)抗衰老作用　食用菌能增强核酸和蛋白质的代谢,可抗衰老,延长寿命。

(11)美容作用　食用菌能清除血液色素,延缓皮肤衰老,增加皮肤弹性,去除皮肤色素。

总之,食用菌称得上是:无叶、无芽、无花,自身结果;可食、可补、可药,周身是宝。

（二）各类菌菇的营养与保健价值

1.香菇

香菇（*Lentinula edodes*），又名香蕈、花菇、冬菇、香信等，现为仅次于双孢蘑菇的世界第二大食用菌。浙江省龙泉、庆元、景宁是世界香菇人工栽培的发源地，最早的"砍花法、惊蕈术"栽培香菇的方法距今已有800多年。

香菇味道鲜美，香气沁人，营养丰富，在民间素有"山珍"之称。干香菇含干物质50.3%～55.4%、总糖33.4%～37.3%、粗蛋白18.8%～29%、粗脂肪2%～2.9%、粗纤维6.2%～7.4%、灰分5.3%～5.9%。其总糖含量高于平菇、黑牛肝菌和松乳菇，总糖中的香菇多糖可占到香菇粗粉的14.2%；粗蛋白含量高于金针菇、杏鲍菇、黑牛肝菌。香菇的氨基酸含量丰富，种类全，其中总氨基酸含量为14.39～18.71g/100g，必需氨基酸含量为4.68～6.33g/100g。必需氨基酸占总氨基酸的34%，与WHO/FAO推荐的蛋白模式35.58%相当。必需氨基酸占非必需氨基酸的51%，较接近理想蛋白0.60的要求。香菇粗纤维含量高于平菇、杏鲍菇、金针菇等一些常见食用菌。粗纤维是膳食纤维素的一种重要形式，而膳食纤维有"肠道清道夫"之称，对改善肠胃功能、促进消化吸收具有重要的意义。

香菇中含有多种维生素，如维生素 B_1、维生素 B_2、维生素 B_{12}，此外还含有维生素 D 原——麦角甾醇，含量为4.15～5.78mg/g。麦角甾醇又称麦角固醇，能够有效促进钙吸收，并具有抗氧化、降低胆固醇，防治心脏病等功效。同时麦角甾醇是维生素 D_2 的前体物质。麦角甾醇受到阳光或紫外线的照射，可转化为维生素 D_2。缺乏维生素 D_2 会造成儿童佝偻病和成人骨质疏松。麦角甾醇在紫外光照射下经单重激发态反应生成预维生素 D_2 再经周环反应生成维生素 D_2。

香菇中含有钾、钠、钙、镁等常量元素和锌、铜、铁等人体必需的微量元素。钾是人体必需的元素之一，对细胞内糖和蛋白质的代谢过程有着重要作用，对维持机体内相关酶的生物活性、维持机体细胞内渗透压及酸碱平衡也有着重要的作用，因此香菇可以作为一种补充钾的良好食物来源。镁是人体细胞内第二重要的元素，对运动损伤治疗、人类心血管的保护、高血压预防和控制、自由基消除等方面均有积极作用。香菇是典型的高钾低钠源的食物，对于高血压和心脑血管病等慢性疾病的预防控制有着积极的作用。锌、铁在机体中也参与多种酶的合成代谢，对机体的生理功能产生直接影响，能促进机体发育、增强体质、提高免疫力。

香菇有药用和保健功效，被医学界推崇为"保健食品"，也有人将其称为"功能性食品"。香菇"益气不饥，治风破血和益胃助食"的功能在许多中国古籍中都有记载。现代医学研究表明,香菇中含有香菇多糖、香菇嘌呤、香菇多肽、麦角甾醇等活性物质。香菇多糖是香菇的主要活性物质。香菇多糖可以激活宿主免疫细胞分化,发挥抗肿瘤作用。香菇多糖还有提高机体免疫力、改善人体肠胃功能、抗菌、抗病毒、降血糖、抗氧化、抗疲劳、抗突变、保肝及刺激干扰素形成等功能。香菇嘌呤具有降血脂、降低胆固醇、预防血栓及血管疾病、抗病毒及防脱发等多种作用。香菇多肽具有抑制大肠杆菌、金黄色葡萄球菌、枯草芽孢杆菌、沙门氏菌的作用,同时也具有一定的抗氧化能力。

2. 黑木耳

黑木耳(*Auricularia auricular*),又名木耳、细木耳、云耳、黑菜、树鸡等,隶属担子菌亚门、担子菌纲、木耳目、木耳科、木耳属,是一种重要的食药兼用菌,具有补血、润肺、活血、滋补、强壮、通便等功效,有"素中之荤""素中之王"的美称。黑木耳是目前世界上最重要的四大人工栽培食用菌之一,同时也是我国重要的传统食品和出口贸易食品。作为世界人工栽培黑木耳的发源地,我国已有1400多年的黑木耳栽培史,产量占世界总产量的90%以上。

黑木耳具有丰富的营养价值。黑木耳碳水化合物含量较高,总糖含量66.1%,水溶性多糖含量10.2%,蛋白质含量12.5%,富含多种氨基酸,包括人体必需的8种氨基酸,必需氨基酸占总氨基酸的34.7%,果胶含量为7.4%,脂肪和纤维素含量较低,仅为1.7%和4.3%。黑木耳中含有钠、钾、钙、锌、铁等多种矿物质,钙和铁含量尤为突出,分别为$1.6 \times 10^4 \, \text{mg/kg}$、$200 \times 10^4 \, \text{mg/kg}$,而铁含量更是肉类的100倍、菠菜的20倍。黑木耳含有多种维生素,特别是B族维生素含量较高。

黑木耳有较高的保健功能和药用价值。古代医学典籍《神农本草经》和《本草纲目》均记载黑木耳有"益气不饥,轻身强志,断谷治痔"等功效。现代研究表明,黑木耳含有多糖、黑色素、黄酮类、多酚类等多种生物活性成分,其中多糖是其主要的活性成分。黑木耳中的多糖具有清除自由基和抑制脂质过氧化的活性作用,能够激发免疫器官和免疫细胞的活性增殖作用,抑制肿瘤细胞,促进与增强巨噬细胞的增殖与吞噬作用,显著诱导细胞因子 IL-6、TNF-α 的释放,从而对人体的免疫功能具有良好的促进作用。此外,药理作用研究表明,黑木耳还具有抗辐射、调节血糖、降血脂、预防动脉粥样硬化、降胆固醇、抗血栓、抗凝血、改善缺铁性贫血、抑菌等多种功效。

3. 双孢蘑菇

双孢蘑菇(*Agaricus bisporus*),又称蘑菇、白蘑菇、洋蘑菇、纽扣蘑菇,英文名为 button mushroom,white mushroom 或 mushroom。野生双孢蘑菇主要分

布于欧洲、北美、澳大利亚,以及我国的内蒙古、新疆等地。目前双孢蘑菇是世界上栽培现代化程度最高、栽培规模最大、人均消费量最大的一种食用菌。据中国食用菌协会统计,2019 年我国双孢蘑菇年产量为 231.35 万吨,已成为世界最大生产国。

双孢蘑菇肉质肥厚、味道鲜美,富含碳水化合物、蛋白质、脂肪、粗纤维、矿物质、维生素及多糖等营养物质。双孢蘑菇子实体的粗纤维含量为 11.5%～15.2%,蛋白质、多糖、麦角甾醇的含量分别为 38.2%～40.6%、3.2%～3.6% 和 8.6～9.0mg/kg,粗脂肪含量为 3.58%、灰分含量为 11.4%、碳水化合物含量为 24.7%、可溶性糖含量为 1.93%、维生素 C 含量为 46.0mg/100g。双孢蘑菇子实体的氨基酸种类齐全,菇盖的蛋白质中氨基酸含量为 74.29%,必需氨基酸含量占氨基酸总含量的 42.97%,必需氨基酸含量和非必需氨基酸含量的比值为 0.7535。菇脚的蛋白质中氨基酸含量为 73.16%,必需氨基酸含量占氨基酸总含量的 42.70%,必需氨基酸含量和非必需氨基酸含量的比值为 0.7456。无论是菇盖还是菇脚,必需氨基酸含量占氨基酸总含量、必需氨基酸含量和非必需氨基酸含量的比值均高于 FAO/WHO 标准规定的 40% 和 0.6,说明双孢蘑菇的菇盖和菇脚都具有较高的蛋白质营养价值。当然,栽培品种、栽培原料都会对双孢蘑菇的营养成分含量产生一定的影响。双孢蘑菇是一种高蛋白、低脂肪、低能量、高营养的保健食品。

双孢蘑菇的活性成分主要包括多糖类、酚类以及挥发性成分如麦角甾醇、亚油酸、亚麻酸等。双孢蘑菇有抗肿瘤的药理活性作用,如双孢蘑菇子实体多糖对体外培养的人肝癌 SMMC-7721 细胞增殖有一定抑制作用,对小鼠 S-180 实体瘤亦有一定抑制作用。双孢蘑菇甲醇提取物能抑制人宫颈癌 Hela 细胞系、人乳腺癌 MCF-7 和 MDA-MB-231 细胞系的增殖,并促进其凋亡等。双孢蘑菇还具有抑菌作用,如抑制放线菌、蜡状芽孢杆菌、藤黄微球菌、枯草芽孢杆菌、白色念珠菌、热带假丝酵母、黄色微球菌等。此外,双孢蘑菇还具有提高机体免疫力、镇痛消炎、抗氧化、保肝、降血糖及降低胆固醇等药理作用。

4. 金针菇

金针菇(*Flammulina velutipes*),又名朴菇、冬菇、毛柄金钱菌、毛柄小火菇等,是公认的世界四大栽培食用菌之一。金针菇在自然界中分布广泛,中国、日本、俄罗斯、澳大利亚等国家及欧洲、北美洲等地区均有分布。我国栽培金针菇历史悠久,早在元代《农书》中就对其有较详细的记载。发展到今天,东起福建,西至四川,北起黑龙江,南至广东,均有大面积金针菇栽培。金针菇菌盖滑嫩、菌柄细长脆嫩,形美,味鲜,具有较高的营养价值和药用价值。

金针菇营养丰富。与许多果蔬相比,金针菇中的各种蛋白质、碳水化合物、微量元素、维生素以及粗纤维的含量丰富,而脂肪的含量相对较低。人工栽培的金针菇中,可溶性总糖含量(质量百分数)为 5.18%,蛋白质为 18.60%,粗脂肪为 2.42%,粗纤维为 2.64%,总氨基酸为 5.65%,其中必需氨基酸占总氨基酸的 51.33%,且含有铁、锌、磷、钾、钠、钙、镁等矿物质和维生素 B_1、维生素 B_2、维生素 C、维生素 D_2、维生素 E、胡萝卜素等多种维生素。由于所含的精氨酸、赖氨酸和锌元素对儿童智力发育有重要作用,因此金针菇在日本享有"增智菇"和"一休菇"的美称。

金针菇的营养成分备受营养学者青睐,其药用价值更广泛引起学者的研究兴趣。中医认为金针菇性寒、味咸、滑润,入肝、肠、胃三经,具有利肝脏、益胃肠、增智力之功效。金针菇中含有蛋白类、多糖类、甾体类、萜类、多酚类、黄酮类等多种功能性成分。

金针菇的蛋白类功能成分包括核糖体失活蛋白(RIP)、免疫调节蛋白和火菇毒素等。核糖体失活蛋白具有抗肿瘤、抗真菌、抗病毒等生物活性。免疫调节蛋白可调节免疫力和促使细胞凝集活性,具有抗肿瘤、抗过敏、促进细胞的正常代谢等作用。而火菇毒素能使肿瘤细胞溶胀破裂和改善小肠上皮细胞对各种成分的吸收功能。金针菇多糖是金针菇的主要活性成分之一,具有显著的抗菌、抗病毒、抗肿瘤、抗氧化、保肝、保湿、增强免疫力、降低胆固醇以及缓解疲劳和辅助改善记忆等多种生理功能。金针菇的黄酮类化合物对 H_2O_2 诱导的嗜铬细胞瘤-12 细胞具有细胞毒性。金针菇的多酚类、萜类、多糖类成分具有降糖、降血脂的作用。临床应用表明,金针菇可用于糖尿病肾病、阿尔茨海默病、饮食性肥胖症等疾病的辅助治疗。

5. 秀珍菇

秀珍菇又名肺形侧耳,为侧耳科侧耳属的真菌。秀珍菇原产于印度南部,1974 年被驯化成功,20 世纪 90 年代末经台湾引进到大陆,目前在福建、浙江、江苏、安徽、河南、山东、山西、辽宁、吉林等省份均已大量栽培。秀珍菇具有形态优美、营养丰富、风味鲜美、余味无穷以及食用方式简单多样等特点,深受消费者的青睐。

秀珍菇子实体中粗蛋白、粗纤维、总糖含量较高,粗脂肪含量较低,可作为减肥的理想食品原料。秀珍菇子实体中氨基酸种类齐全,必需氨基酸含量占35% 以上,并含有大量的鲜味游离氨基酸(谷氨酸、甘氨酸、天冬氨酸),因此秀珍菇又有"味精菇"的美誉。

秀珍菇含有多糖类、黄酮类等生物活性物质,其中多糖是其主要的生理活性物质。秀珍菇子实体多糖具有良好的抗衰老作用,其机制可能与其提高机体的抗氧化能力、增强机体的免疫功能有关。此外,秀珍菇多糖还具有抑瘤、抑菌、减轻酒精性肝病、缓解肺损伤等药理作用。

6.杏鲍菇

杏鲍菇(*Pleurotus eryngii*),别名"刺芹侧耳",日语名为"雪茸",其菌肉肥厚,质地脆嫩。菌柄组织致密、结实,呈乳白色,且菌柄比菌盖更脆滑、爽口,被称为"平菇王""干贝菇""草原上的美味牛肝菌"。杏鲍菇具有杏仁香味,鲍鱼的口感,适合保鲜、加工,深受消费者喜爱。品种类型有保龄球形、棍棒形、鼓槌状形、短柄形和菇盖灰黑色形。其中保龄球形和棍棒形的杏鲍菇在国内栽培较为广泛。

杏鲍菇营养丰富,其干菇中蛋白质占20%,氨基酸总量为15.9%,其中含有人体必需8种氨基酸,总量为6.7%,脂肪占3.5%,粗纤维占13.2%,此外还含有钙、磷、铜、锌、锰、铁、钾、镁等矿物质和维生素 E、维生素 B_1、维生素 B_2、维生素 B_6、叶酸、尼克酸、泛酸等维生素。在生理活性物质方面,杏鲍菇中精氨酸、赖氨酸、多糖类、微量元素和维生素含量高。此外,其含有寡糖,和乳酸菌及膳食纤维一样,能整肠、体内环保、促正常排便。经常食用杏鲍菇有提高人体免疫力、降低血脂和胆固醇、润肠胃、美容、祛风散寒、舒筋活血等益处。

7.大球盖菇

大球盖菇(*Stropharia rugosoannulata*),又名皱环球盖菇、皱球盖菇、酒红大球盖菇、裴氏球盖菇等,是联合国粮农组织向发展中国家推荐栽培的覃菌之一。自然界中,大球盖菇分布于欧亚、北美等地。大球盖菇在波兰、德国、荷兰、捷克等国都有栽培。中国的野生大球盖菇分布于云南,四川、西藏、吉林等地。大球盖菇1922年首先被发现,1969年人工驯化栽培成功,1980年被引到国内,2000年以后开始在全国试验栽培。

大球盖菇的菇体色泽艳丽,腿粗盖肥,食味清香,肉质滑嫩,营养丰富,口感极好。干菇香味浓郁,富含蛋白质、多种矿物质及维生素,能治疗或改善人体多种疾病,堪称色鲜味美,是集香菇、蘑菇、草菇三者于一身的美味食品,爆炒、煎炸、煲汤、涮锅,都很受欢迎。

大球盖菇富含蛋白质、多糖、矿物质、维生素等生物活性物质。大球盖菇子实体的粗蛋白含量为25.75%,粗脂肪为2.19%,粗纤维为7.99%,碳水化合物68.23%,氨基酸总量为16.72%,氨基酸含量达17种,人体必需氨基酸齐全,必需氨基酸和必需氨基酸加非必需氨基酸的比值以及必需氨基酸和非必需氨基酸的比值分别为0.39和0.64。大球盖菇中磷和钾的含量较高,分别为3.48%和0.82%,总黄酮、总皂甙、酚类含量均大于0.1%,牛磺酸和维生素C含量分别为81.5mg/100g 和53.1mg/100g。

大球盖菇富含多糖、维生素、生物胺等生理活性物质,具有抗氧化、预防冠心病、助消化、缓解精神疲劳、抗肿瘤等生理活性作用。

8. 草菇

草菇(*Volvariella volvacea*),又名兰花菇、苞脚菇、稻草菇、秆菇、麻菇、家生菇、南华菇、草菌、美味苞脚菇、中国菇、小包脚菇等,因常常生长在潮湿腐烂的稻草中而得名。草菇起源于广东韶关的南华寺中,300 年前我国已开始人工栽培,在 20 世纪约 30 年代由华侨传到世界各国,是一种重要的热带亚热带菇类。我国草菇产量居世界之首,多产于两广、福建、台湾等地。

草菇营养价值丰富,每 100g 鲜菇含 207.7mg 维生素 C、2.6g 糖分、2.68g 粗蛋白、2.24g 脂肪、0.91g 灰分。草菇含有 18 种氨基酸,其中必需氨基酸占 40.47%～44.47%,此外,还含有磷、钾、钙等多种矿物质。

中医认为草菇性寒、味甘、微咸、无毒;草菇还能消食祛热,补脾益气,清暑热,滋阴壮阳,增加乳汁,防止坏血病,促进创伤愈合,护肝健胃,增强人体免疫力,是优良的食药兼用型的营养保健食品。草菇可炒、熘、烩、烧、酿、蒸等,也可做汤或作为各种荤菜的配料。草菇,无论鲜品还是干品,都不宜浸泡时间过长。

9. 猴头菇

猴头菇(*Hericium erinaceus*),又名猴头菌、猴蘑、猴头、猴菇、刺猬菌、花菜菌,为科属真菌子实体,其在自然界生长在壳斗科、胡桃科的倒木或活树的枯死部分,东北各省和河南、河北、西藏、山西、甘肃、陕西、内蒙古、四川、湖北、广西、浙江等省(自治区)都有出产,以大兴安岭、天山和阿尔泰山、横断山脉、西藏喜马拉雅山等林区尤多。猴头菇肉嫩味香、鲜美可口、营养丰富,色、香、味上乘,是明清两朝的皇室贡品。

猴头菇干品中蛋白质含量为 18%～24.2%,脂肪含量为 2.0%～3.5%,粗多糖含量为 4.07%～5.24%,麦角甾醇含量为 0.34%～0.47%。共检测出 16 种氨基酸,包括 7 种必需氨基酸,必需氨基酸含量都在 40%以上。其中谷氨酸含量最高,其次是天门冬氨酸和亮氨酸。谷氨酸作为神经中枢及大脑皮质的补剂,对治疗脑震荡或神经损伤、癫痫以及智障儿童均有一定疗效。天门冬氨酸是赖氨酸、苏氨酸、异亮氨酸、蛋氨酸等氨基酸及嘌呤、嘧啶碱基的合成前体,可作为 K^+、Mg^{2+} 离子的载体向心肌输送电解质,改善心肌收缩功能,同时可降低氧消耗,在冠状动脉循环障碍缺氧时,对心肌有保护作用。此外还含有维生素 B_1、维生素 B_2、核黄素、尼克酸以及铁、镁、锌、铜等微量元素。

猴头菇除了富含蛋白质及其他营养成分外,还含有多种生物活性成分,如多糖、猴头素、猴头菇菌酮、凝集素、二萜、腺苷、类固醇及挥发性芳香化合物等。

猴头菇能提高机体免疫力;抗衰老,促进脑神经细胞生长和再生,预防与治疗阿尔兹海默症;增强运动能力、解除疲劳;降血糖,降低血胆固醇、甘油三酯含量,调节血脂;保护胃黏膜,助消化,对胃炎、胃癌、食管癌、胃溃疡、十二指肠溃疡等疾病的疗效令人瞩目。临床上,可用于治疗消化道溃疡、慢性胃炎、动力障碍性消化不良、慢性乙型肝炎、复发性口疮和胃癌、食管癌等癌症辅助治疗等。

10. 灰树花

灰树花(*Grifola frondosa*),又名栗蘑、千佛菌、云蕈、莲花菇、贝叶多孔菌、舞茸等,日语名为"舞茸"(Maitake),隶属于担子菌纲,多孔菌目,多孔菌科,树花属,是一种珍稀食药两用真菌。灰树花子实体肉质脆嫩,味如鸡丝,芳香诱人,风味独特,同时具有多种生物活性作用,深受国内外市场青睐。目前,浙江、河北、四川、云南、福建等地都有了规模化的生产。

灰树花在传统的中草药中备受推崇。宋代科学家陈仁玉在其《菌谱》中记述灰树花"味甘、平、无毒,可治痔疮",为食用菌类。《神农本草经》指出,灰树花可用于改善脾胃病,安神补脑。现代研究发现灰树花富含维生素、矿物质、蛋白质、碳水化合物及酚类化合物,而脂肪含量和热量低。在现代医学中,灰树花的主要活性成分是灰树花多糖。药理研究表明,灰树花具有抗肿瘤、降血糖、降血脂、增强免疫力、抗炎、抗病毒、抗辐射、抗氧化、延缓衰老、预防高血压、抗肥胖、改善胰岛素抵抗、保肝等作用。

11. 蛹虫草

蛹虫草(*Cordyceps militaris*),又名北冬虫夏草、北虫草,隶属子囊菌亚门,粪壳菌纲,肉座菌亚纲,肉座菌目,虫草菌科、虫草属。蛹虫草由真菌的菌丝或孢子通过各种方式侵染鳞翅目、双翅目、鞘翅目等昆虫的成虫、蛹及幼虫,以寄主体内物质进行寄生生活,经过不断的发育和分解后,最终伸出昆虫体表,形成由子座(真菌部分)与菌核(虫的尸体部分)两部分共存的虫草菌生物体。蛹虫草主要生长在海拔2500m以下有阳光散射的山间缓坡向阳地带,子实体常发生于每年的夏末秋初,广泛分布于寒、温气候带及热带、亚热带地区。

蛹虫草的化学成分有虫草菌素、虫草酸、麦角甾醇、超氧化物歧化酶、硒、核苷类、肽类、维生素等。蛹虫草具有多种药理作用。蛹虫草对人黑色素瘤B16细胞、人白血病HL-60细胞、人体红血病K562细胞、喉癌细胞、人胃癌BGC-823细胞和白血病细胞U937等均具有较好的抑制效果。蛹虫草具有抗菌活性,其起抗菌作用的主要是虫草素。蛹虫草对肝肾及呼吸系统的保护作用,可明显改善慢性肾衰患者的身体状况,提高患者的生活质量,有效治疗慢性支气管炎,缓解内毒素或类似物质造成的肺部炎症,对肝脏损伤具有明显的保护作用。蛹虫草还具有抗氧化、调节免疫、调节内分泌、抗疲劳等功效。

12. 灵芝

灵芝是隶属菌物界 Fungi、担子菌门（Basidiomycota）、伞菌纲（Agaricomycetes）、多孔菌目（Polyporales），灵芝科（Ganodermataceae）的一类传统药用真菌的统称。中国野生灵芝科真菌有 100 余种，其中赤芝（*G. lucidum*）、紫芝（*G. sinense*）被国家药典收载和作为药食两用试点管理，同时二者和松杉灵芝（*G. tsugae*）被列入可用于保健食品的真菌菌种名单，此外，赤芝还被美国草药药典收录。2023 年国家卫生健康委员会、国家市场监督管理总局联合发文，将灵芝列入药食两用管理试点品种。

现代医学和药物化学研究表明，灵芝含有灵芝多糖、三萜类化合物、蛋白质、多肽和氨基酸、核苷、甾醇、生物碱、微量元素、维生素、脂肪酸、挥发油、杂萜及酚类化合物等多种生理活性物质，其中灵芝多糖和灵芝三萜为灵芝的主要有效成分。

《中华人民共和国药典》记载，赤芝和紫芝，性甘、平，归心、肝、脾、肺、肾五经，具有补气安神、止咳平喘的功能，可用于治疗心神不宁、失眠心悸、肺虚咳喘、虚劳短气、不思饮食等。灵芝具有抗肿瘤、免疫调节、保肝护肝、改善睡眠、强心、降血压、降血脂、降血糖、抑制动脉粥样硬化、镇咳平喘、延缓衰老等药理作用。临床应用上，灵芝主要用于治疗慢性支气管炎与哮喘、冠心病与高脂血症、高血压、糖尿病、神经衰弱、肝炎、肿瘤、解救毒菌中毒、保健以及治疗斑秃、萎缩性肌强直、艾滋病等。

13. 冬虫夏草

冬虫夏草（*Cordyceps sinensis*），隶属真菌界、子囊菌门、子囊菌纲、肉座菌目、虫草科、虫草属，其寄主为一种鳞翅目蝙蝠蛾科幼虫，其无性型为中华被毛孢（*Hirsutella sinensis*），为麦角菌科真菌冬虫夏草菌寄生在蝙蝠蛾科昆虫幼虫上的子座和幼虫尸体的干燥复合体。冬虫夏草对生态条件要求十分严格，其分布在青海、西藏、四川（甘孜，阿坝）、云南（德钦，中甸）、甘肃海拔 3000～5000m 的高山草甸和灌木丛带，尼泊尔、印度也有分布。

中医认为，冬虫夏草性甘、平，归肺、肾经，具有补肾益肺、止血化痰功能，主要用于治疗肾虚精亏、阳痿遗精、腰膝酸痛、久咳虚喘、劳嗽咯血等。冬虫夏草含有核苷类、多糖类、虫草酸、虫草素、麦角甾醇、生物碱、维生素等，其中腺苷、虫草酸和虫草素是冬虫夏草的主要活性物质。国家药典规定，冬虫夏草中腺苷不得少于 0.01%。现代研究表明，冬虫夏草具有免疫调节、抗肿瘤、抗心律不齐、降血压、降血脂、降血糖、保护心脏和肾脏、保肝、抗氧化、抗疲劳等作用，对呼吸系统也大有裨益。

14. 桑黄

桑黄(*Sanghuang porus*),隶属担子菌门(Basidiomycota)、伞菌纲(Agarico-mycetes)、锈革孔菌目(Hymenochaetales)、锈革孔菌科(Hymenochaetaceae)的一类多年生大型药用真菌,最早见于两千年前汉朝的《神农本草经》中的"桑耳",此外还有桑、桑上寄生、树鸡、胡孙眼、桑黄菰、桑黄菇等多个名称,在《药性论》《新修本草》《本草纲目》等均有记载。桑黄在传统中医药中主要用于治疗痢疾、盗汗、血崩、血淋、脐腹涩痛、脱肛泻血、带下、闭经、止泻、延年等。

现代科学研究表明,桑黄含有粗蛋白、粗脂肪、粗纤维、氨基酸等营养成分和多糖类、萜类、黄酮类、多酚类等活性成分。桑黄具有抑制肿瘤的作用,如对人肝癌细胞 HepG2、人乳腺癌细胞 MCF-7、人宫颈癌细胞 HeLa、人胶质瘤细胞 SHG-44、人肝癌细胞 SMMC-7721、非小细胞肺癌细胞系 A549、95-D、NCI-H460、人胃腺癌细胞 SGC-7901 等都具有抗增殖作用。桑黄多糖具有免疫调节作用,能够促进巨噬细胞 RAW 264.7 的增殖,增强细胞吞噬活性,促进 TNF-α 和 IL-6 等细胞因子的分泌。此外,还具有抗炎、抗氧化、抗衰老、保肝、抗流感等多种药理功效。

15. 牛樟芝

牛樟芝(*Taiwano fungus camphoratus*),又名樟芝、樟菇、牛樟菇、红樟芝、血灵芝、樟内菇、樟生薄孔菌等,其对生长环境的要求较苛刻,仅见于台湾的桃园、苗栗、南投、高雄及屏东等海拔 450~2000m 的深山密林中,腐生于台湾牛樟树的树干中空内部或倒伏树干的表面。牛樟芝的民间应用历史已有 200 年,台湾原住民认为牛樟芝具有解酒、解食物中毒、止腹泻和止吐作用,可以治疗肝脏病变以及缓解体力透支症状。民间认为的疗效还包括祛风行气、活血化瘀、解毒消肿、镇静止痛等。牛樟芝被誉为"台湾瑰宝""台湾森林中的红宝石"。自1990 年开始逐渐成为台湾研究最热门的抗癌药物及保健品之一。

从牛樟芝中分离到的化学成分已超 200 种,包括烷醛、芳香烃、羧酸、脂肪酸酯、腺苷等初级代谢产物,另有精油、多糖、三萜、超氧化物歧化酶、凝集素、微量元素、苯的衍生物、安卓奎诺尔等。三萜、多糖、马来酸衍生物、安卓奎诺尔为牛樟芝的主要活性成分。牛樟芝的药理作用有抗肿瘤、保护肝脏、抗炎症、抗氧化、免疫调节等。

五、其他类食物原料及营养

(一)油脂

1. 概述

油脂是一类从动物或植物中提取的脂肪类物质,在室温下呈液态或半固态状态的天然或人工生产的动植物油类物质。油脂是我们日常饮食中不可或缺的食物原料之一。它既可以提供能量，又可以满足人体对脂溶性维生素和必需脂肪酸的需求，帮助吸收脂溶性维生素。它们在食物中常用于调味、烹饪和制作食品。

2. 油脂的种类

常见的油脂种类按其来源可分为植物油、动物油和人造油。

植物油是从各种作物种子中提取得到的，包括橄榄油、葵花籽油、花生油、大豆油等。

动物油主要来自于动物身体内部所含有的脂肪组织，如牛、羊、猪等家畜以及鱼类的脂肪。相比于植物性油脂，动物性油脂的熔点较高，容易在室温下凝固成固态。这使得它们在烹饪和食品加工中具有一定的优势。

人造油是指经过加工合成的油脂，如人造黄油、人造奶油等。

3. 油脂的特点

油脂的特点主要体现在脂肪酸组成和营养价值上。油脂根据脂肪酸的饱和程度通常分为饱和脂肪酸和不饱和脂肪酸，不饱和脂肪酸又分为单不饱和脂肪酸和多不饱和脂肪酸。

饱和脂肪酸主要存在于动物油中，如牛油和猪油，摄入过多会增加心血管疾病的风险。

单不饱和脂肪酸主要存在于橄榄油和花生油中，对心脏健康有益；多不饱和脂肪酸主要存在于深海鱼油中，对维持神经系统和细胞健康至关重要。植物性油脂通常含有更多的不饱和脂肪酸，如亚油酸、亚麻酸等。这些不饱和脂肪酸对人体健康非常重要，可以降低血液中胆固醇水平，并预防心血管疾病。此外，植物性油脂还富含维生素 E 等抗氧化剂，具有保护细胞免受自由基损伤的作用。

4. 油脂的营养价值

油脂是高能量食物，每克可提供 9 千卡的能量。除了提供能量外，油脂还是脂溶性维生素（如维生素 A、维生素 D、维生素 E 和维生素 K）的重要载体。不饱和脂肪酸对降低血液中的低密度脂蛋白胆固醇有益，同时对心脏健康和预防疾病起到积极的作用。

无论是哪种类型的油脂，在摄入时都需要适量控制，尤其是饱和脂肪酸的摄入。毕竟，虽然油脂能够为我们提供必要的能量，并参与到许多生理功能中，但过量摄入会导致身体储存过多的能量，增加患肥胖、心血管疾病等的风险。建议选择含有较高不饱和脂肪酸的油脂，如植物油，以实现均衡的膳食脂肪摄入。

油脂作为一种重要的食物原料,既提供能量,又满足人体对脂溶性维生素和必需脂肪酸的需求。不同类型的油脂具有不同的特点和营养价值,我们在选择和使用时需要适量控制并合理搭配。通过科学合理地摄入油脂,我们可以保持良好的健康状况,并预防许多慢性疾病的发生。

(二)调味品

1.概述

调味品是用于增添食物的风味和口感的物质或混合物,是我们日常生活中不可或缺的一部分。调味品可以是天然的,如香草、香料和盐,也可以是人工合成的调味料,如酱油、味精和调味酱。调味品在烹饪中起到调色、提味、增香和协调食物口感的作用,并且能够使平淡无奇的食材变得更加有趣和美味。

2.调味品的种类

常见的调味品包括盐、酱油、醋、味精、糖、辣椒酱、香草、香料、调味酱等。每个国家和地区都有自己独特的调味习惯和传统。每种调味品都有其独特的口味和用途。

3.调味品的特点

不同的调味品具有不同的特点。例如,盐可以增添食物的咸味、平衡其他风味;糖可以增加甜度,并减轻辛辣或苦涩感;酱油可以增强食物的鲜味;胡椒粉则带来微妙的辛辣味道;香料和香草可以提供丰富的香气;辣椒酱可以增添食物的辣味等。调味品还可以增强菜肴的香气,使其更加诱人。

4.调味品的营养价值

调味品通常不是主要的营养来源,但它们可以提供食物的口感和风味,从而增加食欲。虽然调味品通常只需少量使用,但它们对于菜肴的口感和风味起着重要作用。此外,一些调味品还具有一定的营养价值。例如,酱油富含氨基酸和维生素 B,并且具有增强食欲、促进消化的作用;花椒含有丰富的维生素 C 和纤维素;一些调味品如香草和香料可能含有抗氧化剂和抗炎成分,具有一定的保健作用。

5.调味品的应用

调味品在烹饪中发挥重要的作用,可以用于提味、调味和调和食物的味道。不同的调味品适用于不同的菜肴和烹饪方式。调味品在各种菜肴中都有广泛应用。例如,在中式炒菜中常使用葱姜蒜等辛香料提升风味;在西式料理中,香草等常用于调味汁和腌制食材;在日式料理中,酱油、味噌等是不可或缺的调味品。又如,盐可以用于煮、炒、烤和腌制食物,酱油适用于炒菜和调味汁,香草和香料可以用于调味烘焙食品等。在使用调味品时应适量控制,以保持食物的平衡和健康。

需要注意的是,在过度使用或选择不当的情况下,调味品可能会对健康产生负面影响。高盐摄入可能导致高血压等健康问题;过量摄入糖分与肥胖、糖尿病相关;某些人群对辣椒等刺激性调料敏感,可能会引发消化不良。

此外,一些特定的调味品还具有特殊的用途。例如,醋可以用于腌制食材,并能够改善肉类和海鲜的口感;花椒则常被用来提升火锅等菜肴的辣度和风味。

总之,调味品是丰富我们饮食多样性并增加美味感受的重要组成部分。它们不仅能够为菜肴增添风味,还在一定程度上提供了营养价值。然而,在使用时需要适量,并注意选择健康合理的调味品。通过合理使用各种调味品,我们可以让每一道菜都变得更加美味可口。

六、食品添加剂

(一)概述

食品添加剂虽然不是食物本身所必有的,但是它对于食品品质的保持是非常有必要的。世界各国对食品添加剂的定义不尽相同。联合国粮农组织(FAO)和世界卫生组织(WHO)联合食品法规委员会对食品添加剂的定义是:食品添加剂是有意识地、一般以少量添加于食品,以改善食品的外观、风味和组织结构或贮存性质的非营养物质。按照这一定义,以增强食品营养成分为目的的食品强化剂不应该包括在食品添加剂范围内。按照《中华人民共和国食品安全法》第九十九条,中国对食品添加剂的定义为:食品添加剂,指为改善食品品质和色、香和味以及为防腐、保鲜和加工工艺的需要而加入食品中的人工合成或者天然物质。目前我国的食品添加剂有 23 个类别,2000 多个品种。

视频 3-7　即使偶尔吃油条,美味蓬松酥脆还是要的　　视频 3-8　认识食品中的食品添加剂

(二)食品添加剂的特征与作用

食品添加剂具有以下三个特征:

(1)食品添加剂是加入到食品中的物质,一般不单独作为食品来食用。

（2）食品添加剂既包括人工合成的物质，也包括天然物质。

（3）将食品添加剂加入食品的目的是改善食品的品质和色、香、味，以及满足防腐、保鲜和加工工艺的需要。

食品添加剂的出现大大促进了食品工业的发展，并被誉为现代食品工业的灵魂，这主要是因为它给食品工业带来许多好处。其主要作用大致如下。

1. 利于食品保存，防止变质

防腐剂可以防止由微生物引起的食品腐败变质，延长食品的保存期，同时还具有防止由微生物污染引起的食物中毒作用；抗氧化剂则可阻止或推迟食品的氧化变质，保证食品的稳定性和耐藏性，同时也可防止可能有害的油脂自动氧化物质的形成。此外，还可用来防止食品，特别是水果、蔬菜的酶促褐变与非酶褐变。这些对食品的保藏都是具有一定意义的。

2. 改善食品的感官性状

食品的色、香、味、形态和质地等是衡量食品质量的重要指标。适当使用着色剂、护色剂、漂白剂、食用香料以及乳化剂、增稠剂等食品添加剂，可以明显提高食品的感官质量，满足人们的不同需要。

3. 保持或提高食品的营养价值

在食品加工时适当地添加某些属于天然营养范围的食品营养强化剂，可以大大提高食品的营养价值，这对防止营养不良和营养缺乏、促进营养平衡、提高人们健康水平具有重要意义。

4. 增加食品的品种和方便性

现在市场上已拥有多达 20000 种以上的食品可供消费者选择，尽管这些食品的生产大多通过一定包装及不同加工方法处理，但在生产过程中，一些色、香、味俱全的产品，大都不同程度地添加了着色、增香、调味乃至其他食品添加剂。正是这些众多的食品，尤其是方便食品的供应，给人们的生活和工作带来极大的方便。

5. 有利于食品加工

为适应生产机械化和自动化，在食品加工中使用消泡剂、助滤剂、稳定和凝固剂等，可有利于食品的加工操作。例如，当使用葡萄糖酸 δ 内酯作为豆腐凝固剂时，可有利于豆腐生产的机械化和自动化。

6. 满足其他特殊需要

食品应尽可能满足人们的不同需求。例如，糖尿病人不能吃糖，则可用无营养甜味剂或低热能甜味剂，如添加木糖醇制品供糖尿病病人食用。

(三)食品添加剂的种类与作用

食品添加剂根据其在食品加工中的作用和性质,可以分为多个类别。常见的分类方法有功能性分类和化学结构分类等。以功能性分类为例,常见的食品添加剂包括以下几类:

(1)酸度调节剂　如柠檬酸、苹果酸等,用于调节食品的酸碱度。

(2)着色剂　如胡萝卜素、红曲色素等,用于增加食品的色彩。

(3)防腐剂　如苯甲酸钠、山梨酸钾等,用于抑制食品中的微生物生长,延长食品的保质期。

(4)甜味剂　如蔗糖、麦芽糊精等,用于增加食品的甜味。

(5)增稠剂　如明胶、果胶等,用于增加食品的黏稠度或凝固性。

(6)香料　如香草精、大蒜油等,用于增加食品的香味。

(7)营养强化剂　如维生素C、钙等,用于增加食品的营养价值。

(8)抗氧化剂　如维生素E、抗坏血酸钠等,用于抑制食品中的氧化反应,延长食品的保鲜期。

(9)稳定剂　如明胶、磷酸二氢钠等,用于保持食品中的成分的稳定性。

(四)食品添加剂使用原则

(1)安全性原则　食品添加剂必须经过严格的安全评估,确定其对人体健康的安全性。

(2)合理性原则　食品添加剂的使用必须符合食品加工的需要,不能滥用或超出必要范围。

(3)技术性原则　食品添加剂必须符合食品加工技术的要求,不能影响食品的质量和风味。

(4)标签原则　食品添加剂必须在食品包装上明确标注,以便消费者了解食品中的添加剂成分。

第二节　食品保藏

一、概述

食物作为人类生存的必需品,人们期望所吃的食物是安全的(不会中毒)并且能够满足营养(生长发育所需)、一定风味(口感、质地)需求,甚至保健方面的追求。但是自古以来,无论是采集、捕获或者种植、养殖所得的食物,要么是不能满足当时所需,要么是大大超过了人类所需要量。因此,人类很早就开始了将多余的食物用晒干、腌渍、发酵等方法处理,使得食物能够保存得更久以备不时之需。人们也发现食品随着时间的变化会产生劣变——物理性、化学性和生物性的,一些劣变会产生危害人体的有毒素等物质,因此食品需要通过保藏达到在一定时间内品质稳定的要求。常见的食品保藏方法有热处理、冷处理、干燥、加酸和糖、隔绝气体、加化学品及辐照等。此外,食物通过加热、冷却、搅拌、发酵等方法和组合将其制作成各种各样的加工食品,也丰富了人类的食物品种。

(一)概念

食物保藏是指在一定的条件下,为了延长食物的保质期,保持食物的新鲜度、质量和风味所采用的一系列方法和措施。其目的是延长食物的使用寿命,减少食物的损耗和浪费,对于人类的生存和健康至关重要。因此,正确地进行食物保藏对于确保食品安全和满足人们日常需求具有重要意义。

在讨论食物保藏之前,我们需要明确"食物"和"食品"的概念。

1. 食物

通常情况下,"食物"是指供给身体营养和能量所需的任何东西,可以包括天然产生的农产品、动物产品以及经过加工制造后得到的成品。食材通常指食物原料。

2. 食品

通常特指经过处理、加工并符合特定标准用于人类消费的可供摄入的材料。不同种类的食材或者加工制作后得到的成品,在其含水率、酸碱度、蛋白质含量等方面存在差异,这些因素会影响其保存期限以及劣变速度。常见的食物保藏方法包括冷藏、冷冻、真空包装、腌制、热处理、干燥等。这些方法可以有效地延长食品的保存期限,一定程度上保持其原有的质量和口感。

(二)食品品质与食品品质劣变

新鲜食品随着时间的变化会发生变质。食品变质是指食品发生物理变化使外形变化,以及在以微生物为主的作用下发生腐败变质,其包括食品成分与感官性质的各种酶性、非酶性变化及夹杂物污染,食品变质后发生感官、质量、营养价值、食品安全、色泽、质构以及风味等的改变,使食品降低或丧失食用价值的一切变化。

1. 食品品质

食品的品质是指其在价值、外观、口感以及安全性等方面符合人们需求的程度。优质的食品应当具备良好的营养价值,并且能够满足人们对于外观和口感方面的期待。

2.食物与食品特性

不同种类的食材或者加工制作后得到的成品,都具备各自特定的特性。比如,水果富含维生素和纤维素,而肉类则富含蛋白质和脂肪。了解这些特性有助于我们更好地进行食品保藏和加工操作。

3.食品变质与腐败

食品品质劣变主要表现在变质与腐败。当食物失去原有特点并发生不可逆转变化时,即为变质。而腐败则指由于微生物活动导致食物产生恶臭味道或者出现其他异常现象。食物变质的结果,会使食物产生物理变化或腐败变质。物理变化是食品外形的变化,如饼干的破碎;而腐败变质,如鱼、肉的腐臭,水果和蔬菜的腐烂,油脂的酸败,粮食的霉变等,可使人致病,对人体有害。常见的食品变质类型包括腐败、酸败、霉变、氧化、水分损失等。

(三)导致食品劣变与腐败因素

1.按照导致劣变因素的来源

导致食品变质与腐败的因素按照来源分有内源性因素和外源性因素。

(1)外源性因素　包括温度、相对湿度、光照、氧以及污染物的介入等。

(2)内源性因素　食品的成分、水分活度、水分含量、微生物和酶的种类及含量水平、渗透压以及 pH 值等。

2.按照发生劣变的类型

导致食品变质与腐败的因素按照发生劣变的类型可分为生物因素、化学因素和其他因素。

(1)生物因素　主要包括微生物和昆虫等生物的侵入和繁殖以及被动物破坏。其中微生物是导致食品腐败的主要原因之一。常见的微生物包括细菌、霉菌和酵母菌等,它们通过分解食材中的营养成分,产生异味并完成自身的繁殖,从而影响食品质量。昆虫则常常以食品为栖息地或寄主,并通过其体液、排泄物等对食品造成污染。

(2)化学因素　化学反应也会对食品造成不可逆转的影响,氧气、水分、酸碱度等因素引起的氧化反应、酶促反应导致食品化学反应的发生。氧化反应是导致食品变质的重要原因之一,它使得食物中的脂肪氧化产生有害物质,如酸败味和过氧化值增加。酶促反应则是指食品中存在的酶与其他组分发生作用,导致色泽、口感等方面发生改变。

大多数食材都含有一定比例的水分,这有助于保持其湿润和新鲜。食品中的水分类型划分为结合水、游离水。过高或者过低的水分含量都可能导致食品腐败和变质。

(3)其他因素 除了以上两类因素外,还有其他一些因素也会导致食品劣变,如温度、湿度、光照环境等条件也会对食品质量产生影响。例如,高温会加速微生物繁殖,而暴露在阳光下会使食材中的维生素受到破坏。食品的成分、加工技术、包装材料、储存条件等也会对食品的稳定性产生影响。适当控制这些因素可以延缓食品的劣变过程。

(四)食品保藏方法

食品保藏的目的是确保食品的营养卫生和安全。常用的保藏方法主要有以下几种:

(1)除去/降低食品中的水分含量,如干燥、脱水。

(2)降低食品的保存温度,如冷却、冷冻。

(3)加热灭菌,如罐装、瓶装。

(4)采用化学方法,如盐腌、腌渍、裹糖屑。

(5)利用 X 或 γ 射线照射食品。

不同食品类型的保藏需求也不相同,在选择保藏方法时,我们需要了解不同方法的原理。

(1)干燥法 通过蒸发食物中的水分来阻止微生物繁殖,适用于需要降低食物水分含量的情况,如果蔬干、肉干等。

(2)加热法 适合于大部分通过加热杀灭细菌并在一定条件下保存的食品,如饮料、罐头等。

(3)冷藏法 适用于需要保持食品低温状态的情况,通过降低食品温度来抑制微生物生长和酶的活性,如肉类、奶制品等。

(4)真空法 将食品置于真空环境中,削弱氧化反应和微生物侵害。如奶粉采用真空或充氮气保存效果更佳。

(5)添加剂法 向食品中添加一些化学物质,如抗氧化剂、防腐剂等,以延缓劣变过程。如在油脂中会加入一些抗氧化剂来提高油脂的稳定性。

总之,食物保藏是为了延长食品保存时间和维持其质量而采取的措施。我们可以通过了解食品特性和劣变因素,在实践中选择合适的保藏方法以及相应原理。这样做不仅有利于减少浪费,还能确保人们获取到新鲜、安全的美味食品。

二、干燥与加热

(一)概述

食品干燥和加热处理是常见的食品保藏方法。通过去除水分和杀死细菌,食品可以延长保存时间,并且口感更好,它们在食品加工业中起着重要的作用。

食品加热和干燥的历史可以追溯到远古时代。在没有冷藏设备的时代,人们使用自然风力和太阳

视频 3-9 食品的加热处理

视频 3-10 微波炉曾经是
创新的典范

能将食物晾干。人们发现通过加热可以煮熟食物,提高食品的消化性和可保存性。后来人们发现食物保存时间的长短和食物中的细菌有关。随着科学技术的进步,现代食品加工设备的出现使得干燥和加热食品的生产更加高效和可靠。现代食品加热处理方法包括烧烤、炸、烘烤、蒸煮等。

食品干燥和加热处理保藏食品的历史对人类社会产生了深远的影响。以下是其中一些重要的影响。

(1)保证食品供应稳定性 食品干燥和加热处理使得人们能够在原料季节性丰富时将其保存下来,以备不时之需。这提高了食品供应的稳定性,减轻了饥荒和饮食不均衡的问题。

(2)促进经济发展 通过干燥和加热处理延长了食品保质期,促进了农业、畜牧业和渔业等领域的发展。这种技术使得农产品可以跨越地域限制而进行储存、运输和销售,为农民创造了更多的经济机会。

(3)推动贸易与文化交流 由于干燥和加热处理方法可以延长食物保质期,并改善其适应性和便携性,因此促进了跨区域、跨国界的贸易与文化交流。例如,在古代丝绸之路上,将水果、肉制品等进行干燥和加热处理后可作为商品进行长途运输。

(4)提高食品的多样性 食品干燥和加热处理可以使得食物更加便携,同时保留大部分的营养成分。这为人们提供了各种类型的长效食品选择,增加了饮食多样性,并满足了不同地区和群体对于食物需求的差异。

总之,食品干燥和加热处理在历史上对人类社会产生了积极影响。它改变了人们获取、保存和消费食品的方式,促进了经济发展、文化交流以及饮食多样性的实现。

(二)干燥

1.概念

干燥就是指在热空气中食品中的水分受热蒸发后被去除的过程。

2.干燥技术对食品保存的影响

(1)延长保质期　干燥技术通过去除或减少食物中的水分,抑制微生物生长和酶的活性,延长了食品的保质期。

(2)减少体积和重量　通过干燥处理,食品可以变得更加轻便且占用空间较小。这使得储存、运输和携带更加方便,并节省了存储空间。

(3)营养素保存　适当的干燥技术可以最大程度地保留食材中的营养成分。虽然一些营养素可能因暴露在高温下而受到损失,但相比其他方法,干燥通常能够更好地保存多种营养素。

(4)方便食用　经过干燥处理后,许多类型的食品具有较长的保质期并且易于保存。这使得人们可以随时食用,无需担心食物的新鲜度和可食用性。

(5)扩大选择范围　干燥技术可以应用于各种不同类型的食材,包括水果、蔬菜、肉类、海鲜等。通过干燥处理,人们全年可以享受到无季节限制的多样化食材。

3.适合干燥处理的食材

适合干燥处理的食材包括但不限于以下几种:

(1)水果　例如苹果、葡萄、梨、草莓、香蕉等水果,可以通过干燥处理制作成干果,如苹果干、葡萄干等。

(2)蔬菜　一些根茎类的蔬菜如胡萝卜和甜菜根,以及豆类如扁豆和豌豆等都适合进行干燥处理。此外,洋葱和大蒜也可以制成粉末形式。

(3)坚果与种子　坚果类食材如核桃、杏仁、开心果等经过干燥后可作为零食或用于糕点。花生也可以经过烘焙去皮后制成花生酱或者花生粉。部分种子如花生和芝麻也常被用于制作调味料。

(4)肉类与海鲜　肉类产品(例如牛肉)和海鲜(例如虾)可以通过腌制或晾晒来进行干燥处理,从而制作出肉干、虾干、火腿等产品。

(5)面粉与谷物　面粉本身就是通过将谷物(如小麦)研磨成粉末而得来的干燥产品。此外,谷物还可以制成米饼、面条等干货。

(6)调味品　如干辣椒、干姜、蒜粉等。

需要注意的是,在进行干燥处理时,不同的食材可能需要使用不同的方法和技术。因此,在具体操作之前,最好了解特定食材的最佳处理方式。

4.干燥处理要考虑的因素

选择适合干燥处理的食材时,以下几个因素需要考虑:

（1）水分含量　选择水分含量适当的食材进行干燥处理。通常来说，水分含量低于85％的食物是比较适宜进行干燥处理的。

（2）结构和质地　柔软、脆弱或易碎的食材容易在干燥过程中变形或损坏。相反，硬质或具有一定韧性的食材能够更好地保持其形态和结构。

（3）营养价值　不同种类的食物在经过干燥处理后可能会导致某些营养成分的丢失。因此，在选择要进行干燥处理的食材时，需要考虑其对营养价值和口感是否有重要影响。

（4）风味特点　一些食物在经过干燥处理后可能会改变其原始口味和香气。根据个人喜好和预期结果，可以选择那些在经过干燥后仍然保持良好口感和香气特点的食材进行处理。

常见适合进行干燥处理的食材包括水果、蔬菜、坚果、肉类和海鲜等。但具体选择还应根据需求和所要制作的成品特性来确定。

5.食品干燥方法

食品干燥的方法有很多，根据所采用热量的来源，干燥方法可分为自然干燥和人工干燥两大类；按照水分蒸发压力，干燥方法可分为常压干燥和真空干燥两大类；按照水分去除的原理，有热力干燥和冷冻升华干燥；根据热能传递方式，可分为对流干燥、传导干燥和辐射干燥；按操作方式的不同，可分为间歇式干燥和连续式干燥。也可根据需要将不同干燥方法进行组合。

（1）自然干燥法　自然干燥就是在自然环境条件下对食品进行干燥处理的方法，通常包括晒干、晾干、阴干等方法。

自然干燥与一个地区的温度、湿度和风速等气候条件有关，炎热和通风是最适宜于自然干燥的气候条件，我国北方和西北地区的气候常具备这样的特点。自然干燥法是一种最为简便易行的对流干燥方法。

自然干燥需要较大的场地，场地宜有阳光照射或通风良好，场地要清洁卫生，要有预防下雨和潮湿气候的措施。为了加速并保证食品均匀干燥，晾晒时应经常翻动。

自然干燥的优点是方法简单，投入费用低，干燥过程中管理比较粗放，能在产地就地进行，还能促使尚未完全成熟的原料进一步成熟。但是该干燥过程缓慢，干燥时间长；干燥产品质量不均匀，制品容易变色，维生素类损失较多；产品容易受到微生物以及灰尘、蝇、鼠等污染，产品安全性保障困难。

（2）人工干燥法　人工干燥法就是在人工控制工艺条件下干制食品的方法，可以克服自然干燥的一些缺点。人工干燥法需要一定的干燥设备，人工干燥法又分为对流干燥、接触干燥、真空干燥、冷冻干燥几种（见表3-1），目前常用的干燥设备有空气对流干燥设备、真空干燥设备、滚筒干燥设备、真空冷冻干燥设备等。

表 3-1 各种干燥方法的特点

种类	特点	优点	缺点
晒干	将食品物料放在晒场,直接暴露于阳光和空气中。食品物料获得太阳热能后,其中水分受热而向周围空气中蒸发,直到它的水分含量降至和空气温度及其相对湿度相适应的平衡水分为止。	简单,加工成本相对较低。	容易被污染,品质不稳定。
阴干或晾干	在气候十分干燥、空气相对湿度低的地区,不是直接在阳光下,而是利用风让物料水分自然蒸发。我国西北地区属干旱半干旱地区,有利于干制,如新疆葡萄干的生产常用阴干方法。	简单,加工成本相对较低。	容易被污染,品质不稳定。
空气对流干燥	热量以对流的方式传递给湿物料,使食品材料中的水分汽化,以达到干燥的目的。有箱式干燥、隧道式干燥、输送带干燥、流化床干燥、喷雾干燥等。	不受气候条件的限制,干燥迅速、效率高、干制品的品质优良、完成干燥所需时间短,应用最普遍。	整个系统动力消耗大,对物料状态等有一定要求,不适合黏度太大食品。
接触干燥	将被干燥物料与加热面置于直接接触状态,蒸发水分的能量来自于被加热的固体接触面,热量以传导的方式传递给物料,如滚筒干燥。热传导干燥可以在常压状态也可在真空状态下进行。	干燥速度快、热效率高、热能经济、干燥费用低。适用于浆状、泥状、糊状、膏状、液态物料,如干燥麦片、米粉、马铃薯等。	由于滚筒表面温度总是很高,容易使制品带有煮熟味和不正常的颜色。
真空干燥	在密闭的容器中抽去空气,减压而进行干燥的一种方法。干燥过程中容易发生氧化等化学变化的物料能更好地保持原有的特性,从而减少品质的损失。	干燥产品可形成多孔结构,呈松脆的海绵状,易于粉碎,有较好的溶解性、复水性,有较好的色泽和口感。适用于热敏性物料,或高温下易氧化的物料。	浸膏等黏稠物料干燥时,容易起泡溢出,造成浪费和污染,生产能力较低,干燥成本较高。
冷冻干燥	又称升华干燥。利用冰晶升华的原理,在高度真空的环境下,将已冻结了的食品物料的水分不经过冰的融化直接从冰固体升华为蒸汽,然后在较高真空下将水分除去的干燥方法。	能最大限度地保存食品的色、香、味;能保存食品中的营养成分和热敏性成分。冻干产品呈多孔疏松结构,复水快,食用方便;干制品重量轻,体积小,贮藏时占地面积小,方便运输。	干燥时间较长,设备投资较大,适合应用于高附加值、需要保持活性物质、高品质产品的加工。

食品的干燥过程涉及复杂的化学、物理和生物学的变化,对产品品质和卫生标准要求很高,有些干燥制品还要求具有良好的复水性,即干制品复水后恢复到接近原先的外观和风味。因此要根据物料的性质(黏附性、分散性、热敏性)和生产工艺要求,并考虑投资费用、操作费用等经济因素,正确合理地选用不同的干燥方法和相应的干燥装置。

6.干燥对食品的影响

物料在干燥过程中,随着温度的升高、水分的去除,会发生一系列的变化,这些变化主要是食品物料内部组织结构的物理变化以及食品物料组成成分的化学变化。这些变化直接关系到干制品的质量和对贮藏条件的要求,而且不同的干燥工艺引起的变化程度也有差别。

(1)物理变化　食品被干燥时经常出现的物理变化有干缩、干裂、表面硬化和多孔性形成等。由于水分被去除,其他成分呈现出更高的浓度,这可能导致一种更加浓郁、集中的口感和风味。某些食材在经过干燥处理后可能失去原本的湿润感。

(2)化学变化　食品被干燥后可能发生化学变化,这些变化会影响干制品及其复水后的品质,如色泽、风味、质地、黏度、复水率、营养价值和贮藏期等。

食品干燥后失去水分,每单位质量干制食品中营养成分如蛋白质、脂肪和碳水化合物等的含量会增加,但其品质不如新鲜食品,且脱水食品会出现损耗。

蛋白质:易变性,组成蛋白质的氨基酸与还原糖发生作用,发生美拉德反应而褐变。

脂肪:高温脱水时脂肪氧化比低温时严重得多,应注意添加抗氧化剂,并避免接触紫外线以及铜、铁等金属离子。

碳水化合物:水果中含有丰富的碳水化合物,葡萄糖、果糖等糖类,在干燥高温长时间的条件下,易分解而导致损耗;碳水化合物含量高的食品在高温下容易焦化,还原糖在酸性条件下与氨基酸容易发生褐变反应。这些都会引起果蔬的变质和成分损耗。

维生素:部分维生素易被氧化而损失,如维生素C、维生素B_1、维生素B_2、胡萝卜素等。采用加工前钝化酶、采用低温干燥等方法能提高干制品中维生素的保留率。

(3)色泽变化　食品的色泽随物料本身的物化性质和成分而改变,干燥会改变食品的物理化学性质,使其反射、散射、吸收传递可见光的能力发生变化,从而改变食品的色泽,表现为褪色和褐变。

7.干制食品的包装与贮藏

为了保持干制食品的特性、延长保存期以及方便运输,通常需要对干制食品进行预处理、包装、贮藏。通过包装可以控制水分活度在微生物不能生长的范围,使干制食品不会因为微生物而发生腐败。用的包装材料有纸质材料、塑料材料、金属材料、玻璃材料,以及几种材料制成的复合材料。

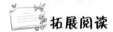 **拓展阅读**

干制食品的包装及贮藏要求

1.干制食品的包装材料

干制食品在包装前需要进行预处理。预处理包括筛选分级、匀湿、灭虫、压片/块处理,以适应包装要求。

(1)包装要求

干制食品的保藏期受包装的影响极大。干制食品的包装应达到以下要求:

①能防止干制食品吸湿回潮以免结块和长霉;

②能防止外界空气、灰尘、虫、鼠和微生物以及气味等入侵;

③不透外界光线或避光;

④在贮藏、搬运和销售过程中保持耐久牢固;

⑤与食品相接触的包装材料应符合食品卫生要求,无毒、无害,并且不会导致食品变性、变质。

另外,包装费用应做到低廉或合理,对于防湿或抗氧化要求高的干制品,除包装材料要符合要求外,还需要在包装内另加干燥剂或结合充氮气、抽真空等措施。

(2)包装容器和材料

干制食品通常水分活度较低,干制食品的保藏性除了与食品组成成分、质构及干制过程的条件控制密切相关外,包装材料及包装状态也极为重要。常用的包装材料有以下几种。

①纸质材料。纸盒和纸箱是干制食品常用的包装容器,也可有纸袋、纸罐、纸筒等。大多数干制食品用纸盒包装时还衬有防潮包装材料如涂蜡纸、羊皮纸以及具有热封性的高密度聚乙烯塑料袋,以后者较为理想。纸盒还常用能紧密贴盒的彩印纸、蜡纸、纤维膜或铝箔作为外包装。纸盒包装在贮藏时不防潮,易受到害虫入侵。纸箱一般用于运输包装。

②塑料材料。塑料包装是干制食品常用的包装,有涂料玻璃纸袋以及塑料薄膜袋和复合薄膜袋包装。聚乙烯袋和聚丙烯袋包装是使用最普遍的,也常采用"玻璃纸—聚乙烯—铝箔—聚乙烯"组合的复合薄膜和"纸—聚乙烯—铝箔—聚乙烯"组合的复合薄膜材料。薄膜材料包装体积小、轻便,它可供真空或充惰

性气体包装之用。对于易碎干制品,充气包装可以避免在运输和贮藏过程中干制食品受压破碎或包装袋被坚硬干制品刺破。以塑料和铝箔制成的复合薄膜具有不透光、不透湿和不透氧的特点。

③金属材料。金属制成的金属罐是包装干制食品较为理想的容器。它具有密封、防潮、防虫以及牢固耐久的特点,并能避免在真空状态下发生破裂,可保护干制品不受外力的挤压,维持原有形状。

④玻璃材料。玻璃的化学稳定性高,玻璃瓶具有透光、防潮、防虫等优点,可回收再利用,能保护干制食品不被压碎,也可被加工成棕色而避光,但容易破碎,重量相对增加。

2. 干制食品贮藏要求

除了包装材料本身应有隔氧、隔气和阻光以及密封性能,良好的贮藏环境亦是延长和保证干制食品贮藏性的重要因素。

(1)温度

一切反应无论是氧化还是褐变都是随温度的升高而加快,随时间的延长而增加的。如高温贮藏会加速高水分乳粉中蛋白质和乳糖之间的反应,从而导致产品的颜色、香味和溶解性发生不良的变化。而在一定范围内温度每增加$10℃$,干制蔬菜的褐变速度就会增加$3\sim7$倍。

(2)湿度

水分增加会导致食品中成分的化学反应,导致产品的颜色、香味和溶解性发生不良变化,当温度较高时,反应则会加速。

(3)光线

光照条件下会导致乳粉脂肪的氧化、蔬菜中类胡萝卜素的褪色。当温度较高又有光线时能使很多化学反应加速,会导致干制食品变色和失去香味。

因此,干制食品无论是工厂生产、运输销售或是家庭储藏,都应注意保持清洁卫生、通风良好、干燥和低温、避光储存,防止虫鼠咬噬。

(三)加热

早在古代,人们就开始利用火源对食物进行加热处理,这不仅能够改善食物的口感和风味,还具有杀菌消毒作用。随着科学技术的进步,人们发展出了更多种类的加热方法,并深入探究了其原理与应用。

1. 概念

加热是一种常见的食品处理方法,通过将食品暴露在高温环境下,达到杀灭细菌和微生物、改变食品结构以及延长保质期的效果。

2.食品加热保存的原理

加热保存食品的原理主要包括以下几个方面。

(1)杀灭微生物　加热过程中,高温能破坏微生物的细胞壁和膜结构,抑制其生长和繁殖,达到杀菌消毒的目的。

(2)使酶失活　食品中的酶是导致食品变质的主要原因之一,加热可以使酶失活,阻断酶的作用,延长食品的保质期。

(3)蛋白质变性　高温可以使蛋白质变性,改变蛋白质的结构,使其不再易于腐败变质。

(4)水分蒸发　加热可以使食品中的水分蒸发,降低水分含量,控制微生物生长。

3.常见加热类型

常见的加热类型包括传导加热、对流加热、辐射加热和微波加热等。

传导加热:通过接触面传递能量,使食物温度升高,如用锅炒菜、烤肉等。

对流加热:通过液体或气体的循环来将能量传递给食物,如煮汤、烘焙蛋糕等。

辐射加热:利用电磁波辐射直接将能量传递给食物,如肉的烧烤、烘箱干燥等。

微波加热:利用微波使食物中的分子振动,产生摩擦效应来进行加热,如用微波炉加热食品。

4.加热对食品品质与营养的影响

虽然加热可以有效杀灭细菌和抑制酶活性,延长保质期,但过度的高温处理会导致食材中的营养成分损失严重。

对食品品质的影响:加热能改变食品的颜色、口感、风味等,使其更加可口,但也有可能导致质地变硬、变干等。

对食品营养的影响:加热可能导致部分营养成分的损失,特别是易损失的维生素、氨基酸等,但也有些营养物质在加热过程中会释放出来。

因此,在加热过程中,需要合理控制加热时间和温度,以最大程度保持食品的品质和营养价值。

三、冷却与冷冻

(一)概述

食品冷却和冷冻处理保藏在历史上有很长的发展历史,它们在现代食品工业中起着至关重要的作用。它们的意义在于延长食品的保质期,并确保其安全和营养价值,减少食品浪费,提供方便和多样化的食品选择。

(二)冷却

1.概念

冷却是将食品从高温快速降温至低温，以减缓细菌繁殖和食品变质的过程。

视频3-11　食品的冷冻冷藏处理

在人类历史的早期，人们就开始利用低温来进行食物保存。随着科技进步，我们能够更好地理解低温对于食物保存的意义，并开发出更先进的方法来实现这一目标。因此，冷却被广泛应用于各个领域，包括家庭、餐饮业以及食品工业。

2.冷藏保存食品原理

通过降低环境温度，可以减缓微生物的生长速率，并减少化学反应的发生，从而有效地延缓食物的变质过程。常见的冷藏设备包括冰箱和冷库等。

3.常见食品冷藏加工

食品物料冷藏前的处理对保证冷藏食品的质量非常重要。

一般加工流程包括挑选去杂、清洗、分级、包装、冷藏等。

(1)植物性食品物料　要去除水果和蔬菜中的杂草、杂叶、果梗、腐叶和烂果等；根据大小、成熟度等进行分级，以保证同一批食品物料质量一致；适当的果蔬包装既可增加保护作用，也可以减少果蔬在冷藏过程中的水分蒸发。包装材料通常具有一定的透气性。

(2)动物性食品物料　冷藏前需要清洗，去除血污以及其他一些在捕获和屠宰过程中带来污染物。对于个体较大的原料，还可以将其切分成较小的个体，以便于冷藏、加工和食用。捕捞致死的鱼应迅速用清水冲洗干净或做必要的去内脏等清理。

在食品工业中，常见的冷藏加工类型有强制空气冷却法、真空冷却法、水冷却法、冰冷却法几种。实际的冷却操作有快速冷却、真空包装和气调包装等。快速冷却是指将热食物迅速降温到安全温度以下，以防止细菌大量繁殖。真空包装通过排除氧气来延长食物的保质期，并保持其新鲜度。气调包装则是利用适当的混合气体来改变食品内部环境，进一步延长保鲜时间。常见的冷藏加工食品包括冷冻肉类、冷藏蔬菜、冷冻水果、冷藏乳制品等。

4.食品在冷却冷藏过程中的变化

(1)水分蒸发　也称干耗，在冷却和冷藏过程中均会发生。通常水分蒸发会抑制果蔬的呼吸作用，影响果蔬的新陈代谢，造成果蔬的凋萎、新鲜度下降，果肉软化收缩、氧化反应加剧，导致果蔬的重量损失。肉类在冷却和冷藏过程中的水分蒸发会在肉的表面形成干化层，加剧脂肪的氧化。

（2）低温冷害与寒冷收缩　低湿冷害（chilling injury）是指当冷藏的温度低于果蔬可以耐受的限度时,果蔬的正常代谢活动受到破坏,使果蔬藏出现病变,果实表面出现斑点、内部变色（褐心）等。寒冷收缩是畜禽屠宰后在未出现僵直前快速冷却造成的,肉体的表面容易出现寒冷收缩。寒冷收缩后的肉类烧熟后也不能充分软化,肉质变硬,嫩度变差。

（3）组分发生变化　冷藏过程中果蔬的一些营养成分（如维生素 C 等）会有一定的损失。冷藏后肉类和鱼类在酶的作用下发生的自身组织的降解的成熟变化,肉组织中的蛋白质、ATP 等分解,使得其中的氨基酸等含量增加,肉质软化、烹调后口感鲜美。

（4）变色、变味和变质　蔬菜的叶绿素和花青素会减少,而胡萝卜素等会保存。肉类在冷藏过程中常会出现变色现象,如红色肉可能变成褐色肉、白色脂肪可能变成黄色,这与其自身的氧化作用以及微生物的作用有关。

5.冷藏对食品品质与营养的影响

冷藏不仅可以延长食品的保质期,还可以保持食品的营养成分和口感。但是在低温下储存的水果蔬菜会失去些许营养价值;而某些肉类在过长时间内被暴露在低温环境中可能会出现变色、口感下降等问题。因此,在进行冷藏处理时,需要根据不同食物的特点和要求来选择适当的温度和处理方式,以最大程度地保留食物的品质与营养。

6.冷藏保存注意事项

冷藏对食品品质和营养有一定的影响。过长时间的冷藏可能导致食品质量下降,如口感变差、营养流失等。

植物性食品物料组织较脆弱、易受机械损伤;含水量高的食品,冷藏时易萎缩;营养成分丰富的食品,易被微生物利用而腐烂变质。

因此,在冷藏食品时需要注意控制冷藏时间和温度,以保持食品的最佳质量。

（三）冷冻

1.概述

冷冻是一种将食品的温度降低至冰点以下,使食品中的水分结冰的保藏方法。它通过减少水分活动和细菌繁殖速率来保持食品的质量和新鲜度。早在人类社会发展初期,人们就开始利用自然环境中的低温条件来保存食物,如将肉制品置于雪地中等。随着科学技术的进步,人们逐渐掌握了更加精确和高效的冷冻技术。

2.冷冻保存食品的原理

冷冻可以迅速将食品的温度降至冰点以下,使食品中的水分结冰。在冻结的过程中,水分变为固态,降低了水分的活动性,减缓了食品的化学反应和细菌繁殖速率,从而延长了食品的保质期。

3.常见食品冷冻加工类型

常见的食品冷冻加工类型包括速冻、低温真空保存、超低温保存等。其中,速冻是一种将食物迅速暴露于极低温下(通常为－18摄氏度),使其迅速达到结晶状态并锁定水分的方式。这种方法可最大限度地保留食物原有的营养成分和口感,并且方便快捷。低温真空保存则是通过将食物置于真空环境下进行冷藏来保持其质量和新鲜度。超低温保存则是利用极低温条件(通常为－80摄氏度或更低)来保存特定类型的食品或药物。常见的冷冻加工食品包括冷冻肉类、冷冻水果和蔬菜、冷冻海鲜、冷冻面食等。冷冻食品可以保持食品的质量和新鲜度,延长食品的保质期,并提供方便和多样化的食品选择。

4.冷冻对食品品质与营养的影响

冷冻可以有效地保持食品的质量和新鲜度。它可以减缓食品中的酶活性和氧化反应,从而保持食品的口感、颜色和营养成分。然而,长时间的冷冻可能会导致食品的质量下降,如质地和口感变差等。因此,在冷冻食品时需要注意冷冻时间和温度的控制,以保持食品的最佳质量。

5.冷冻保存注意事项

冷冻保存时需要注意以下事项:

(1)适当处理　食品在冷冻前应进行适当的处理,如剥皮、切片、分装等,以方便冷冻和使用。

(2)合适包装　食品在冷冻前应进行适当的包装,以防止冷冻过程中的水分流失和食品的氧化。

(3)控制温度　冷冻时应注意冷冻温度和时间的控制,以免对食品的质量产生不良影响。

(4)尽快食用　避免长时间保存和多次冷冻解冻,冷冻食品在解冻后应尽快食用,以免对食品的口感和品质产生不良影响。

虽然冷冻可以有效延长食品保质期并保持其营养价值,但也存在一些影响因素需要注意。首先,在选择适合冷冻的食材时,应注意选择新鲜的、质量良好的食品,并尽量避免重复冷冻已经解冻过的食物。其次,在进行冷冻保存时,应注意控制温度和时间,以避免过长或过短的处理时间对食物造成不利影响。此外,在解冻食物时,应采取适当的方法和时间来保持其质量和安全性。

四、腌渍与保藏

(一)概述

1. 概念

食品腌渍是一种利用盐、糖、酸等调味料对食品进行处理,以延长食品的保质期并改善食品的口感、风味的保藏方法。腌渍保藏是一种古老的食品处理方法,具有较长的历史。

视频 3-12 发酵、腌制类食品加工与健康(1)

腌渍保藏的意义在于延长食品的保质期,改善食品的风味和口感,同时增加食品的可食性。腌渍食品通常具有独特的风味和口感,广泛应用于各种菜肴和调味品的制作中。

视频 3-13 发酵、腌制类食品加工与健康(2)

(1)腌渍保存食品原理 腌渍保存的原理主要是通过调味料中的盐、糖、酸等成分对食品进行渗透、杀菌和抑制微生物生长,从而延缓食品的腐败过程。

盐可以降低食品中的水活性,抑制细菌和酵母菌的繁殖;糖可以增加食品的渗透压,抑制细菌和酵母菌的生长;酸可以改变食品的 pH 值,抑制细菌和酵母菌的繁殖。

(2)食品腌渍加工 食品腌渍加工的步骤包括食材的选择、腌渍调味料的准备、将食材浸泡在调味料中,使其充分吸收调味料的味道和成分,然后进行腌制的过程。腌渍时间的长短和调味料的配比根据食材的种类和个人喜好而有所不同。

食品腌渍加工对食品品质与营养的影响:食品腌渍加工可以改善食品的风味和口感,增加食品的可食性。调味料中的盐、糖、酸等成分可以改变食品的组织结构,使其更加鲜嫩、多汁。然而,腌渍过程也会导致食品中一部分营养成分的损失,如维生素 C 的流失等。因此,在腌渍食品时,需要注意腌渍时间和腌渍剂的使用量,以保留食品的营养成分。

2. 盐腌

(1)概念 盐腌是一种使用盐来腌渍和保存食品的方法。盐腌保藏也有着较长的历史,是一种常见的食品保藏方法。

(2)盐腌保藏食品原理 盐腌保藏在于盐可以抑制食品中微生物的生长,延长食品的保质期。同时,盐腌食品通常具有独特的风味和咸度,适用于各种菜肴的制作。

(3)盐腌加工 盐腌食品的加工过程包括选择新鲜的食材,将其浸泡在盐水中或者将盐均匀地涂抹在食材表面,然后进行腌渍的过程。盐腌的时间和盐的用量可以根据食材的种类和个人口味来调整。

(4)影响盐腌加工的因素　影响盐腌加工食品品质的因素主要包括盐的浓度、腌渍时间、腌渍温度等。过高的盐浓度或者不适当的腌渍时间都可能会导致食品过咸或者质地改变,影响食品的口感,甚至对安全性产生影响。

(5)盐腌保存对食品品质与营养的影响　食品腌渍加工可以改善食品的风味和口感,增加食品的可食性。调味料中的盐、糖、酸等成分可以改变食品的组织结构,使其更加鲜嫩、多汁。然而,腌渍过程也会导致食品中一部分营养成分的损失,如维生素C的流失等。另外,由于过量盐分会导致钠摄入过高,因此在腌渍食品时,需要注意腌渍时间和盐的使用量,以保留食品的营养成分,也要注意适量摄入。

3. 发酵

(1)概念

发酵是一种利用微生物代谢产物改变食材性质的加工技术。发酵保藏也具有悠久的历史。古代在没有冰箱的情况下,人们就已经知道用“发酵”这种“神奇的魔法”来保存食物。如今,随着技术的发展,人们不仅熟练掌握了发酵技巧,更是懂得人工培养乳酸菌、酵母菌等有益菌种来发酵食物,并且在世界各地都有不同形式和特点的应用。时至今日,这些“被时间二次制造出来的食物”,不仅依然影响着我们的日常饮食,其花样种类也是愈来愈多,如酵素、葡萄酒、泡菜等。通过发酵能够改善食材口感、香味和营养价值,并且还能够增强其抗菌能力。

(2)食品发酵的作用

食材的保藏:通过合理控制微生物的活动,并调整环境条件如温度、湿度和氧气含量等,可以促进有益菌群的繁殖与代谢产物的生成,从而实现对食材的保藏。

增加营养:在发酵时,微生物分泌的酶能裂解细胞壁,提高营养素的利用程度。如肉和奶等动物性食品,在发酵过程中就可将原有的蛋白质进行分解,使其易于消化吸收,微生物还能合成一些B族维生素,特别是维生素B_{12}。

产生活性成分:在发酵过程中,微生物保留了原来食物中的一些活性成分,如多糖、膳食纤维、生物类黄酮等对机体有益的物质,还能分解某些对人体不利的因子。微生物新陈代谢时产生的不少代谢产物,有调节机体生物功能的作用,能抑制体内有害物的产生。这些成分包括酶类、益生菌、有机酸、多肽、寡糖、维生素、黄酮类、多酚类、氨基酸、天然抗生素、矿物元素、多糖以及GABA、SOD、过氧化氢酶等。

帮助消化:食用发酵食物可以让活性益生菌进入我们的肠道,从而帮助我们改善消化系统,进而促进我们对食物的吸收。在发酵乳制品中的益生菌就提前消化了乳制品中的乳糖,这就是为什么乳糖不耐受的人一般可以无障碍地进食奶酪和酸奶。

(3)发酵加工步骤

发酵食品的加工过程主要包括灭菌、接种、发酵等。

灭菌:在人们制作发酵食品时首先要把材料煮熟,相当于高温灭菌,以免杂菌的污染。然后进行冷却,防止温度过高杀死用来发酵的微生物。

接种:材料煮熟冷却后再接种用来发酵的菌种。用以发酵的微生物多是厌氧的,因此发酵过程要密封,以创造无氧的环境,利于微生物的发酵。

发酵:发酵过程中要控制一定的温度、湿度以利于优势菌种的发酵,当发酵产物(如糖、酒精等)累积达到一定产量后停止发酵。

发酵食物是人类巧妙地利用有益微生物加工制造的一类食品,这些都是颇具魅力的食品,主要有谷物发酵制品、豆类发酵制品和乳类发酵制品,具有独特的风味,丰富了我们的饮食生活,如酸奶、干酪、酒酿、泡菜、酱油、食醋、豆豉、腐乳、黄酒、啤酒、葡萄酒,甚至还可包括臭豆腐和臭冬瓜。

(4)影响食品发酵的因素

酸度:一般需要在发酵前加酸或促进发酵产酸,否则有害微生物将大量繁殖;含酸食品有一定的防腐能力,但有氧存在时表面也会有霉菌生长将酸消耗掉而失去防腐能力;食品中的酸度也会因蛋白质分解产生氨类物质而下降。

酒精:具有防腐作用,主要取决于其浓度,按容积计 12%～15% 发酵酒精能抑制微生物的生长。一般发酵饮料酒的酒精含量为 9%～13%,缺少防腐能力,因此,产品需经过巴氏杀菌或添加防腐剂。

菌种:发酵开始时预期菌种迅速繁殖可抑制其他杂菌生长。

温度:发酵所需的温度依微生物的种类而异,温度起伏会影响发酵效果。

氧气:适当提供或切断氧气可以促进或抑制(发酵)菌生长,同时可以引导生产向产生预期代谢产物的方向发展。

食盐:不同浓度的盐溶液对微生物有不同的影响,可用盐作为控制适宜的微生物进行生长活动的手段。

(5)发酵对食品品质与营养的影响

感官变化:在发酵加工过程中,微生物通过代谢活动来改变原始食材的化学成分和组织结构。例如,在面包制作中,面团经过长时间发酵后会出现体积增大、质地更柔软等变化。这是由于面团中存在的酵母菌利用碳水化合物进行代谢产生二氧化碳,从而使面团发酵膨胀。

风味改善:微生物发酵技术可以改善一些植物或者动物食品的特殊味道。例如乳酸菌、酵母菌在第二次发酵后可以去除甘草的腥味,使甘草提取液口感酸爽,具有酒香。除此之外,微生物的发酵还能不同程度地影响食品中多糖、蛋白质、脂肪等营养成分的含量、组成以及存在形式。

营养增加:发酵后的馒头、面包就比大饼、面条等没有发酵的食物营养更丰富。发酵食物含有丰富的蛋白质和酵母,后者富含多种维生素、矿物质和酶类。发酵后的酵母还是一种很强的抗氧化物,可以保护肝脏,有一定的解毒作用。酵母里的硒、铬等矿物质能抗衰老、抗肿瘤、预防动脉硬化,并提高人体免疫力。

发酵等加工方法可以延长食材的保质期,改善口感和香味,并且还能够增强其营养价值。然而,在享受美味的同时也要注意适量摄入并根据个体情况进行选择。

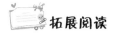 **拓展阅读**

乳酸菌

乳酸菌是一种可发酵碳水化合物并能生成大量乳酸的一类细菌的总称。已知的乳酸菌有 40 多种,分类上归属于乳酸菌科(*Lactobacillaceae*)的 4 个属,即乳杆菌属(*Lactobacillus*)、链球菌属(*Streptococcus*)、明串珠菌属(*Leuconostoc*)、片球菌属(*Pediococcus*)。根据乳酸菌对葡萄糖的代谢形式,乳酸菌发酵可分为同型乳酸发酵(代谢产物只有乳酸)和异型乳酸发酵(代谢产物除乳酸以外,还有醋酸、乙醇、甘露醇和二氧化碳等)两大类。乳酸发酵食品是目前世界公认的功能性保健食品。乳酸菌的作用主要包括抑制肠道中腐败菌的生长和减弱腐败菌在肠道的产毒作用,并有帮助消化、防止便秘、防止细胞老化、降低胆固醇、防癌以及调节人体生理机能等保健和医疗作用。

1. 乳酸菌在酒类产品中的应用

乳酸菌在酿造工业上有广泛的应用,例如在白酒固态发酵酿造中,乳酸菌产生的乳酸可以与乙醇酯化生成乳酸乙酯,其对于白酒的风味十分重要。用于葡萄酒及苹果酒酿造中的乳酸菌可以触发苹果酸乳酸发酵,通过分解果酒中的乳酸,使葡萄酒和苹果酒口感细腻、爽滑,风味幽香。

2. 乳酸菌在泡菜制作中的应用

泡菜作为世界性的大众化发酵食品有着 2000 多年悠久的历史,是一种乳酸菌发酵蔬菜制品。其发酵原理是乳酸菌利用蔬菜中的糖类等营养物质发酵产酸,并形成泡菜的特殊风味,产品具有开胃理气、降低胆固醇等功效。日本、韩国、新加坡等国家对泡菜加工的研究起步较早,并实现了工业化生产。

泡菜制作简单、适宜长期保存、取食方便、成本低廉。泡菜中含有丰富的乳酸菌,如果能在体内正常发挥代谢活性,就能直接为宿主提供可利用的必需氨基酸(如赖氨酸和蛋氨酸等)和各种维生素,还可提高矿物元素的生物学活性,进而达到为宿主提供必需营养物质、增强动物的营养代谢、直接促进生长的作用。此外泡菜的保健作用还包括乳酸菌产生的酸性代谢产物使肠道环境偏酸性,而一般消化酶的最适 pH 值为偏酸性,这样就有利于营养素的消化吸收。有机酸的产生还可加强肠道的蠕动和分泌,也可促进养分的消化吸收。泡菜中的乳酸发酵多为异型发酵,同时还伴随产生醋酸、丙酸等有机酸,这些有机酸是构成泡菜风味的重要酸类。同时乳酸菌发酵中产生的 2-庚酮、2-壬酮可以赋予产品爽口、清香的口感;产生的双乙酰使泡菜有奶油香味;产生的低级脂肪酸有水果香味。这些物质都使泡菜具有了独特的风味。

3. 乳酸菌在酸奶中的应用

在当今世界发酵乳已经成为公认的有机保健型产品。发酵乳饮料是以乳或乳制品为主要原料,通过接种乳酸菌,并经过发酵作用后制成的。发酵乳饮料中含有丰富的蛋白质、糖类、矿物质及多种维生素。

①通过乳酸菌的发酵作用,牛奶中的蛋白质分解成氨基酸,这更有利于人体吸收利用。

②牛乳中的乳糖被乳酸菌分解为乳酸,而乳酸可使肠道内的中性或碱性环境改变为酸性,从而抑制了肠内腐败菌的生长,使人体免受和减轻有毒物质的侵害。

③乳酸菌在繁殖过程中,生成拮抗性物质,对多种肠道有害菌有抑制及杀灭作用,还能刺激胃酸分泌,提高食欲,增强胃肠消化功能。

④牛乳中钙在乳酸菌作用下生成乳酸钙,易于人体吸收。将乳制品中不易被人体吸收的乳糖转化成对肠胃有保健作用的乳酸。乳酸菌具有调节肠道菌群、降血脂、抗肿瘤、活化免疫细胞,以及适合乳糖不耐的人饮用等保健功能。

近年来,乳酸菌的保健作用越来越被人们重视,相信不久的将来会有越来越多的乳酸菌类保健食品问世,在注重保健的同时利用乳酸菌提高酿造和发酵食品的风味越来越引起了国内外人们的重视,这是一个既古老而又新兴的微生物应用领域。相信未来人们一定会利用乳酸菌等有益微生物研制出更多品种、更美风味、更利于健康的食品。

五、化学保藏

(一)概述

食品添加剂的种类繁多,按照其在食品中发挥的功能作用不同,主要将其分为以下四类:

第一类是用于提高食品防腐性,防止食品变质的防腐剂和抗氧化剂等;

第二类是方便食品加工,改进食品质地的淀粉、乳化剂和稳定剂等食品添加剂;

第三类是可提高食品色泽和风味的增香剂、色素、香辛料等食品添加剂;

第四类是可增加食品营养价值的矿物质、维生素等食品添加剂。

(二)食品添加剂在食品保藏中的应用

在我国食品加工行业中,为了提高食品的保藏性以及色、香、味,常用的食品添加剂有防腐剂、香辛料和水分保持剂等。食品添加剂于产品的质量十分重要,其主要作用如下。

1.防腐剂

许多食品为典型的高蛋白高脂肪食品,延长产品保质期、防止产品腐败变质是添加剂的重要作用。

我国 GB2760 规定了食品防腐剂在各类食品中的使用限量:单辛酸甘油酯在肉灌肠类中的使用限量为 0.5g/kg;纳他霉素在酱卤肉制品类、熏/烧/烤肉类、油炸肉类、西式火腿(熏烤、烟熏、蒸煮火腿)类、肉灌肠类、发酵肉制品类中的使用限量为 0.3g/kg;乳酸链球菌素在预制肉制品、熟肉制品中的使用限量为 0.5g/kg;山梨酸钾在熟肉制品中的使用限量为 0.075g/kg,在肉灌肠类中的使用限量为 1.5g/kg;双乙酸钠在预制肉制品、熟肉制品类中的使用限量为 3.0g/kg;脱氢乙酸及钠盐在预制肉制品、熟肉制品中的使用限量为 0.5g/kg。

2.抗氧化剂

含油脂高的食品中的脂肪容易氧化,抗氧化剂的作用为防止油蛤败,即氧化,延长货架期。

GB2760 规定了合成抗氧化剂在不同食品中使用限量:丁基羟基茴香醚(BHA)可在腌腊肉制品类(如咸肉、腊肉、板鸭、中式火腿、腊肠)中使用 0.2g/kg;二丁基羟基甲苯(BHT)可在腌腊肉制品类(如咸肉、腊肉、板鸭、中式火腿、腊肠)中使用0.2g/kg;特丁基对苯二酚(TBHQ)可在腌腊肉制品类中使用 0.2g/kg;没食子酸丙酯可在腌腊肉制品中使用 0.1g/kg。天然的抗氧化剂中,茶多酚在腌腊肉制品类中可用 0.4g/kg,在西式火腿(熏烤、烟熏、蒸煮火腿)类中可用0.3g/kg,在肉灌肠类中可用 0.3g/kg,在发酵肉制品类中可用0.3g/kg;甘草抗氧物在腌腊肉制品类中可用 0.2g/kg,在酱卤肉制品类中可用 0.2g/kg,在熏/烧/烤肉类中可用 0.2g/kg,在油炸肉类中可用 0.2g/kg,在西式火腿类中可用 0.2g/kg,在肉灌肠类中可用 0.2g/kg,在发酵肉制品类中可用 0.2g/kg;迷迭香提取物在预制肉制品、酱卤肉制品类、熏/烧/烤肉类、油炸肉类、西式火腿类、肉灌肠类、发酵肉制品类、膨化食品中可用 0.3g/kg;植酸及钠盐在腌腊肉制品、酱卤肉制品类、熏/烧/烤肉类、油炸肉类、西式火腿类、肉灌肠类、发酵肉制品类中可用 0.2g/kg;竹叶抗氧化物在腌腊肉制品类、酱卤肉制品类、熏/烧/烤肉类、油炸肉类、西式火腿类、肉灌肠类、发酵肉制品类中可用 0.5g/kg。

3.品质改良剂

许多食品需添加品质改良剂来改进质地,如使肉制品口感良好、结构紧密、切片平滑、富有弹性。具有这种功能的添加剂有增稠剂、保水剂等。

我国规定的增稠剂及其使用限量:刺云豆在预制肉制品、熟肉制品中的使用限量为 10.0g/kg;决明胶在肉灌肠类中的使用限量为 1.5g/kg,可得然胶在熟肉制品按需添加;沙蒿胶在预制肉制品、西式火腿类、肉灌肠类中的使用限量为 0.5g/kg;壳聚糖类在肉灌肠类中的使用限量为 6.0g/kg;亚麻籽胶在熟肉制品中的使用限量为 5.0g/kg;聚葡萄糖作为增稠剂、膨松剂、水分保持剂、稳定剂在肉灌肠类中按需添加;硬脂酰乳酸钠与钙在肉灌肠中的使用限量为 2.0g/kg;硫酸钙作为稳定剂在腌腊肉制品中的使用限量为 5.0g/kg,在肉灌肠类中的使用限量为 3.0g/kg。

肉制品的保水剂种类最广的是磷酸盐,包括焦磷酸二氢二钠、焦磷酸钠、磷酸二氢钙、磷酸二氢钾、磷酸氢二铵、磷酸氢二钾、磷酸氢钙、磷酸三钙、磷酸三钾、磷酸三钠、六偏磷酸钠、三聚磷酸钠。磷酸二氢钠在预制肉制品、熟肉制品中的使用限量为5.0g/kg(以磷酸根计)。作为乳化剂的蔗糖脂肪酸乳化剂在肉及肉制品、熟肉制品中的使用限量为 1.5g/kg。

4.发色剂与色素

发色剂与色素的作用是改进产品色泽,根据其发色机理不同可分为发色剂、色素两大类。国家标准 GB2760—2021规定了在食品中允许的使用品种、范围和使用限量。

常用的发色剂有亚硝酸盐、硝酸钠等。规定硝酸钠和硝酸钾在腌腊肉制品类、酱卤肉制品类、熏/烧/烤肉类、油炸肉类、西式火腿类、肉灌肠类、发酵肉制品类中的使用限量为0.5g/kg,以亚硝酸钠计残留低于 30mg/kg;亚硝酸钠、亚硝酸钾在腌腊肉制品类、酱卤肉制品类、熏/烧/烤肉类、油炸肉类、肉灌肠类、发酵肉制品类中的使用限量为 0.15g/kg，以亚硝酸钠计残留量 30mg/kg，在肉罐头类中的使用限量为 0.15g/kg，以亚硝酸钠计，残留低于 50mg，在西式火腿类中的使用限量为 0.15g/kg，以亚硝酸钠计，残留量低于 70mg/kg。许多研究还表明，抗坏血酸、异构抗坏血酸钠等亦具有发色作用和抗氧化作用。

食品色素有赤藓红及其铝色淀，在肉灌肠类、肉罐头中的使用限量为 0.015g/kg；红花黄在腌腊肉制品类中的使用限量为 0.5g/kg；红曲米在腌腊肉制品类、熟肉制品（如咸肉、腊肉、板鸭、中式火腿、腊肠）按生产需要适量使用；花生衣红在肉灌肠类中的使用限量为 0.4g/kg；焦糖色在调整肉制品中按需添加；辣椒橙在熟肉制品按需添加，在调理肉制品中的使用限量为 0.1g/kg，在腌腊肉制品类和熟肉制品按需添加；胭脂虫红在熟肉制品中的使用限量为 0.5g/kg；胭脂树橙在肉灌肠类中的使用限量为 0.025g/kg；诱惑红及其铝色淀在西式火腿中的使用限量为 0.025g/kg，在肉灌肠中的使用限量为 0.015g/kg，在动物肠类中的使用限量为 0.05g/kg。

5.调味剂和香精

食品还可用调味剂来改进口感。主要的调味剂有甘氨酸，在预制肉制品和熟肉制品中的使用限量为 3.0g/kg；甜味剂中的甘草、甘草酸铵、甘草酸一钾及三钾在肉罐头中按需添加。还可用香精来增加食品的香味和风味。香精有液体（又分为水质和油质两类）、膏体和粉体等。另外还有一些特殊增香剂，如酵母精、烟熏剂等。

第三节　常见的食品加工技术

一、概述

自然的食材直接变成人类的食物很少，大部分自然食材都需要经过一定的处理才能被食用。食品处理可以分为两种类型，即烹饪和加工。

(一)烹饪

烹饪是指对食材进行烹调、烹煮或烧烤等方式处理，使其成为可供食用的食品。烹饪通常使用热能将食材进行加热，改变其物理和化学特性。通过烹饪，食材的口感风味会发生变化，同时也可以提高食材的消化性和营养利用率。

常见的烹饪方法包括炒、煮、蒸、烤、炸等。烹饪能够改善食材的风味、质地和颜色,并赋予食物特定的烟熏、焦香或糖化的味道。

(二)加工

食品的加工是指将食物原材料经过一系列的工艺和处理,转变为可供食用的食品。加工可以改变食材的形态、组织结构和营养成分,使其更适合人们的口味需求。加工方法包括切割、磨碎、腌制、烘焙、糖化、发酵等。通过加工,可以制作出各种面包、糕点、肉制品、奶制品、果蔬制品等。加工还可以延长食品的保质期,提高食品的便利性和储存性,同时也可以提高食品的附加值和经济效益。

(三)烹饪与加工的异同

烹饪和加工在食品处理过程中的异同主要表现在以下几个方面。

1. 方法不同

烹饪主要使用热能进行加热处理,通过高温的作用改变食材的物理和化学特性;而加工则采用一系列的工艺和处理来改变食材的形态、组织结构和营养成分。

2. 处理对象不同

烹饪主要处理的是生鲜食材,如蔬菜、肉类、鱼类等;而加工则可以处理各种食材,包括生鲜食材、面粉、砂糖、乳制品等。

3. 目的不同

烹饪的主要目的是改善食材的口感和风味,提高食用满意度;而加工的目的是创造新的食品种类和品种,增加食品的便利性和储存性,提高食品的附加值。

4. 时间和工艺要求不同

烹饪通常是在较短的时间内完成,需要掌握烹调技巧和火候;而加工则可能需要较长时间和复杂的工艺过程,需要专业的设备和技术支持。

总的来说,烹饪和加工在处理方法、对象、目的和要求上有所不同,但都对食品起到改善和提升的作用。烹饪和加工在食物处理过程中相辅相成,共同为人们提供丰富多样的食品选择。因为食品加工对社会和经济影响范围更广,因此后面我们在讨论食品处理时主要指的是食品加工。

二、食品加工技术

(一)概念

食品加工技术是指将生鲜食材经过一系列的操作和处理,通过改变其组织结构、生理性质和化学性质,使食材具有更好的食用性和保藏性的一种技术手段。

食品加工技术能够延长食材的保鲜期,增加食品的可口性和风味,提高食品的安全性,方便食品的储藏和运输,并且能够满足人们对食品多样化的需求。

(二)特点

食品加工技术具有可控性强、生产效率高、产品多样化以及易于储藏和运输等特点,能够大规模生产和满足市场需求。这些特点使得食品加工成为大规模生产和流通所必需的环节。

(三)类型

根据不同目标和方法,常见的食品加工技术分为以下几类。

热处理:如煮沸、蒸煮等。

冷冻处理:通过降低温度来延缓细菌和酵母的生长,从而保持食品的新鲜度。

干燥处理:通过蒸发水分来延长食品的保存期限。

酸碱处理:如腌制、浸泡等,用于改变食材的味道和质地。

发酵处理:利用微生物进行发酵反应,产生有益菌群和香气。

(四)应用

食品加工技术广泛应用于各个食品行业,如肉类加工、乳制品加工、谷物加工、饮料加工等,用于食品预处理、加工、包装和储藏等环节,在现代社会中扮演着重要角色。

食品加工技术对社会、经济以及个人都具有重要影响。首先,它提供了丰富多样的食品选择,满足了人们多样化的需求。其次,在农业方面,加工可以延长农产品的销售周期,并增加附加值。另外,通过加工可以大幅度提高原材料利用率,并减少浪费。食品加工还能够创造就业机会,并促进经济发展。然而,在一些情况下食品加工也可能出现质量问题和导致营养损失。

三、常见食品加工过程

根据加工要求,可以将常见的食品加工过程分为以下几类。

(一)预处理

预处理是指在主要加工之前对原料进行必要的准备工作。包括清洗、筛选、去皮、切割等操作,目的是将原材料处理成适合加工的状态,提高加工效率和产品质量。

(二)加工

加工是指对经过预处理的原料进行一系列操作,使其具有更好的口感和风味,包括烹调、烘焙、蒸煮、发酵、熏制等操作。加工技术可以根据不同食物类型进行选择,以提高食品的风味和口感。

(三)包装

包装是保护食品并延长其保质期的重要环节,包括包装材料的选择和包装方式的设计。合理的包装能够防止和延缓食品氧化、水分蒸发以及细菌污染等问题产生,并确保食品在运输和储存过程中不受损坏。

(四)储藏

储藏是将加工好的食品保存在适当条件下,以延长其保鲜期限。常见的储藏方法包括干燥、冷藏、冷冻、真空包装等。

四、食品加工对食品安全的影响

食品加工对食品的影响非常大,主要表现在以下方面:

(一)生物影响

在加工过程中,细菌、霉菌和其他微生物可能会污染食品从而导致腐败,使食品存在生物安全风险。因此,在加工过程中要采取必要措施来控制微生物数量,确保产品符合卫生标准。

(二)化学影响

食品加工过程中可能会发生一些化学反应,如产生褐变的美拉德反应、焦糖化反应等,在加工过程中可能产生有害物质,如腌制过程产生亚硝酸盐、高温加热产生苯并芘等,对人体健康造成潜在威胁。因此要控制有害物质的产生,并确保人体健康。

(三)物理影响

食品加工过程可能导致食品的物理性质发生改变,如破坏食材的纤维结构、改变食品的颜色和形状等。在食品加工过程中,可能会发生物理污染,例如金属片、玻璃碎片等混入产品中。因此,在加工过程中要注意加工设备的维护和检查,以防止这类事故发生。

五、食品加工对食品营养的影响

(一)对食品品质的影响

食品加工可以改善食品的口感、风味和外观,然而,不当的加工也可能导致食品的质地变化,失去原有的风味和营养价值,或者产生不良反应,从而降低产品的整体质量。

(二)对食品营养的影响

食品加工过程可能导致食品中营养成分的损失,如维生素的流失、蛋白质的变性等,从而降低食品的营养价值。但同时,食品加工也可以改善一些食材的可食性和营养利用率,如在高温处理下,食材中酶活性会受到抑制。

由于有了各种食品加工技术的发展,使得食物从原生态转化成具有一定安全性、营养性、适口性和保藏性的食物,人们也能够更好地生活和学习。

第四节　常见的加工食品

一、粮谷食品

(一)概述

粮谷食品是人类主要的能量来源之一,其种类繁多,营养丰富。粮食加工的历史可以追溯到史前时期,从采集到农耕再到现代化生产,经过了漫长的发展历程。在不同时期,人们逐渐掌握了磨面技术、煮饭技巧等加工方法,使得粮谷食品更易于食用和消化吸收。随着农业的发展和人类技术的进步,粮食加工技术逐渐完善。

1.概念

粮谷是指由稻米、小麦、玉米等作物的籽实组成的颗粒状干果实。粮谷食品是以粮谷类作为主要原料,经过一系列的加工工艺制成的食品。

2.粮谷的主要种类和营养成分

常见的粮谷包括稻米、小麦、玉米等。谷粒主要由胚芽、种皮、胚乳三部分组成。胚乳是种子的营养储存细胞,其主要成分为淀粉颗粒,也有一部分蛋白质,是谷粒主要的可食部分。胚乳含有大量碳水化合物,能提供人体所需能量。胚芽和种皮富含蛋白质、脂肪、纤维素以及多种维生素和矿物质,但在粮谷加工时大部分被脱除。

3.粮谷食品加工意义

粮谷食品加工的目的是提高食物的可储存性、可口性和营养价值。通过对粮谷进行脱壳、碾磨、蒸煮等处理,可以改变其原有形态和口感,并使其中的营养成分更易于被人体吸收利用。粮谷加工提高了粮食的储存和运输能力,丰富了食品种类,满足了人们对食品多样化的需求。

视频 3-14　那些养育我们的谷物

视频 3-15　粗粮细作的智慧

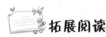 拓展阅读

水稻与小麦

1. 水稻

水稻(*Oryza sativa* L.),别名稻、稻子、稻谷,禾本科稻属谷类作物,是全球人类最大的能量来源作物之一。它贡献了地球上人均总能量摄入的 21%。这个数值有很大的地区差异。发展中国家人们所摄入的热量约有 60% 直接来自谷物。在发达国家,这一数字约为 30%,更多的热量是通过动物间接从谷物中获得的。水稻的亚种主要有两个:粳稻和籼稻。

(1)粳稻　粳稻原产于中国,但现在生长在许多温带和亚热带地区。粳稻是短粒的,直链淀粉含量低。

(2)籼稻　长粒籼稻生长在低热带和亚热带地区。它的直链淀粉含量很高,需要长时间蒸煮。

为了探讨有关稻米发源地问题,科学家分析了稻谷的基因序列,发现中国在 8200~13500 年前已对野生水稻进行了驯化。2012 年,英国著名学术期刊《自然》发表了关于水稻的基因研究结果,表明水稻种植源于中国珠江一带,由东亚向东南亚、南亚方向传播。

考古发现,大约在 7000 年前的河姆渡地区,我们的祖先就开始种植水稻,并将其直接蒸熟作为主食。

《诗经·大雅·生民》中有记载"诞我祀如何? 或舂或揄,或簸或蹂",描绘了古时祭祀先祖的场景:有人舂谷,有人从臼中舀米;一部分人在扬米去糠,一部分人则用手搓掉剩余的谷皮。

大米根据稻谷类型可分为籼米、粳米、糯米;根据收获季节可分为早稻米、中稻米、晚稻米。

单独食用大米的口感以糯米为最佳,次则粳米,再次为籼米,但糯米糯性较足,食用过多会消化不良或黏连肠胃,所以最好不作为日常主食常用。日常食用以粳米、籼米就可以。按季节食用以晚稻米佳,中稻次之,早稻最次。另,旧不如新,新米比陈米好。

俗话说"是药三分毒,是食三分药"。大米作为一类食材,也是具有一定药效的,善佳食用可治愈一定病症。以粳米为例:唐代医药学家孙思邈在《千金方·食治》中强调说,粳米能养胃气、长肌肉;《食鉴本草》也认为,粳米有补脾胃、养五脏、壮气力的良好功效。中医认为稻芽:甘,温,消食和中,健脾开胃。可用于食积不消,腹胀口臭,脾胃虚弱,不饥食少。

粳米性征:北粳凉,南粳温;赤粳热,白粳凉;新粳热,陈粳凉。煮粥最养人,老幼皆宜。

大米是一种极具日常膳食营养的食品。据现代营养学分析,大米含有蛋白质,脂肪,维生素 B_1、A、E 及多种矿物质。

年糕是一种由黏性大的糯米或米粉蒸制而成的糕,是中华民族的传统食物。中国最早的年糕起源于东周,此后经一代代传承,形成了现今长江下游一带的年糕,而在其他地区也不断衍生出了不同的形态。

早期的年糕基本是用粒状的大米制作的易携带的糕点,也被称为稻饼、饵、糍等。后来逐渐演变成将米粒煮熟后舂成米糕,或者直接将稻米用石磨碾成米粉后再制成糕点。

在年糕的发展过程中因为地区和人们口味喜好上的区别,逐渐形成了甜、咸两个流派。其中北方大部分地区以及福建、广东等珠三角地区的年糕主要以甜味为主,常使用黄米,或者通过添加一些杂粮、坚果,使得年糕的色泽呈橙黄色甚至深棕色,通常经蒸制或者煎制后食用。

而在长江下游一带,因为糯米的产量比较高,多用粳米和糯米混合制成白色的年糕,味道较淡。当地人常将这种年糕切片混合其他食材进行爆炒或者煮汤,其中以宁波慈城年糕最为著名。

唐朝时期年糕在日本奈良时代传入了日本,最初是单纯用来祭神的祭品。同时期传入的还有砂糖以及糯米点心、油炸点心的制作工艺。日本镰仓时代(中国的宋朝时期),到中国学法的日本僧人带回了茶苗、羊羹和馒头类的食物,从此,日本人也养成了在喝茶时搭配食用一些点心的习惯。

经过不断的口味调整,日本室町时代逐渐发展出具有日本本土特色的糕点,其中很多是在年糕的基础上改良而成的。至今日本和果子中的大福和麻糬仍因其口感软糯香甜而深受大家的喜爱。

2. 小麦

小麦(*Triticum aestivum* L.),禾本科植物属的作物,是世界上最重要的粮食作物之一。小麦的颖果是人类的主食原料之一,磨成面粉后可制作面包、馒头、饼干、面条等食物,发酵后可制成啤酒、酒精、白酒。

小麦的起源可以追溯到约 1.3 万年前的新石器时代,最早在中东地区的美索不达米亚地带被栽培。随着农业的发展,小麦逐渐传播到欧洲、亚洲和其他大陆。

按照小麦籽粒皮色的不同,可将小麦分为红皮小麦和白皮小麦,简称为红麦和白麦。按照籽粒的粒质不同,小麦可以分为硬质小麦和软质小麦,简称为硬麦和软麦。按照播种季节的不同,可将小麦分为春小麦和冬小麦。

(1)面粉的分级 面粉也称小麦粉,是由小麦经磨制加工后的粉状物,是常见的食品原料之一,也是中国北方大部分地区的主食原料之一。按加工精度和用途不同面粉可分为等级粉和专用粉两大类。

等级粉按加工精度不同可分为特制粉、标准粉、普通粉三类。

专用粉是利用特殊品种小麦磨制而成的面粉;或根据使用目的的需要,在等级粉的基础上加入食用增白剂、食用膨松剂、食用香精及其他成分,混合均匀而制成的面粉。专用粉的种类多样,配方精确,质量稳定,为提高劳动效率、制作质量较好的面制品提供了良好的原料。

根据蛋白质的含量面粉可以分为高筋面粉、中筋面粉、低筋面粉及无筋面粉。

高筋粉:蛋白质含量在 10.5%～13.5%,多用于制作面包、披萨等。

中筋粉:蛋白质含量在 8.0%～10.5%,多用于制作面条、馒头等。

低筋粉:蛋白质含量在 6.5%～8.5%,多用于制作点心、酥性饼干等。

小麦富含淀粉、蛋白质、脂肪、矿物质、钙、铁、硫胺素、核黄素、烟酸及维生素 A 等。小麦胚芽里还富含食物纤维和维生素 E 等营养。因品种和环境条件不同,小麦的营养成分差别较大。

(2)面粉的食疗作用 麦麸和麦胚通常被加在谷物类早餐食品中或加入馅料、面粉糕饼里。将精制白面粉和麦胚或麦麸混合可以增加面粉的营养价值。中医中有以下几种利用小麦的食疗方法。

浮麦:主益气除热,止自汗盗汗,治大人、小孩结核病虚热,妇女劳热。

面:主治补虚,长时间食用,使人肌肉结实,养肠胃,增强气力。

麦粉:主治补中,益气脉,和五脏,调经络。

麦麸:主治瘟疫和热疮、汤火疮溃烂、跌伤折伤的瘀血,用醋和麦麸炒后,贴于患处即可。

(二)常见粮谷食品类型

粮谷食品品种非常丰富,按照主要的粮谷原料可分为以下几种类型。

1. 米类食品

米类包括大米、小米、黄米等。常见的米类食品有白米饭、糯米饭、寿司等。

大米制品主要是指以大米为主要原料开发出来的食品,如米粉丝、米糕点、米粉条(如沙河粉)、米酒等都是我国闻名于外的传统产品。

2.面粉类食品

面粉类食品主要指以小麦面粉制成的食品。世界各地均有不同种类的面食。中国的面点小吃历史悠久,风味各异,品种繁多,包括面条、馒头、包子等。面条种类繁多,如拉面、刀削面等。西餐中的面粉类食品有面包、饼干、各种蛋糕等。

3.玉米制品

玉米不仅是人们的口粮和"饲料之王",也是重要的工业原料。玉米产品可以分为食品加工类、饲料加工类和玉米深加工类。除了作为食品,玉米是最重要的能量饲料来源。玉米深加工产品广泛应用于养殖、纺织、汽车、食品、医药、材料等行业,随着加工层次的不断加深,形成了玉米经济系统。其食品类产品包括玉米面粉制成的玉米片、玉米棒,以及经过发酵制作的玉米饼干等。

4.杂粮制品

粮食除了主要的稻谷和小麦外,还有其他一些杂粮,如高粱、黑豆等。杂粮制品的类型:①作为营养配餐的重要组成部分,如燕麦片、燕麦面包等;②制成果脯、罐头、酒类、调味品及休闲食品,如小米陈醋、高粱糕点等;③制作成饮料、冷饮,如绿豆沙饮料、黑米汁等;④制作成有特殊疗效食品,如薏米点心、薏米保健酒等。

粮谷食品是人类重要的能量来源,其种类繁多、营养丰富。通过对粮谷进行加工处理,可以提高食物的可储存性、可口性和营养价值。在日常饮食中,我们应该合理搭配各种粮谷食品,以保证身体获得均衡的营养。

(三)常见粮谷加工食品

1.米及米加工食品

米,又称大米(rice)。它是禾本目禾本科稻属植物的果实——稻谷经脱壳、碾磨粗皮后的成品。目前它是世界产量第二的粮食,仅次于小麦。全世界约有二分之一的人口食用大米。将大米当作主食的地区主要在亚洲和其他各地的唐人街。大米主要作为主食烹饪成米饭供食用。我国各地还用大米加工成各种传统的米粉、米糕、米饼、汤圆等加工制品。

(1)米粉

米粉来源于稻米,是中国南方稻米产区以及东南亚地区的一种常见主食,是我国传统食品之一。从中国的饮食习惯来看,米粉分为两种:一种是将稻米煮熟,研磨成粉状;另一种则需要在前者的基础上进行高温蒸煮和发酵处理,再挤压成线状。不同类型的米粉在口感和营养价值上也各有特色。作为一种方便快捷、易于消化吸收的食品,米粉在现代社会中受到越来越多人的喜爱。

①特点:米粉质地柔韧,柔软细滑,口感爽滑,容易消化吸收。其富有弹性,水煮不糊汤,干炒不易断,配以各种菜码或汤料进行汤煮或干炒,爽滑入味,深受广大消费者(尤其南方消费者)的喜爱。

②类型:米粉品种众多,按形状可分为排米粉、方块米粉、波纹米粉、银丝米粉等。按含水量和加工米粉可分为湿米粉、干米粉和方便米粉三大类。

湿米粉是指经常规制成,未经干燥处理的米粉。一般用全大米制成,也有的用70%～85%的大米加一部分马铃薯淀粉或面粉制成。这类米粉具有一定的韧性和弹性,口感较好。但由于水分含量高、保藏期短,不利于运输和贮存,一般只能当天生产、当天销售。

干米粉是湿米粉进行干燥处理后的产品。这类制品的保存期长,食用方便,复水性稍差,基本上保持湿米粉的色、香、味,成本比湿米粉高。干米粉有块、卷、直条等各种形状的制品。

方便米粉是应用淀粉α化①原理,将粉碎的大米粉加入适量水,通过初蒸、机械挤压、复蒸等工序,使大米淀粉充分α化,然后迅速脱水干燥,防止淀粉β化②而制成的米粉。这类米粉只需沸水冲泡或短时间蒸煮后即可供食用。

(2)年糕

年糕是一种传统的粮食加工品,具有独特的口感和丰富的营养,是人们喜爱的美食之一。年糕是用大米或糯米煮成饭后打制而成的,或者用大米或糯米用水磨成粉后压制而成的。年糕具有黏性,有嚼劲、柔软的口感,适合搭配其他食材烹饪。年糕能够满足人体对碳水化合物的需求,提供能量。年糕的范围广泛,且对形状的限制也比较小,其主要流行于以米饭为主食的各个亚洲国家及地区。随着其主要原料稻米产量的提高,如今年糕已经逐渐从一种新年食品变成生活中常见的食物。将糯米磨粉制糕的方法也出现得很早,这一点可从北魏贾思勰的《齐民要术》中得到证明。该书中所说的年糕制作方法是,将糯米粉用绢罗筛过后,加水、蜂蜜和成硬一点的面团,将枣和栗子等贴在粉团上,用箬叶裹起蒸熟即成。这种糯米糕点颇具中原特色。

年糕应存放在干燥、通风、阴凉的地方,避免暴露在阳光下或潮湿环境中。包装开封后的年糕可以放入冰箱冷藏,延长保存时间。

---

①淀粉α化:亦称淀粉糊化。淀粉在常温下不溶于水,但当水温升至约60℃时,淀粉的物理性能会发生明显变化。淀粉在高温下溶胀、分裂形成均匀糊状溶液,具有较高黏度。

②淀粉β化:经糊化的淀粉分子,在低温静置条件下其结构由无序状态重新形成有序的分子结构,呈微晶束定向排列,使淀粉的溶解度降低。

常见的年糕类型有白糖年糕、红糖年糕、椰丝年糕等,根据加入的调味料不同,味道和颜色也会有所差异。

年糕可以直接食用,也可作为烹饪的主要材料,如炒年糕、煮年糕汤、年糕炖排骨等。同时,年糕也是许多传统节日的重要食品,如中国的春节。

(3)米饼

米饼是一种以米粉为主要原料制成的食品,通常被制成扁圆形状,经过烘烤或油炸而成。它具有低脂肪、易消化、口感松脆等特点,深受人们喜爱。米饼常见于亚洲国家的饮食文化中。

米饼具有酥脆的口感,有一定的咀嚼度,味道清淡,适合搭配其他食材或蘸酱料食用。

米饼主要由米粉制成,富含碳水化合物、少量蛋白质和脂肪,提供能量和一些微量元素。

米饼应存放在干燥、通风、阴凉的地方,避免暴露在阳光下或潮湿环境中。包装开封后的米饼应尽快食用完毕,可以使用密封袋或罐子保存,以防止受潮后影响口感。

米饼可以直接食用,也可作为主食或零食食用。米饼可以搭配咸菜、炖汤、蘸酱等食用,也可以作为包装食品的外壳,如春卷、卷饼等。

米饼因具有酥脆的口感和丰富的营养,是人们喜爱的零食之一。通过合理的加工工艺,可以制成不同口味和类型的衍生产品,满足不同人群的需求。

2.面粉及面粉加工食品

面粉作为常见的粮谷食品原料,在人们日常生活中发挥着重要的作用。通过加工处理,它们将更符合人们对风味、口感以及消费习惯方面的需求。同时,在选择和储存面粉类产品时也需要注意保持其新鲜度和品质,以确保食用的安全性和营养价值。不同类型的面粉也可以根据个人需求选择,从而丰富日常饮食的多样性。

面粉是小麦经去壳磨粉后制成的。西方大部分国家和地区用小麦粉制成面包或糕点作为主食。中国的小麦种植面积位居世界前列,我国各地有许多地方以面条、馒头等面粉制品为主食。月饼等中式点心也是以面粉为原料的。

(1)面条

面条是一种以面粉为主要原料制成的食品,通常呈长条状,可以煮熟后食用。面条是世界各地饮食文化中常见的主食之一,并有着悠久的历史。

面条具有柔软的口感,容易咀嚼,味道清淡,适合搭配各种汤料或炒菜食用。

作为主食类食品，面条富含碳水化合物，可提供人体所需的能量。此外，其还含有蛋白质、纤维和一些重要的维生素和矿物质（如 B 族维生素、铁和锌）。虽然不同类型的面条可能会略有差异，但总体上可以说，它们对于身体健康非常重要。面条还可以加入蛋或其他配料，增加蛋白质和营养价值。

面条在保存时需要避免暴露在潮湿环境中以防止变质发霉。最好将其放置在干燥处，避免暴露在阳光下或潮湿环境中，并密封保存以保持新鲜度。

面条可以煮熟后直接食用，也可以用于制作汤面、炒面、拌面等。

面条的制作过程通常包括将面粉与适量的水混合，揉搓成团，然后通过机械方式将其扩展并切割成细长的形状。挂面是以麦粉添加盐、碱等经悬挂、干燥、切制成一定长度的干面条，它方便保存，食用便捷。不同的地区制作面条可能会有不同的工艺流程和材料选择。

（2）面包

面包是一种以面粉为主要原料制成的烘焙食品，通常呈圆形或长条状。有不同种类和口味的面包，可以作为主食或零食食用。面包具有方便携带、易于保存和适合各种场合的特点，成为人们日常生活中不可或缺的食品。

面包通常采用小麦粉作为主要原料，并添加水、盐和酵母等辅助材料进行加工，具有松软的口感，外层酥脆，内部绵软，口感丰富。面包有各种不同的口味和形状，可以根据个人喜好选择。

面包富含碳水化合物、蛋白质和脂肪，同时还含有一些维生素和矿物质。面包如果添加其他配料，如奶油、蜂蜜、水果等，则其营养价值会更高。

面包应存放在干燥、通风的环境中，避免暴露在阳光下或潮湿环境中。面包应尽快食用完毕，面包冷藏后口感会变差，如将面包冷冻保存，食用前用微波炉解冻，则口感会恢复得较好。

面包可作为早餐、午餐或晚餐的主食。它可以单独食用，也可以搭配各种肉类、蔬菜、果酱、黄油、奶酪等其他食材食用。同时，面包可以制作三明治、披萨等多种美食。

面包作为以面粉为主要原料的主食品，在现代社会中扮演着重要角色。人们可以在平时生活中合理利用这一美味而健康的食品。

（3）糕点

糕点是以面、油、糖等为主料，配以蛋品、果仁、调味品等辅料，经过调制加工、熟制加工而成的食品，具有营养丰富、造型精美、味美适口、食用方便等特点。我国糕点制作具有悠久的历史，早在西周时期就出现了糕点，到清代逐渐形成了各种样式。

糕点作为深受广大群众喜爱的营养方便食品,花色品种繁多,很难有统一的分类方法。一般将糕点分为两大类:一类是中式糕点(简称中点),一类是西式糕点(简称西点)。中点又可分为南点和北点,具体又可分为广式、京式、苏式、扬式、闽式等地方类别。西点以国度为别,可分为日式、德式、法式等。

①中式糕点:通常按产品的特点将中式糕点分为酥皮类、酥类、蛋糕类、浆皮类、混糖皮类、油炸类、饼干类及其他类等。

②西式糕点:通常按产品的特点将西式糕点分为奶油清酥类、蛋白类、蛋糕类、奶油混酥类、茶酥类及其他类等。

按产品的熟制方法糕点可分为烘烤制品、油炸制品、蒸制品及煮制品、炒制品、钳子制品等。

按加工所用的主要原料糕点可分为小麦点心、米点心、豆点心、玉米及薯类等杂粮点心等。中、西点除国度上的区别以外,在配料、工艺、风味上都有很大不同。

中式糕点是中国传统美食文化中的重要组成部分。中式糕点是以面粉为主要原料制作而成的小吃或甜品,配料中还有糖、油脂等原料,经过发酵、蒸煮、烘焙等工艺加工而成。它们通常具有柔软细腻的口感,香甜可口,并且形态各异,色泽诱人。其特色在于注重材料选择和技巧运用,追求口感与外观之间的完美平衡。口感柔软或有一定的酥脆度,味道香甜或微咸,具有浓厚的中国风味。中点多制皮、包馅,靠模具或切块成型,种类繁多。个别品种虽有点缀,但图案非常简朴。生坯成型后,多数经过烘烤或油炸,即为成品。而西式糕点则以夹馅、挤糊、挤花的多,生坯烘烤成熟后,多数需要美化、装饰后方为成品,装饰图案比中点复杂。由于配料不一样,中、西式糕点的风味差别较明显。中式糕点口味以香、甜、咸为主,不同品种各显特种风味;西点则突出奶油、糖、蛋的风味。

中式糕点的营养成分主要来自面粉、糖和油脂。它们富含碳水化合物、脂肪和少量的蛋白质,可提供能量给人体。此外,根据不同配方和制作方式,还可能含有一定数量的纤维素和维生素等营养成分。不同种类的中式糕点在营养成分上会有所不同,但总体上它们的营养价值相对较高。

(4)饼干

以面粉为原料制成的饼干是一种广受欢迎的食品,其主要由面粉、糖和脂肪等制成,它们呈现出不同形状和大小,并可以添加各种口味和配料来满足不同人群对美味零食的需求。与其他主食相比,饼干更容易储存和携带,食用方便。

饼干中主要的营养成分包括碳水化合物、脂肪和少量的蛋白质。不同种类的饼干在营养成分上会有所不同,但总体上它们的营养价值以能量型为主。

饼干的分类方式很多,按口感不同可分为硬质饼干(用油、糖量少,质地较硬)和疏松饼干(用油、糖量大)以及特殊用途的压缩饼干,按口味不同又可分为甜饼干、咸饼干等,但最为常用的是按原料配比的不同进行分类。常见的饼干类型有韧性饼干、酥性饼干、甜酥性饼干、发酵类饼干。

韧性饼干:原料中油、糖比为1:2.5,油、糖总量占面粉量的40%左右,如动物形状饼干、玩具饼干等。

酥性饼干:原料中油、糖比为1:2,油、糖总量占面粉量的50%左右,如一般甜饼干中的椰子饼干、橘子饼干等。

甜酥性饼干:原料中油、糖比为1:3.5,油、糖总量占面粉量的75%左右,高档酥饼类甜饼干如桃酥、奶油酥便属这一类。

发酵饼干:原料中油、糖用量都很少,油、糖总量占面粉量的20%左右,苏打饼干便属这一类。

饼干的保存相对较为简单,应存放在干燥、阴凉的地方,避免日光直射。开封后,应尽量密封保存,以保持饼干的口感和新鲜度。

饼干是一种方便快捷的零食,可以随时随地食用。常见的消费方式包括直接食用,搭配茶或咖啡等一起品尝。

(5)蛋糕

蛋糕是一种由面粉、糖、脂肪和鸡蛋等原材料制作而成的甜点,通常有多层结构,可以根据口味添加各种风味的奶油、水果、巧克力等。蛋糕的特点包括外形美观,质地松软,口感细腻,味道甜美,多样化的风味和装饰等。

蛋糕品种繁多,根据主要的原辅材料、配方以及风味特征等有多种分类方式,每种都拥有独特的口味和外观。以下是一些常见的蛋糕类型。

奶油蛋糕:这是一种经典的蛋糕,通常由海绵蛋糕层和奶油霜装饰而成。可以添加水果、巧克力或其他配料来增添口味。

巧克力蛋糕:以巧克力为主要成分制作的蛋糕,可以是浓郁的黑巧克力味道或者甜美的牛奶巧克力味道。

芝士蛋糕:使用奶酪(通常是软芝士)作为主要原料制作的有柔软口感、丰富奶香味道的蛋糕,可以加入水果、巧克力等。

水果蛋糕:在海绵蛋糕上铺满新鲜水果片或者夹心水果馅料制作而成,既美观又清爽。

纸杯蛋糕:小型个体化的蛋糕,在纸杯中单个制作。可以根据口味喜好添加巧克力、水果等。

磅蛋糕:以黄油、糖和面粉为主要成分制作,质地紧实而饱满。可以加入香草或其他调味品来增添风味。

蛋糕主要由面粉、糖和脂肪构成,可提供能量和碳水化合物。根据添加的配料和装饰不同,其营养价值也会有所变化。

蛋糕需要注意保存在干燥、阴凉的地方。如果蛋糕上有奶油或奶酪等易变质的配料,最好放入冰箱保存。

蛋糕通常作为甜点或庆祝活动的食品消费,可以作为家庭聚会、生日派对、婚礼等场合的甜点,也可以随时享用。

(四)常见粮谷食品的加工

1. 米线

(1)原辅材料

大米、水。

(2)主要生产工艺流程

大米→淘洗→浸泡→磨浆→蒸粉→压片(挤丝)→复蒸→冷却→干燥→包装→成品

(3)操作要点

①原辅材料准备:选择优质大米或糯米作为主料,并根据需要添加适量的调味品,将大米或糯米清洗干净后,浸泡一段时间以软化,一般需要浸泡4~6小时。

②磨浆制粉:将浸泡好的大米或糯米加适量水放入石磨中进行碾磨,直至得到细腻均匀的米浆。

③过滤分层:通过过滤网过滤浓稠的浆料,分离出较为纯净的淀粉液。

④制条:经过蒸汽加热后,用专用机械将黏稠的淀粉液制成细长的条状产品。

⑤晾晒干燥:将制成的米线晾晒,使其表面变得干燥并具有一定弹性。

⑥包装保存:经过严格的卫生检验后,对米线进行包装封存,并储存在阴凉、干燥的环境中。晾干时要避免阳光直射,防止变质。可以在通风的地方晾干。

(4)注意事项

①原辅材料要选用新鲜优质的大米或糯米。

②制作过程中要保持清洁卫生,避免外界污染。

③加工设备应当符合卫生标准,并经常进行清洗和消毒。

④控制加工时间和温度,以确保产品质量稳定。

2. 年糕

(1)原辅材料

糯米、水、调味料(如白糖、红糖、椰丝等)。

（2）主要生产工艺流程

淘洗糯米→浸泡糯米→蒸熟糯米→捣糯米→加入调味料搅拌均匀→盖上保鲜膜静置一段时间→切割成块状→蒸熟年糕块→晾凉→包装

（3）操作要点

①糯米要淘洗干净，浸泡时间一般为4～6小时，以使糯米充分吸水。

②蒸熟糯米时要控制好蒸汽的时间和温度，糯米熟透但不过烂。

③捣糯米时要用力均匀，使糯米黏合在一起。

④加入调味料时要根据个人口味适量添加，搅拌均匀。

⑤年糕块切割时要用刀蘸水，以免黏连，切割成大小均匀的块状。

（4）注意事项

①加工过程要注意卫生，保持加工设备和操作环境的清洁。

②蒸制时要掌握好时间和温度，避免糯米过熟或未熟。

③年糕在晾凉时要避免污染，可以用竹帘或纱布盖住，防止尘土落入。

④包装可以延长年糕的保存期限。

3. 米饼

（1）原辅材料

米粉、水、调味料（如盐、糖、酱油等）、油等。

（2）主要生产工艺流程

原料（糯米）→洗米→浸泡→脱水→粉碎→调粉→蒸制→冷却→压坯成型→干燥→静置→焙烤→调味→成品

（3）操作要点

①米/米粉要选择质地均匀、无杂质的优质产品。

②混合物要均匀搅拌，以保证调味料充分融合。

③烙饼时要掌握好火候，避免温度过热或过低，保持饼皮的酥脆度。

④烤熟或油炸时要控制好时间和温度，使米饼均匀受热，达到金黄酥脆的效果。

（4）注意事项

①加工过程要注意卫生，保持加工设备和操作环境的清洁。

②制饼过程中要注意温度和时间的掌握，避免焦糊或未熟。

③米饼在晾凉时要避免受到污染，可以用竹帘或纱布盖住，防止尘土落入。

④包装可以延长米饼的保存期限。

4. 挂面

挂面于我国东汉时期已有出现，至今仍是我国人民普遍喜欢的主食品之一。

挂面的品种很多,按宽度分,有特细面(也称龙须面,1.0mm)、细面(1.5mm)、小阔面(2.0mm)、大阔面(3.0mm)及特阔面(6.0mm)。

按添加剂分,有味精面、鸡蛋面、茯苓面及蔬菜面等。

(1)原辅材料

面粉,食盐、食用碱、增黏剂等。另外针对挂面中的营养不足和消费者对其食用口味的要求,还可使用调味剂和营养强化剂,包括鸡蛋、豆粉、牛奶、肉松、辣味剂、味精、鸡汁和番茄酱等。

(2)主要生产工艺流程

原辅材料→称量→和面→熟化→轧片、切条→干燥→切断→包装

(3)操作要点

①各种材料准确称量后慢慢地加入适量的水,边加水边搅拌面粉,直到形成均匀的面团。

②将面团揉搓直至面团变得柔软、有弹性。将揉好的面团静置约30分钟,让面团休息松弛,以免面团过度揉搓形成面筋影响压延。

③将松弛好的面团压成薄片,然后反复折叠再碾压,压力要均匀调节,先轻后重,使面皮厚薄均匀一致。

④用刀将面皮切成细条,即挂面的形状。切挂面时,刀要锋利,力度要均匀,以免面条断裂或不一致。

⑤将切好的挂面悬挂晾晒或烘干,切断称量后包装。

(4)注意事项

①加工过程中要保持操作场所的清洁卫生,避免污染。

②储存时应注意挂面的密封性,防止潮湿和变质。

③加工中使用的原辅材料应符合食品安全要求,避免使用过期或不合格的材料。

④挂面的晾晒或烘干时间和环境要根据当地的气候和温度进行调整,以免面条发霉或过于干燥。

5.方便面

方便面又称"速煮面"和"快熟面",它以面粉为原料,用常法制成面条后,经蒸煮、油炸或干燥等工序制成,并添加或附带调味料,是当今人们理想的快餐食品之一。

(1)原辅材料

面粉,水,食盐,食用碱,增黏剂等。

(2)主要生产工艺流程

和面→熟化→复合压片→切条并形成波纹→煮熟→切断→折叠→油炸/热风烘干→冷却→顺面、撒料→包装

（3）操作要点

①面粉是生产方便面的主要原料，可根据需要添加适量的荞麦粉、玉米淀粉或薯类淀粉。

②要求使用软水，以免水中的金属离子使面筋失去延伸性，并影响产品色泽和正常的糊化。

③为了方便加工和改善产品质量，方便面中添加了食盐、食碱、增稠剂、抗氧化剂等食品添加剂。食盐，能够强化面筋增加面团弹性、调味和抑制杂菌和酶活性等，方便面中通常添加 $1.5\%\sim2.0\%$；食碱，可使面团具有独特的韧性、弹性、滑性和特殊的风味，具有良好的微黄色泽，使用的食碱有 Na_2CO_3、K_2CO_3 等，用量 $0.1\%\sim0.2\%$；增黏剂，能增加黏性防断裂，使面条表面光滑，提升口感，使用植物胶（如瓜尔豆胶）和羧甲基纤维素等，用量为 $0.2\%\sim0.4\%$；抗氧化剂，可以抑制油脂氧化变质，对于油炸型方便面能有效延长面饼保质期，常见的抗氧化剂包括维生素E、丁基羟基茴香醚、二丁基羟基甲苯、叔丁基对苯二酚等。

④方便面调味汤料，调味料是方便面的重要组成部分，调味汤料的品种很多，常用的有鸡肉汤料、牛肉汤料、三鲜汤料和麻辣汤料等，其形态有粉末状、粉末与固体混合状、液状和膏状等。

6.面包

面包以面粉、水、酵母等为原料，经过揉制、发酵、成形、焙烤等工序制作而成。

（1）原辅材料

面粉、酵母、水、盐、糖、油等。

（2）主要生产工艺流程

和面→醒发→成型→发酵→烘烤→冷却→包装

（3）操作要点

①将面粉、酵母、盐、糖、水等原料混合成面团。

②揉面：将面团揉匀，使其有一定的韧性。

③醒发：将揉好的面团醒发，使其体积增大。

④成形：将醒发好的面团按照需求成形，如圆形、长条形等。

⑤发酵：将成形的面团进行二次发酵，使其体积再次增大。

⑥烘烤：将发酵好的面团放入烤箱中进行烘烤，使其表面呈现金黄色。烘烤的时间和温度要根据面包的大小和口感要求来确定。

⑦冷却：将烤好的面包取出，待其冷却后即可包装。

（4）注意事项

①加工过程要保持加工设备和操作环境的清洁。

②面团发酵时要避免受到风吹或温度过低,以免影响发酵效果。

③揉面和发酵的时间要根据面团的种类和环境温度来确定。

④烘烤时要注意观察面包的颜色和形态,避免烘烤不足或过度。

面包是一种常见的烘焙食品,具有丰富的营养和多样的口味,适合作为早餐或零食食用。通过合理的加工工艺,可以制作出不同口味和形状的面包,满足不同人群的需求。

7.月饼

月饼是一种传统的中国糕点,通常在中秋节期间食用。月饼的形状通常为圆形,象征着完整和团圆,是中秋节祭月仪式中不可或缺的食品。月饼的口感酥软、香甜,是中秋节期间家庭聚会、朋友相聚时必不可少的食品之一。除了传统的圆形月饼外,还有各种不同形状和口味的月饼,如方形、心形、水果形等。

月饼的种类繁多,以制作区域特点可分为广式、苏式、港式、滇式、潮式等;以馅料分则有各种不同的口味,如豆沙、蛋黄、莲蓉、椰蓉等。

（1）原辅材料

月饼的制作包括月饼皮料和月饼馅料的制作。

月饼皮料:小麦面粉、植物油、糖浆等。

月饼馅料:常见的包括豆沙馅、莲蓉馅、红豆馅、五仁馅等。

（2）主要生产工艺流程

饼皮、馅料分别称量准备→制作饼皮→塑形→烘烤→冷却→包装

（3）操作要点

①准备原辅材料:主要包括月饼皮的面团和月饼馅料。馅料要煮熟、搅拌均匀,以确保口感和味道的均衡。

②制作月饼皮:将面团擀成薄片。月饼皮的面团要揉搓均匀,以达到柔软、有弹性的状态。然后将馅料包入皮中,再捏合成形。

③塑形:将包好馅的月饼放入模具中,用手或工具进行压模,使其形成指定的外形。要确保月饼皮的厚薄均匀,馅料的量要适中,避免出现皮厚馅少的情况。在塑形时,要根据月饼的形状选择合适的模具,并用力均匀、稳定地压模。

④烘烤:将塑好形的月饼表面刷上蛋液,放入烤箱,以适当的温度和时间烤制至表面金黄色。

（4）注意事项

①加工过程中要保持操作场所的清洁卫生,避免污染。

②选择优质的原材料,确保食材的新鲜度和安全性。

③操作时要注意控制火候,避免月饼不熟或烤焦。

④储存时应注意月饼包装,防止潮湿和变质。

⑤在制作月饼时,要遵循食品安全规范,确保产品的卫生安全。

8.酥性饼干

酥性饼干是一种口感酥脆、深受消费者喜爱的零食。它以低筋小麦粉为主要原料,加入适量的油脂和砂糖,通过调制、成型、烘焙等工艺制成。在制作过程中,酥性饼干的面团调制时间短,形成的面筋较少,因此口感酥松,易于消化吸收。此外,酥性饼干还具有可塑性,可以通过不同的模具制作出各种形状的饼干,如圆形、方形、星形等。

(1)原辅材料

面粉、糖、脂肪、鸡蛋、香精、发酵剂等。

(2)主要生产工艺流程

原辅材料分别称量准备→搅拌预混→调制面团→辊印成型→烘焙→冷却→包装

(3)操作要点

①将面粉、糖、脂肪等称量混合搅拌均匀,面团搅拌均匀,避免面粉和糖团块太大。然后加入鸡蛋和香精,继续搅拌至面团形成。

②将面团放置一段时间,让面粉充分吸收水分;使其充分发酵,使饼干更具口感。

③将面团擀成薄片,使用模具切割出所需形状。

④将面片置于烤盘上,放入预热好的烤箱中,以适当温度和时间进行烘烤。烘烤时,烤箱温度要适中,时间要把握好,避免过度烘烤或不熟。

⑤烘烤完成后,取出饼干,待其冷却后包装。

(4)注意事项

①加工过程中要保持操作场所的清洁卫生,避免污染。

②储存时应注意饼干的包装,防止潮湿和变质。

③加工中使用的原辅材料应符合食品安全要求,避免使用过期或不合格的材料。

酥性饼干的种类繁多,根据不同的口味、配料和形状可以分成多种类型。例如,常见的有奶油味、巧克力味、椰子味等,还有一些特殊的品种如夹心饼干、威化饼干等。总之,酥性饼干是一种口感独特、营养丰富、价格实惠的零食,适合各个年龄段的人群食用。

9.海绵蛋糕

海绵蛋糕是一种利用蛋白起泡性能,使蛋液中充入大量的空气,加入面粉烘烤而成的一类膨松点心,因其质地轻盈,口感柔软,具有一定的弹性,结构类似于多孔的海绵而得名。

(1)原辅材料

鸡蛋、低筋面粉、白砂糖、玉米油(或黄油)等。

(2)主要生产工艺流程

面粉过筛→打发蛋糊→面粉混合→加入玉米油→装模→烘烤→冷却

(3)操作要点

①提前将面粉过筛备用。原辅材料分别称量准备。

②将鸡蛋、白砂糖倒入容器中,用电动打蛋器高速搅打。

③将面粉分三次倒入蛋糊中。每倒一次,都要由下至上翻拌均匀。

④将玉米油倒入面糊中。

⑤将蛋糕糊倒入模具,放入烤箱中,上下火180℃烤15分钟左右即可。

(4)注意要点

①面糊搅拌均匀,避免出现结块或空气泡。鸡蛋打发到滴落下来的蛋糊纹理不会马上消失即可。

②将面粉分三次倒入蛋糊中。每倒一次,都要由下至上翻拌均匀。将面粉、糖、脂肪混合搅拌均匀。

③将蛋糕糊倒入模具,七分满即可。烤箱要事先预热,以免升温时间过长蛋糕中气泡消失,导致蛋糕质地不松软。

④烘烤时,烤箱温度要适中,时间要把握好,避免过度烤焦或不熟。

⑤蛋糕若需加奶油等装饰,待温度降至室温,然后在蛋糕上装饰。

根据添加的材料和制作方法的不同,海绵蛋糕可以分为多种类型。例如:原味海绵蛋糕,使用基本的蛋、糖、面粉等原料制作,保持蛋糕的经典口感;巧克力海绵蛋糕,在原味海绵蛋糕的基础上加入巧克力粉或巧克力液体,增加巧克力的香味;水果海绵蛋糕,在蛋糕糊中加入水果泥或果粒,增添水果的口感和香气;芝士海绵蛋糕,在原味海绵蛋糕的基础上加入奶酪或奶油芝士,使蛋糕更加丰满和浓郁。还可以根据自己的喜好添加其他的调料和香料来制作不同口味的海绵蛋糕。

大米和面粉作为常见的粮谷食品,在人们日常生活中发挥着重要的作用。通过加工处理,可以使它们更符合人们对味道、口感以及消费习惯方面的需求。同时,在选择和储存这些产品时也需要注意保持其新鲜度和品质,以确保食用的安全性和营养价值。也可以根据个人需求选择不同类型的面粉,从而丰富日常饮食的多样性。

二、肉制品

畜肉、禽肉属于动物性食品,能提供优质蛋白质、脂肪和部分维生素和矿物质,还可加工成各种制品和菜肴,是人类重要的食物资源,构成人类膳食的重要组成部分。随着我国居民生活水平的提高和膳食结构的变化,该类食物的摄入量逐渐增加。

视频 3-16 肉类食品的加工与
健康——以东坡肉为例

视频 3-17 肉制品的加工与
健康——以金华火腿为例

(一)概述

1.概念

肉类食品来源于动物的各种肌肉组织和内脏组织,包括猪、牛、羊、鸡、鸭等,是人类主要的蛋白质来源之一。肉类食品在全球范围内被广泛食用,不同地区有着各种不同的加工方法和风味。肉类食品加工可以追溯到史前时代,当时人们为了更好地保存食物,开始使用盐腌、熏制等方法对肉类进行加工。随着时间的推移,人们发展出了更多的加工技术和方法,如酱制、烧烤、腌制、蒸煮等。

肉制品是以畜禽肉或其可食副产品等为主要原料,添加或不添加辅料,经腌、腊、卤、酱、蒸、煮、熏、烤、烘焙、干燥、油炸、成形、发酵、调制等有关工艺加工而成的生或熟的食品。

2.畜禽种类

人类消费食用的畜禽种类很多,目前在我国用于肉制品加工的畜类主要有猪、牛、羊、驴等,禽类主要有鸡、鸭、鹅等。

3.畜肉的结构与营养价值

从食品加工的角度可将动物机体粗略地分为肌肉组织、脂肪组织、结缔组织和骨骼组织四部分,其中肌肉组织营养价值最高,也是最主要的肉类加工制品原料。不同的组织部位组成直接影响肉制品的加工特性。

4.肉类食品加工的意义

肉类食品加工可以改变原始的肉质质地和风味,使其更加适合人们的口味。加工还可以延长肉类的保鲜期,减少食物浪费。此外,肉类食品加工也可以创造出更多的产品种类,满足人们不同的需求和口味。

(二)常见肉类加工食品

肉类食品加工包括腌制、烧烤、熏制、蒸煮、炖煮、炸制、烘焙等多种方法。

不同的加工方法可以赋予肉类不同的口感、风味和保存时间。

按加工方式,我国将肉制品分为腌腊肉制品、酱卤肉制品、熏烧焙烤肉制品、干肉制品、油炸肉制品、肠类肉制品、火腿肉制品、调味肉制品、其他类肉制品共9类。

下面介绍几种常见的肉制品。

(1)生火腿

用带骨、带皮(或去骨、去皮)的猪腿肉,经整形、腌制和发酵等工艺制成的生肉制品。

(2)肉冻

以畜禽肉或其可食副产品(包含皮类)为主要原料,经调味煮熟后切(绞)成丁、丝,添加或不添加辅料,混合均匀后充填入肠衣或模具中,待冷却后呈透明或半透明的凝冻状熟肉制品。

(3)干肉

以畜禽肉或其可食副产品为原料,经蒸煮、调味、炒制、干燥等工艺制成的肉制品。

(4)腌腊肉制品

以畜禽肉或其可食副产品等为原料,添加或不添加辅料,经腌制、晾晒(或不晾晒)、烘焙(或不烘焙)等工艺制成的肉制品。

(5)熏烧焙烤肉制品

以畜禽肉或其可食副产品为原料,添加相关辅料,经腌、煮等工序进行前处理,再以烟气、热空气、火苗或热固体等介质进行熏烧、焙烤等工艺制成的肉制品。

(6)油炸肉制品

以畜禽肉或其可食副产品为原料,经调味、裹浆、裹粉(或不裹浆、不裹粉)后,用食用油高温烹炸(或浇淋)制成的肉制品。

(7)肠类肉制品

以畜肉、禽肉、鱼肉或其可食副产品为主要原料,经腌制(或不腌制)、绞切、斩拌、乳化,添加相关辅料后,充填入肠衣(或模具中)成型,再经烘烤、蒸煮、烟熏、发酵、晾干等工艺制成的肉制品。

不同类型的肉制品的配料、加工、风味、贮藏期不同,丰富了人们的餐桌。

(三)常见肉类食品的加工

1. 中式火腿

中式火腿是中国著名的传统腌腊猪肉制品。中式火腿是用鲜猪肉的带骨后腿经过腌制、洗晒或风干、发酵加工而成的具有特有风味的肉制品。

特点：皮薄肉嫩,肉质红白鲜艳,肌肉呈玫瑰红色,具有独特的腌制风味,虽然肥瘦兼具,但食而不腻,易于保藏。中式火腿大致分为三大类:长江以南地区的南火腿,长江以北地区的北火腿,云贵川地区的云火腿。比较出名的有浙江的金华火腿、云南的宣威火腿和江苏的如皋火腿等。

以火腿成品的外形分类,有竹叶形的竹叶火腿、琵琶形的琵琶火腿、圆形的圆火腿、方盘形的盘火腿。以加工腌制时的季节分类,有腌制于初冬的早冬火腿、腌制于隆冬季节的正冬火腿、腌制于立春以后的早春火腿、腌制于春分以后的晚春火腿,其中以正冬火腿品质为最佳。

(1)原料辅料

猪肉、食盐、香料等。

(2)主要生产工艺流程

各地的中式火腿腌制剂配料和加工方法因地方风味、气候条件而各有区别,但生产工序基本相同,都要经过选料、修整、腌制、浸洗、整形、晒腿、发酵等工序。

(3)操作要点

①原料选择:选用猪的鲜后腿,要求腿形完整、直、肥瘦适中,皮薄肉嫩,膘、肉分明,腿上无毛、无病斑。修整腿坯:将鲜腿上的毛根用刀刮净,脚踝处修割成圆弧形。

②腌制:这是火腿制作的关键步骤。将每只腿用食盐涂抹均匀,揉擦透,放入缸内分层叠放。用重物压住,腌制时要根据不同的火腿种类和口味需求,调整腌制时间和调料的使用量。总盐量为鲜腿重的 9%～12%,亚硝酸钠用量≤0.3%。

③洗晒:当腿腌至八成干时,用温水洗刷腿肉上的盐霜,再刮净腿皮上的腌油,放在太阳下晒 2～3 天,使腿肉呈鲜艳的淡红色。晒腿时要选择阳光充足、干燥的天气进行。

④发酵:发酵时室内温度要控制在 15℃ 左右,且要保持室内干燥、通风良好。

⑤修整整形:对发酵好的火腿进行修整整形,除去多余的瘦肉、肥肉、筋膜,修整后形状为粗细均匀的长方体。使火腿形状粗细均匀、美观。

⑥落架分级:根据火腿的大小和质量情况认真分级,分别落入相应的竹架,然后进入成品仓库。

(4)注意事项

①在中式火腿加工过程中需要注意食品安全与卫生,避免交叉污染。

②加工过程中要控制好温、湿度，避免火腿变质。

③加工后的中式火腿要储存在干燥、通风、阴凉的地方，避免潮湿和阳光直射。

（5）中式火腿加工对营养与品质的影响

中式火腿加工过程中的风干和熏制的过程会使肉类失去部分水分，同时也会使蛋白质、脂肪等营养成分发生变化。火腿中的食盐和香料也会对营养成分产生影响。但是，适量的风干和熏制可以使火腿质地更加紧实，风味更加浓郁，使人增加食欲。因此，在加工中式火腿时需要合理控制加工工艺，以最大限度地保留肉类的营养成分，并确保食品的安全和品质。

2. 中式香肠

香肠是一种利用了非常古老的食物生产和肉食保存技术的肉制品，是将动物的肉绞碎调味后，再灌入肠衣干制而成的长圆柱体管状食品。

中国的香肠有着悠久的历史，种类也很多，主要有川味香肠和广味香肠。川味香肠偏辣，广味香肠偏甜。以前香肠是过年才制作的美食，而现在一年中的任何时候都可以品尝到香肠。

优质香肠色泽红艳，间有白色夹花，滋味咸中带甜，细品时芳香浓郁。下面介绍一般香肠的主要制作工艺和要点。

（1）原辅材料

瘦猪肉、白砂糖、肥猪肉、精盐、味精、白酒、鲜姜末（或大蒜泥）等。肠衣主要是猪或羊的小肠衣（也有用大肠衣的）。

（2）主要生产工艺流程

切丁→腌渍→灌肠→晾干→保藏

（3）操作要点

①切丁：将瘦肉先顺丝切成肉片，再切成肉条，最后切成 0.5 厘米的小方丁。

②腌渍：洗净的肥、瘦肉丁混合，按比例配入调料拌匀，腌渍 8 小时左右。每隔 2 小时上下翻动一次以使调味均匀。

③灌肠：干肠衣先用温水浸泡 15 分钟左右，软化后内外冲洗一遍，另用清水浸泡备用，泡发时水温不可过高，以免影响肠衣强度。将肠衣从一端开始套在漏斗口（或皮肠机管口）上，套到末端时，放净空气，结扎好，然后将肉丁灌入，边灌填肉丁边从口上放出肠衣，待充填满整根肠衣后扎好端口，最后按 15 厘米左右长度打结，分成小段。

④晾干：将灌扎好的香肠挂在通风处使其风干约半月，用手指捏试以不明显变形为度。

⑤保藏:保持清洁不沾染灰尘,用食品袋罩好,不扎袋口朝下倒挂,既防尘又透气不会长霉。食时先蒸熟放凉后切片,味道鲜美。

(4)注意事项

①腌渍时防高温、防日光照晒、防蝇虫及灰尘污染。

②晾干时不能暴晒,否则肥肉要走油变味,瘦肉色会加深。

③由于香肠中可能含有较高的盐分和脂肪,因此需要注意摄入量,以保持健康的饮食习惯。

3.西式火腿

西式火腿是一种源于欧洲国家的熟肉制品,以猪肉为主要原料。常见的西式火腿种类有帕尔玛火腿、伊比利亚火腿等。西式火腿的特点是质地细腻、口感醇厚、香气浓郁。加工西式火腿可以增加肉类食品的风味,丰富食物的选择,并且有利于延长食品的保鲜期限。下面介绍一般西式火腿的主要生产工艺和制作要点。

(1)原辅材料

猪肉、食盐、香辛料等。

(2)主要生产工艺流程

原料处理→腌制→风干→熏制→成品→包装

(3)操作要点

①原料处理:将猪肉进行分割、去皮、去骨等处理。

②腌制:加入适量的食盐和香料进行腌制,使其渗透入肉内,增加风味和防腐效果。

③风干:将腌制后的肉块挂放在通风良好的环境中,进行风干。在这个过程中,肉块会失去一定的水分,质地更加紧实。

④熏制:将风干后的肉块放置在熏炉中进行熏制,以增加香味和防腐效果。

⑤成品包装:将熏制后的西式火腿进行包装,以保持其新鲜度和卫生安全。

(4)注意事项

①在西式火腿加工过程中需要注意食品安全与卫生,避免交叉污染。

②加工过程中要控制好温、湿度,避免火腿变质。

③加工后的西式火腿要储存在干燥、通风、阴凉的地方,避免潮湿和阳光直射。

需要注意的是,在西式火腿加工过程中可能会使用一些添加剂和防腐剂。尽管这些物质在适量范围内对人体无害,但长期摄入可能会对健康产生不利影响。因此,在选择西式火腿时应关注产品标签,并尽量选择原料简单的产品。

4.卤肉制品

卤肉制品是一种传统的中式熟食,以其鲜美的味道和丰富的营养而受到广泛喜爱。卤肉制品是通过将猪、牛、鸭等肉类浸泡在调味汁中腌渍而成,使得肉质更加鲜嫩多汁。常见的卤肉制品包括卤猪蹄、卤牛腱、卤鸭舌等。下面介绍一般卤肉的加工工艺和制作要点。

(1)原辅材料

主要原料是猪、牛、鸭等,辅料包括调味剂如盐、糖、生抽,还有各种香辛料如桂皮、八角等。

(2)主要生产工艺流程

原料→清洗和切块处理→焯水处理(选择)→卤制→煮制→冷却→成品包装

(3)操作要点

①原料处理:将肉进行分割、去皮、去骨等处理,得到适宜大小的肉块。

②卤制:将肉块放入卤汁中浸泡,卤汁由食盐、香料、调味品等调配而成,使其渗透入肉内,增加风味和防腐效果。

③煮制:将卤制后的肉块放入煮锅中,用水煮熟。煮制时间要根据肉块的大小和种类来确定。煮至肉块熟透但不过熟。需要掌握好煮制的火候和时间。煮肉时的火候应适中,不宜过旺,以免肉质过于韧硬;同时要注意调味汁的浓度,根据个人口味进行调整。

④切片:将煮熟的肉块切成适合食用的薄片或者块状。切片时要保持刀具的锋利,切片均匀,以保持卤肉制品的美观。

⑤成品包装:将切好的卤肉制品进行包装,以保持其新鲜度和卫生安全。在保存和食用卤肉制品时,应储存于低温环境下,并避免长时间暴露在空气中。

(4)注意事项

①卤肉制品应选择符合食品安全标准的原料。注意加工对肉类食品营养与品质的影响,在制作卤肉制品时,要保持操作环境干净卫生。

②卤肉制品加工会对肉类食品的营养成分和口感产生一定影响。首先,在煮制过程中,部分水溶性维生素如维生素 B 族、维生素 C 等可能会被溶解或损失;其次,在高温煮熟的过程中,一部分脂溶性维生素如维生素 A、D 等也可能会发生一定损失。

然而,尽管在加工过程中有些营养物质可能会有所损失,但是通过合理选择原料以及科学的加工方式可以最大限度地保留肉类食品的营养成分。同时,卤肉制品通过浸泡在调味汁中,可使得肉质更加嫩滑多汁,并且融合了各种香辛料的香气,增加了口感的层次感。

三、乳与乳制品

（一）概述

人类从早期开始就将动物奶作为食物来源。据考古学的证据，最早的奶制品可以追溯到 8000 年前的新石器时代。随着时间的推移，人们发现通过发酵等加工方法可以改善奶制品的保质期和口感。这种方法被广泛应用于世界各地，形成了各式各样的奶制品。

视频 3-18　琳琅满目的液态奶

视频 3-19　从牛乳到婴儿配方乳

随着工业革命和农业技术进步，乳制品行业得以快速发展。大规模养殖、现代化加工设备以及运输技术的改进使得乳制品能够更好地满足人们对食物的需求。在现代社会中，不断涌现出各种新型乳制品和创新加工方法。例如，酸奶、奶酪、黄油等种类繁多的产品，满足了不同人群对乳制品口味和营养需求的多样化要求。

1. 概念

乳制品是指以哺乳动物的乳汁或乳制品为原料，经过一系列工艺加工而成的食品。原料一般以牛乳为主。乳制品是人类饮食中重要的营养来源之一，具有丰富的营养成分和多样的种类，被广泛应用于烹饪和食品制作中。

2. 种类

乳制品的种类繁多，常见的有牛奶、酸奶、奶粉、奶酪、黄油、鲜奶油、奶油等。不同的乳制品在加工过程和口感上有所差异。

（1）液体乳类　主要包括巴氏杀菌乳、灭菌乳、酸牛乳、配方乳等。

（2）乳粉类　主要包括全脂乳粉、脱脂乳粉、全脂加糖乳粉和调味乳粉、婴幼儿配方乳粉、其他配方乳粉等。

（3）炼乳类　主要包括全脂无糖炼乳（淡炼乳）、全脂加糖炼乳、调味炼乳、配方炼乳等。

（4）乳脂肪类　主要包括稀奶油、奶油、无水奶油等。

（5）干酪类　主要包括原制干酪、再制干酪等。

（6）乳冰淇淋类　主要包括乳冰淇淋、乳冰等。

（7）其他乳制品类　主要包括干酪素、乳糖、奶片、乳清粉、浓缩乳清蛋白等。

3. 主要营养

乳制品富含蛋白质、脂肪、碳水化合物、维生素、矿物质等营养成分。蛋白质是身体发育和维持正常生理功能的重要组成部分。脂肪是能量来源之一,同时也有助于维持细胞结构和生理功能。乳制品中的碳水化合物主要是乳糖,是葡萄糖和半乳糖的组合。乳制品还含有丰富的 B 族维生素、维生素 D、钙、磷、镁等矿物质。

4.加工类型

乳制品的加工包括酸化、发酵、过滤、浓缩、杀菌等过程。不同的加工方式会对乳制品的品质、口感和营养成分产生影响。例如,牛奶经过酸化和发酵可以制成酸奶,通过脱脂可以制成黄油。

5.加工意义

乳制品的加工可以延长其保质期,提高口感和风味,增加多样化的使用方式。通过加工,乳制品可以更好地满足人们对于食品的需求和口感偏好。

(二)常见乳与乳制品

1.液态乳

(1)概念　液态乳是指新鲜牛奶或其他动物的乳汁,经有效加热杀菌方法处理后,供出售饮用的乳。

(2)特点　液态乳具有浑浊的白色外观,含有乳脂肪球、乳清蛋白和乳糖等成分,味道鲜美。

(3)营养　液态乳营养丰富,是优质蛋白质来源,乳钙是最容易吸收的钙源。

(4)种类　常分为巴氏杀菌乳、灭菌乳。

巴氏杀菌乳是以新鲜牛乳为原料,经巴氏杀菌后以液体状态灌装,直接供给消费者饮用的商品乳。根据其中脂肪含量不同,可分为全脂乳、半脂乳和脱脂乳。

灭菌乳根据灭菌条件不同,可分为超高温灭菌乳(UHT)和保持灭菌乳(保久乳)。前者指物料在连续流动的状态下通过热交换器加热,经过 3～8s 的135℃以上超高温瞬时灭菌(完全破坏其中可以生长的微生物和芽孢),以达到商业无菌水平,然后在无菌状态下灌装于无菌包装容器中的产品。后者是指物料在密封容器内被加热到至少110℃,保持一定时间后,经冷却制成的商业无菌产品。

(5)保存　巴氏杀菌乳应保存在低温环境中,如冰箱中,以延长其保质期。同时,避免与其他食物接触,防止交叉污染。现在市场上常见不需要冷藏放置的牛奶,它们一般是经过高温杀菌后灌装于灭菌容器中的,所以能在常温下存放,但是一旦开封后剩余的乳品需要冷藏。

(6)应用　液态乳可直接饮用,也可用于制作奶茶、咖啡、奶制品等。在烹饪中,液态乳常被用作食材的调味剂,增加食物的口感和风味。

2.酸乳(酸奶)

(1)概念　酸乳是将牛奶经过发酵处理,产生酸味的乳制品。常见的酸乳有酸奶、酸豆奶等。

(2)特点　酸乳具有味酸、口感醇厚、富含营养成分和益生菌的特点。它含有丰富的蛋白质、钙、维生素等营养成分,对于调节肠道菌群、增强免疫力、促进消化吸收具有一定的益处。

(3)营养　除了口感上的差异外,酸乳中的蛋白质、脂肪、碳水化合物、B族维生素和矿物质等营养成分与牛奶相似。但由于经过发酵,其中一部分乳糖被转化为乳酸,因此酸乳中的乳糖含量相对较低,适合乳糖不耐受人群食用。

(4)种类　按原料不同,酸奶分两大类:纯酸奶(蛋白质含量为 2.9%);调味酸奶以及果料酸奶(蛋白质含量为 2.3%)。按照加工工艺和外观不同,酸奶分为两大类:凝固型酸奶及搅拌型酸奶,其中搅拌型酸奶含有少量果汁、果肉以及增稠胶体等配料。按照成品的脂肪含量,酸奶分为全脂酸奶、部分脱脂酸奶和脱脂酸奶三类,供需要控制脂肪和胆固醇的消费者选择食用。酸奶因乳酸菌的菌株不同,添加的配料不同,各品牌酸奶产品的风味和口感会略有差异。

(5)保存　酸乳需要存放在低温环境中,避免长时间暴露在室温下,以免乳酸菌失活。

(6)消费应用　酸乳可以直接饮用,也可以与其他食材搭配制作各种食品,如水果酸奶、酸奶冰淇淋等。

酸乳是一种常见且受欢迎的乳制品,在加工过程中需要注意原料选择、发酵剂使用和温度控制等要点。它口感浓郁、微酸甜味,具有丰富的营养价值。适量食用酸乳可以促进健康生活,并满足人体对于营养物质的需求。

3.奶粉

(1)概念　奶粉加工是将液体牛奶经过一系列的处理和加工,制成粉状的乳制品。

(2)特点　奶粉具有方便携带、容易保存等特点,只需加入适量的水,即可制成乳制品,因此备受消费者青睐。

(3)营养　奶粉的营养和牛奶相同,含有丰富的蛋白质、脂肪、碳水化合物以及维生素和矿物质。由于制造过程中经过加热处理,其中热敏性成分,如维生素 B 类会受到一定程度的损失,在加工后期可通过添加补充。

（4）种类　按照成分一般普通奶粉可分为全脂奶粉、脱脂乳粉、速溶奶粉、加糖奶粉、婴幼儿奶粉、特殊配制奶粉6类。

全脂奶粉基本保持了牛奶的营养成分,适用于全体消费者,最适合于中青年消费者。

脱脂乳粉由牛奶脱脂后加工而成,口味较淡,适于中老年、肥胖和不适于摄入脂肪的消费者。

速溶奶粉和全脂奶粉相似,具有分散性、溶解性好的特点,一般为加糖速溶大颗粒奶粉或喷涂卵磷脂奶粉。

加糖奶粉由牛乳添加一定量蔗糖加工而成,适于全体消费者,多具有速溶特点。

婴幼儿配方奶粉一般分阶段配制,分别适于0~6个月、6~12个月和1~3岁的婴幼儿食用,它根据不同阶段婴幼儿的生理特点和营养要求,对蛋白质、脂肪、碳水化合物、维生素和矿物质等营养素进行了全面强化和调整。

特殊配制奶粉适于有特殊生理需求的消费者,这类配制奶粉都是根据不同消费者的生理特点,去除了乳中的某些营养物质或强化了某些营养物质(也可能二者兼而有之),故具有某些特定的生理功能。如中老年奶粉、低脂奶粉、糖尿病奶粉、睡眠奶粉、低乳精奶粉、双歧杆菌奶粉等。

（5）奶粉的保存　奶粉应储存在干燥、避光、通风的环境中,避免暴露在阳光下。同时,应保持包装完好,避免受潮产生异味。

（6）奶粉的消费与应用　奶粉溶于开水后可直接饮用,也可以用于制作奶茶、咖啡、奶制品等。在烹饪中,奶粉常被用作调味剂,以改善食物的口感和风味。在食品加工,制造饮料、咖啡牛奶、调味乳、奶茶、面包、蛋糕、饼干、巧克力、冰淇淋、玉米浓汤等产品中有广泛应用。

4.奶酪

奶酪是一种广受欢迎的乳制品,以其丰富的口感和独特的风味而闻名。它在全球各地都有不同的品种和制作方法。其丰富多样化的风味、不同类型和制作方法、所使用的菌种、发酵时间以及储存条件等都会对最终产品造成重要影响。因此,每一块奶酪都有其独特而令人愉悦的香气和味道。

（1）概念　奶酪是一种以牛奶、羊奶、山羊奶等为原料,经过发酵、凝固、排除乳清等工艺制成的乳制品。其质地紧密,含有大量的蛋白质和脂肪,口感丰富,是世界各地广泛食用的食品之一。

（2）特点　具有浓郁的奶香味,口感醇厚,营养丰富。根据制作工艺和原材料的不同,奶酪的口感和风味也会有所不同。

（3）营养　奶酪是优质蛋白质的来源之一，并含有大量的钙、磷、维生素 A 和维生素 B_{12}。其中钙、磷等矿物质含量较高，是钙的良好来源。

（4）种类　由于不同地区使用不同类型的乳液和加工方法，因此产生了各种各样质地和风味迥异的奶酪。全世界的奶酪加起来约有 8000 多种，也有很多种分类方法，例如按照发酵时间、纹理、制作方法、脂肪含量、奶源、产地分类等，非常复杂。

奶酪的含水量不同，其软硬程度也会有所不同。按含水量分奶酪可分为软、中软、中硬和硬质四类。

软奶酪：不经过成熟加工处理，直接将牛乳凝固后，去除部分水分而成。其含水量比较高，质感柔软湿润，有清新奶香与淡淡的酸味，储存期很短，要尽快食用。

中软奶酪：含有较多水分的奶酪，口感相对比较温和。

中硬奶酪：制造过程中强力加压并去除部分水分，比硬质奶酪质感柔软，口感温和顺口，常被大量用于菜肴烹调上，也常作为三明治配料。

硬质奶酪：经过挤压的奶酪团，经融化后加入牛奶、奶油或黄油后制成。其质感较硬，口感略咸，有些带有气孔，含水量低，可以长期保存。可用作小食、拌沙拉、入汤或意大利面配料等。

按奶源分有牛奶奶酪、绵羊奶酪、驴奶奶酪等。牛奶奶酪是最普遍的。

按加工工艺分有新鲜奶酪、乳清干酪、拉伸型奶酪等。

新鲜奶酪：新鲜奶酪指没有经过成熟的新鲜干酪，也称"鲜奶酪""鲜干酪"，是其他所有类型天然干酪的基础。它的水分充足、酸味清爽、口感嫩滑，脂肪含量很低，但储存期很短，需尽快食用。

乳清干酪：奶在油水分离后乳清（whey）的产物，严格说来乳清干酪是奶酪的副产品。这些奶酪的主要成分是水溶性的白蛋白，质地比较柔软，爽口而又含有牛奶的醇厚奶味和甘甜。

拉伸型奶酪：奶酪制作主要包括凝聚、处理凝聚物和陈化三个步骤，这类奶酪在第二步时会有一个揉拉过程，经过这种类似揉面过程的奶酪质地坚韧而细腻，口味平和。

其他还有许多分类，现在较容易被消费者接受的一个品种是再制奶酪，它是在原制奶酪的基础上再次加工而成的奶酪，是将原制奶酪经过高温熔化，然后再添加一些辅料，制成不同口味、形状、质地。

（5）保存　奶酪最好在低温下保存，通常在 $2\sim8℃$。使用保鲜膜或密封容器可以防止空气接触到奶酪表面，并防止其变干或受到异味污染。大多数奶酪在开封后应该尽快食用完毕,因为它们容易吸收异味并丧失口感。

(6)应用　不同类型的奶酪具有不同的风味和口感特点,因此可以根据个人喜好进行选择,其次是搭配合适的食物和调料来增强奶酪的美味性能。例如,在制作沙拉时可以加入一些切碎的干酪块或撒上一些磨碎的巴马干酪。最后是适量享用奶酪,因为尽管它们美味可口,但也含有较高的脂肪和胆固醇。

奶酪也是食品加工原料,在制造面包、蛋糕、饼干、冰淇淋、浓汤等产品中有广泛应用。

5.奶油

(1)概念　奶油是从牛奶中提取出的脂肪部分。

(2)特点　具有丰富的乳脂肪和浓郁的奶香味道。

(3)营养　富含脂肪和多种维生素,如维生素 A、维生素 D 等。

(4)种类　根据脂肪含量和加工方式的不同,奶油可以分为以下几种主要类型。

鲜奶油:也称为重奶油或液态奶油,是脂肪含量在 30%～40% 的奶油。鲜奶油的质地较为轻盈,通常用于烹饪和装饰甜点,如蛋糕、水果沙拉和冰淇淋。

酸奶油:酸奶油是通过加入乳酸菌发酵得到的奶油,通常含有 15%～20% 的脂肪。酸奶油有酸甜的口味,常用于烹饪和制作酱料,如酸奶油蛋黄酱和酸奶油汤。

黄油:黄油是经过乳脂肪分离、洗涤和加热的奶油,它的脂肪含量在 80% 以上。黄油具有浓郁的奶香味和丰富的口感,常用于烹饪、烘焙和涂抹于食物上。

工业奶油:工业奶油是经过高度加工的奶油制品,通常用于食品加工和制造业。工业奶油的脂肪含量和稳定性可以根据需要进行调整,常用于制作甜点、冷冻食品和乳制品。

此外,还有一些特殊种类的奶油,如植物奶油(如椰子奶油、豆奶油等)和低脂奶油(脂肪含量低于 30%)。植物奶油是以大豆等植物油和水、盐、奶粉等加工而成的。这些奶油种类具有特定的用途和特点,可以根据个人需求选择使用。

(5)保存　奶油的脂肪含量高,要防止氧化和油水分离。一般的淡奶油,未开封时无须冷藏,常温保存即可,不宜冷冻,以免冷冻过度,油水分离。如果一次使用不完,开口后应该保持开口干净且保证开口处密封后低温保存,保存得当可冷藏 10～15 天左右。黄油如果没有打开原包装,在 0℃ 条件下,一般可以放 18 个月。打开原包装或分装包装后,用密封袋或密封盒装好,放在冰箱冷藏,最多可以冷藏 2 周。若需长期保存,应冷冻,温度控制在－18℃左右。

（6）应用　奶油和黄油是非常常见的食材,用于烹饪、烘焙、冰淇淋制造等多种应用。

①烹饪:奶油和黄油常用于在烹饪中增加风味和口感,可以用来炒菜、煮汤、炖肉等。例如,用黄油来煎牛排可以增加肉的香味和口感。

②烘焙:奶油和黄油是许多烘焙食谱中必不可少的原料。可以用来制作蛋糕、曲奇饼干、派等。奶油可以增加糕点的湿润度和口感,黄油可以增加烘焙食品的香味和松软度。

③沙拉酱:奶油和黄油可以用来制作各种沙拉酱,例如凯撒沙拉酱、法式沙拉酱等。奶油可以增加沙拉酱的浓稠度和丰富口感,黄油可以增加香味和丰富口感。

④调味品:奶油和黄油可以用来制作各种调味品,例如蒜蓉黄油、香草奶油等。可以搭配面包、蔬菜、海鲜等食材,增加风味和口感。

总之,奶油和黄油在烹饪和烘焙中有着广泛的应用,可以增加食物的风味和口感。无论是烹饪家常菜还是制作精致糕点,它们都是不可或缺的食材之一。

6.冰淇淋

冰淇淋是一种非常受欢迎的甜品,它有着丰富的种类和独特的特点,其质地柔软细腻,口味丰富多样。它具有独特的冷却效果,能够在炎热天气中为人们带来清凉舒适的感觉。在中国古代就有制作和冷冻奶制品的记录。如今,冰淇淋已经成为全球范围内最受欢迎的甜点之一。

（1）概念　冰淇淋是一种由牛奶、奶油、糖和风味剂等原料制成的冷冻甜品。

（2）特点　冰淇淋具有柔软、细腻的质地,口感滑爽,口味多样,可搭配各种水果、坚果、巧克力等配料。

（3）营养　冰淇淋含有一定营养价值。它主要由乳制品制成,并富含蛋白质、钙和维生素等营养成分。然而,由于其中糖分和脂肪含量较高,过度食用可能会导致肥胖和健康问题,需注意合理控制摄入量。

（4）种类

冰淇淋有许多种类。按原料中乳脂种类可分为全乳脂冰淇淋、半乳脂冰淇淋、植脂冰淇淋。

全乳脂冰淇淋:完全用乳脂肪作为脂肪来源制造的冰淇淋产品。

半乳脂冰淇淋:以乳脂肪、人造奶油等作为脂肪来源,要求产品中脂肪含量在5%以上。

植脂冰淇淋:以植物油脂、人造奶油为脂肪主要来源制造的冰淇淋产品。

按冰淇淋含脂率可分为高脂型冰淇淋、中脂型冰淇淋、低脂型冰淇淋。

高脂型冰淇淋:含12%以上脂肪、38%以上总固形物、15%以上蔗糖,膨胀率在95%以上,也被称为奶油冰淇淋。其按成分不同还可以分为香草、巧克力、草莓、核桃、夹心等花色品种。

中脂型冰淇淋:含10%以上脂肪、34%以上总固形物、15%以上蔗糖,膨胀率在90%以上。

低脂型冰淇淋:含6%以上脂肪、30%以上总固形物、15%以上蔗糖,膨胀率在80%以上。也被称为牛奶冰淇淋。其按成分不同也可分为香草、鸡蛋、可可、夹心、果味和咖啡等品种。

按加入辅料可分为清型冰淇淋、组合型冰淇淋、混合型冰淇淋。

清型冰淇淋:为单一风味的冰淇淋,不含颗粒或块状辅料,如奶油冰淇淋、香草冰淇淋等。

组合型冰淇淋:和其他种类冷饮品或巧克力、饼坯等组合而成的制品,如蛋筒冰淇淋、脆皮冰淇淋和三明治冰淇淋等。

混合型冰淇淋:在冰淇淋中加入果料(草莓、蓝莓、葡萄干等)加工制成的产品,如草莓冰淇淋、蓝莓冰淇淋、葡萄干冰淇淋等。其中:①果味冰淇淋,原果汁含量少于2.5%;②果汁冰淇淋,原果汁含量大于2.5%;③水果冰淇淋,含水果肉。

按形态,则可分为砖形、杯形、锥形等。

冰淇淋还可以分为多种口味和配料组合。传统口味包括巧克力、香草和草莓等;而现代创新口味则包括抹茶、芒果和黑芝麻等更加独特的选择。此外,各式各样的配料,如坚果、水果和巧克力碎片等,都可以用来提升冰淇淋的口感和味道。

(5)保存　冰淇淋应存放在低温环境下(通常是-18℃)以防止融化并保持其最佳口感。开封后应尽快食用,避免反复冻融以防止大冰晶形成而影响口感。

(6)应用　冰淇淋可以单独品尝,也可以作为甜点的一部分。其常见的应用包括制作冰淇淋甜筒、冰淇淋蛋糕、奶昔和果汁等。此外,在各种节庆活动中,冰淇淋也是不可或缺的美食之一。

总之,冰淇淋是一种受欢迎的冷冻甜品,拥有丰富多样的口味选择和搭配方式,同时也需要注意适度食用,以保持均衡的营养摄入。

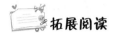拓展阅读

市场上常见的几种乳制品

1. 纯牛奶

市场上所售的纯牛奶其实就是经过杀菌处理的鲜牛奶(部分为复原乳)。多采用巴氏杀菌法或超高温灭菌法来杀灭细菌。巴氏杀菌法很好地保留了牛奶中各种营养成分,但保质期较短,在 10 天以内。采用超高温灭菌法(UHT)的牛奶中维生素会有一定损失。但超高温灭菌法能杀灭大部分微生物,使在密封状态下的牛奶的保质期延长。目前市面上保质期长达 30 天以上且未添加任何防腐剂的牛奶均是采用此法灭菌。不过 UHT 奶一旦开封,需立即食用。

2. 特浓牛奶

特浓牛奶即浓缩牛奶,其蛋白质、脂肪及非乳脂固体含量比纯牛奶高 10% 以上(普通纯牛奶蛋白质含量≥2.9%,脂肪含量≥3.1%,非脂乳固体≥8.1%)。目前市场上所售的"特浓牛奶"有些是在牛奶中添加了一些奶粉、增稠剂以增强香浓的口感。仔细看一下外包装上印制的营养成分表就会发现,有的"特浓牛奶"与普通纯牛奶的营养含量差异并不大。

3. 调味牛奶

调味牛奶是以不低于 80% 的生牛(羊)乳或复原乳为主要原料,添加其他原料或食品添加剂或营养强化剂,采用适当的杀菌或灭菌等工艺制成的液体产品。目前市场上较常见的有巧克力口味的调味牛奶,还有果汁或果粒牛奶,这些产品配料表上的主要成分为牛奶或水和奶粉,另外添加了一些可可粉、果汁、果粒、香精等成分,赋予牛奶更加丰富的口感。

调味牛奶的蛋白质含量≥2.3g/100mL,从乳品角度分析,其营养价值较纯牛奶低。目前市场上所销售的早餐奶也可归入此类(某些早餐奶的营养成分已经接近于纯牛奶)。

4. 酸奶

酸奶是在牛奶中接种乳酸菌并使其在一定条件下生长繁殖而制成的。酸奶中牛奶或复原乳的含量一般在 80%~90%,经乳酸菌发酵后,酸牛奶中游离的氨基酸和肽增加,更易被消化吸收。有机酸含量的增加不仅可抑制一些肠道腐败菌的生长,也有利于维生素的保存,还可促进钙等矿物质的吸收。且酸奶中乳糖含量减低,使患有乳糖不耐症的人易于接受,其中添加的益生菌对调节

肠道菌相当有益。

5. 无糖酸奶

酸奶中往往会添加一定的单糖或双糖以增加口感,一些厂家为了照顾糖尿病人,将蔗糖或葡萄糖换成糖醇[①]等甜味剂[②],它们在给人以甜味口感的同时,不被人体所吸收,不会引起血糖的波动,对糖尿病人以及需要限制单、双糖摄入的人群非常适宜。需要注意的是,酸奶中仍有未被完全分解的乳糖,依然会对血糖有轻微影响,糖尿病人仍需控制其食用量。

6. 脱脂牛奶或酸奶

脱脂牛奶或脱脂酸奶是将鲜奶脱去脂肪,再制成的牛奶或是酸奶。此种牛奶脂肪含量≤0.5g/100mL,脱脂过程使脂肪及脂溶性维生素损失较多,其他营养成分则变化不大。脱脂牛奶口感没有全脂牛奶香浓。

7. 奶粉

奶粉分为全脂奶粉和脱脂奶粉两种,是采用干燥法将牛奶浓缩,除去70%～80%的水分后制成的,全脂奶粉的营养成分约为鲜牛奶的8倍。脱脂奶粉的脂肪含量≤1.5%。食用时需加水冲调。低脂奶粉的脂肪含量≤3.0%。

8. 含乳饮料

含乳饮料的配料有水、鲜牛奶(或奶粉)、果汁、香精、乳酸菌等。因其中添加了大量的水及香精,虽然在乳制品中口感最好,但营养价值却较低,蛋白质和脂肪含量均≥1g/100mL,不建议作为牛奶替代品饮用。

9. 婴儿配方奶粉

婴儿配方奶粉是在牛奶的基础上,降低蛋白质含量,将牛奶中乳清蛋白比例调高至60%,酪蛋白比例降低至40%(牛奶中乳清蛋白和酪蛋白比例为18:82,母乳中该比例为70:30,乳清蛋白在婴儿的胃中会形成絮状凝块,易被吸收)。脱去部分或全部奶油,按母乳脂肪酸构成比例添加多不饱和脂肪酸(包括DHA和EPA),调整钙磷比例,增加部分矿物质和维生素、添加牛磺酸和肉碱,部分配方奶粉中还添加了益生元(如寡糖和膳食纤维)等成分,使之更适合婴儿食用。此外,还有针对特殊生理体质的婴儿所服用的配方奶粉。

---

①糖醇:是一种天然甜味剂,属于多元醇。糖醇不会导致血糖升高,因此被广泛用于制造低糖或无糖食品,糖醇的口感类似于糖,但不会产生龋齿,它们通常用于制作甜点、烘焙食品、饮料等。常见的糖醇包括木糖醇、麦芽糖醇等。

②甜味剂:使食品呈现甜味的物质。甜味剂按来源可分为天然甜味剂(如甘草素)和人工甜味剂(如阿斯巴甜)。按能量高低可分为营养型甜味剂和非营养型甜味剂。

10. 炼乳

炼乳通常将鲜乳经真空浓缩或其他方法除去大部分的水分,浓缩至原体积25%～40%的乳制品。加糖炼乳是再加入40%的蔗糖装罐制成的。加糖一方面是为了改善口感,另外一方面也对提高炼乳的稳定性有帮助。但是炼乳太甜,必须加5～8倍的水来稀释。当甜味符合要求时,往往蛋白质和脂肪的浓度也比新鲜牛奶下降了一半。如果在炼乳中加入水,使蛋白质和脂肪的浓度接近新鲜牛奶,而糖的含量又会偏高。

11. 奶油

奶油主要是由牛乳中的脂类成分制成。奶油的种类因制造方法不同,有甜性奶油、酸性奶油、重制奶油、脱水奶油、连续式机制奶油。此外,还可以调制出各种花色奶油,如巧克力奶油、含糖奶油、含蜜奶油、果汁奶油等,还有含脂肪30%～50%的发泡奶油,惯奶油、加糖或加热的各种稠状稀奶油等。

根据用途不同,鲜奶油可分为烹饪用鲜奶油和打发用鲜奶油。烹饪用鲜奶油可以用来制作奶油蘑菇汤等;后者英文名为"whipping cream",whipping即"可打发的"。在奶盖的制作中,淡奶油就是起到了打发的作用。

市售有植物鲜奶油。植物鲜奶油是以大豆等植物油和水、盐、奶粉等加工而成的类似动物性鲜奶油的制品,其价格低廉、裱花容易成型,所以在商业上经常被使用。植物鲜奶油在制造过程中会产生反式脂肪酸,而一些研究表明反式脂肪酸可能会增加患心血管疾病、糖尿病、肥胖的风险。

12. 奶酪

奶酪(cheese),又名乳酪,干酪,或译称芝士、起司、起士等。奶酪是牛奶经浓缩、发酵而成的奶制品。它基本上排除了牛奶中大量的水分,保留了其中营养价值极高的精华部分,被誉为乳品中的"黄金"。每千克奶酪制品浓缩了大量牛奶的蛋白质、钙、磷等人体所需的营养素。

奶酪以奶类为原料,乳源包括家牛、水牛、家山羊或绵羊等,有各式各样的味道、口感和形式。制作过程中通常加入凝乳酶,造成其中的酪蛋白凝结,使乳品酸化,再将固体分离、压制为成品。

选购乳品时一定要仔细阅读配料表和营养成分表。建议多饮用牛奶或酸奶,少饮用含乳饮料;除减肥或其他特殊需要的人群外,一般不必选择脱脂奶;即购即食的情况下,可选用巴氏杀菌奶;对口味没有特殊要求的话,选购原味奶较好;对成年人来说,酸奶是一种很好的食品。

（三）常见乳与乳制品加工

1.液态乳

（1）原辅材料

牛乳、乳粉、适当食品添加剂等。

在液态乳加工中,选用优质的原料牛乳至关重要。原料应保持新鲜,无异味、无杂质,其脂肪含量、蛋白质含量和乳糖含量等应符合产品的配方要求。

物理性状:无异味、颜色洁白、透明度高。

化学指标:脂肪含量适中(通常为 3%～4%)、蛋白质含量丰富(通常为3.2%～3.5%)、无添加物或污染物。

微生物指标:菌落总数低于 10^5 CFU/mL。

辅料:根据产品需求,可能需要添加乳化剂、稳定剂、防腐剂等。

（2）主要生产工艺流程

原料乳验收→预处理(过滤、冷却、储存)→调配→均质→杀菌→冷却→包装→储存

（3）操作要点

①验收和储存牛乳:按标准对牛乳进行感官、生物、化学指标方面检验后验收和储存,确保其质量和卫生。

②处理:过滤和除杂,将牛乳通过离心分离器和过滤器去除杂质和异物,并冷却到5℃～10℃保存在储藏罐中,以抑制细菌增长,保持牛乳新鲜度。

③调整成分:根据产品配方要求,可能需要对牛乳进行脱脂、脱乳糖等调整。通常是通过离心分离或补充奶油来调整牛奶的脂肪含量。

④均质:通过均质机强力机械作用将乳中的脂肪球破碎,使其粒径变小,从而有效防止脂肪上浮以改善乳品风味,并促进乳脂肪和蛋白质的消化吸收。

⑤加热处理:对牛乳进行加热处理,一般采用超高温灭菌(135℃～150℃,0.5～15s)或巴氏杀菌(62℃～65℃,30min)等方法。要控制加热温度和时间,加热处理要达到杀灭细菌和保持产品质量的要求,但须注意不要过度加热,以免对营养成分产生不利影响。

⑥加工和调味:根据产品需求,进行搅拌、混合、乳化等加工步骤,同时可能添加调味料。

⑦冷却:一般采用快速冷却,将加热后的牛奶迅速冷却至低温(通常为4℃～10℃),以防止细菌再次污染。

⑧包装和贮存:将液态乳制品进行包装,并在低温下储存。

加工过程中需要严格控制温度、时间和卫生条件,以确保产品的质量和安全。

(4)注意事项

①严格控制卫生:加工过程中应注意防止外界污染和细菌感染,加工环境要干净整洁,操作人员应穿戴相应的防护服和手套。保持设备和容器的清洁卫生。

②控制加工工艺参数:包括温度、时间、搅拌速度等工艺参数,以保持产品的质量和稳定性。

③控制包装和贮存条件:包装材料应符合卫生标准,贮存条件应适宜,避免温度过高或过低,以防止产品质量的变化。

(5)加工对牛乳营养成分的影响

加工过程可能会影响牛奶的营养成分,如蛋白质的变性、维生素的损失等。因此,在加工过程中需要控制加工温度和时间,以最大程度地保留牛奶的营养价值。

加热处理会导致部分维生素和酶的损失,特别是高温处理对维生素 C 和维生素 B 族等影响较大。

包装和贮存条件也会对牛乳营养成分的保持产生影响,如长时间的存储和高温环境可能导致部分营养成分的损失。

总之,液态乳加工的原料要求、加工流程、操作要点和注意事项都是为了保持产品的卫生质量和营养成分的稳定性,从而生产出高质量的液态乳制品。

2.酸奶

以一般情况下制作传统液态酸奶的加工为例。

(1)原辅材料

原料有牛奶、乳酸杆菌、乳酸链球菌、双歧杆菌;辅料(选用)有糖或甜味剂、添加物(水果汁、酱、粒等)、风味剂(香精)、稳定剂(果胶、明胶等)。

(2)主要生产工艺流程

原料乳验收→预处理(过滤、冷却、储存)→均质→杀菌→冷却→接种→发酵→包装→储存

(3)操作要点

①原料:选择优质的牛奶或奶粉作为原料。牛奶应新鲜、无污染和低微生物数量,避免使用含有抗生素、防腐剂或添加剂的牛奶。

②预处理:将原料牛乳进行初步处理,去除杂质和不良异味。这一步通常包括过滤、脱脂或者调整脂肪含量。

③杀菌:将预处理后的牛乳加热至80℃～90℃,以杀灭细菌和其他微生物。

④冷却：将加热后的牛乳迅速冷却至适宜发酵温度（约 40℃～45℃）。

⑤接种发酵：在适宜温度下添加益生菌（如乳酸菌），让其进行发酵。发酵时间根据所选菌种和产品要求而定，通常为 6～12 小时。

⑥储存和包装：经过发酵后的产品需要冷藏储存，并采取适当的包装方式，以确保产品品质。

（4）注意事项

①如果需要添加果粒等材料，一般在发酵结束后添加。

②加工对营养成分的影响：在酸乳的发酵过程中，乳酸菌会降低牛奶中的 pH 值，并通过代谢作用分解一些复杂物质，使得牛奶更易消化吸收。同时，脂肪、蛋白质和维生素等营养成分也会有不同程度的变化。例如，发酵可以部分降解脂肪，提高其利用率；而蛋白质则会被水解为小分子肽或氨基酸，增加其消化吸收效率。

3. 奶粉

奶粉有多种类型，以一般普通奶粉的加工为例。

（1）原辅材料

主要是新鲜牛奶，如果是配方奶粉或花色奶粉要根据需要另外添加营养强化剂、风味剂等。

（2）主要生产工艺流程

原料乳验收→预处理（过滤、冷却、储存）→浓缩→干燥→冷却→包装

（3）操作要点

①原料应保持新鲜，无异味、无杂质。

②加工过程中需要严格控制温度、时间和卫生条件，确保产品的质量和安全。

（4）注意事项

①加工过程中应注意防止外界污染和细菌感染，保持设备和容器的清洁卫生。

②奶粉的加工过程可能会对牛奶的营养成分产生一定影响，如维生素的损失等。因此，在加工过程中需要控制加工温度和时间，以最大程度地保留牛奶的营养价值。可通过强化营养元素来弥补损失。

4. 奶酪

（1）原辅材料

牛奶、凝乳酶、乳酸菌。不同类型奶酪品种需要特定的添加剂或发酵剂。

（2）主要生产工艺流程

原料乳验收→预处理→标准化→杀菌→冷却→发酵→凝固→切割→搅拌

→排水→盐浸→调理→成熟

（3）操作要点

①原料乳要求是新鲜,品质优良,感官、理化、微生物指标符合要求的无抗生素奶,按要求进行过滤和净化处理。

②按需要对原料乳进行成分调整,通常控制乳脂率在 25%～30%。

③添加发酵剂,将牛奶杀菌冷却后的乳冷却到 30℃～32℃后加入发酵剂,充分搅拌后开始发酵,使乳凝结成块。

④切割:将凝固的牛奶块切割成小块,以促进乳清的排出。

⑤搅拌:搅拌奶酪块,使乳清更好地排出。

⑥排水:将剪切好的奶酪块放入滤网或奶酪布中,使剩余乳清排出。

⑦盐浸:根据不同类型的奶酪,可以将奶酪块浸泡在盐水中,以改善风味和延长保质期。

⑧调理:奶酪块可以进行一些后处理操作,如压制、切割、装罐等。

⑨成熟:奶酪将在特定的温度和湿度下进行成熟,以形成其风味和口感。

（4）注意事项

①卫生和清洁:确保生产设备和工作环境的卫生清洁,以避免细菌污染。

②温度控制:根据不同的奶酪类型,控制适当的加热和冷却温度。

（5）加工对奶酪营养成分的影响

蛋白质:在奶酪制作过程中,蛋白质会发生变化,其中一部分会凝固成奶酪固体,另一部分则会在乳清中。

脂肪:在奶酪制作中,脂肪会留在奶酪固体中,奶酪的脂肪含量较牛奶会有所增加。

糖分:发酵过程中的乳糖会被部分转化为乳酸,奶酪中的乳糖含量相对较低。

需要注意的是,不同类型的奶酪在营养成分方面可能会有所不同,例如某些奶酪可能含有更多的脂肪或蛋白质,而其他类型的奶酪可能含有更少的盐或乳糖。因此,应根据自身的营养需求和健康状况做出适当的选择。

5.奶油

（1）原辅材料

牛奶、盐（加盐黄油）等。

（2）主要生产工艺流程

牛奶预处理→脱脂→稀奶油→杀菌→发酵→成熟→排除乳酪→洗涤→加盐→压炼→包装

(3)操作要点

①原料要求:奶油加工的原料主要是牛奶,一般选用脂肪含量较高的牛奶。新鲜、无异味、无杂质的牛奶是奶油加工的基本要求。此外,还需要使用无杂质、干净卫生的容器和设备进行操作。

②脱脂:也称"浮渣",目的是将脂肪与其他成分分离开来。使用专门设计用于分离脂肪和液体部分(即乳清)的设备进行手动或机械化提取。

③注意卫生:在加工过程中,保持容器和设备的干净卫生,注意操作技巧,避免引入空气或其他污染物,以免影响奶油的质量和口感。

④控制温度和时间:需要控制好温度、搅拌速度和时间,以确保奶油的质量和稳定性,过长或过短的加工时间,以及过高或过低的温度都会对奶油产生不良影响。

(4)注意事项

在奶油加工过程中,需要严格控制卫生和食品安全,避免交叉污染。同时,需要注意保持产品的新鲜度和口感,尤其是要控制温度,防止奶油融化。

6.冰淇淋

(1)原辅材料

牛奶、奶油、糖、稳定剂、风味剂等。

(2)主要加工工艺流程

原料准备→混合→杀菌→均质→冷却老化→凝冻→灌装与包装→硬化→冷藏

(3)操作要点

①原料混合:原料牛奶应选用新鲜、优质的牛奶,奶油要新鲜无异味,风味剂应具有良好的香气。原料混合时,宜从黏度低的液体原料(如牛乳等)开始,其次为黏度高的液体原料(如稀奶油、炼乳等),然后为固体原料,最后以水定容。如果要加入黄油等油脂,应先将黄油融化后再加入到混合罐中。

②加热杀菌:将原料边加热边混合搅拌,使其充分融合并杀灭其中的微生物。

③均质:杀菌后的混合料经过均质可以把脂肪分散成尽可能多的独立的小脂肪球,以达到增进搅拌速度、提高膨胀率、缩短老化期的作用,该操作使冰淇淋的质地更为光滑细腻,形体松软,增加稳定性和持久性。

④冷却与老化:均质后的混合料温度较高,应迅速冷却至0～5℃,防止脂肪球上浮。老化是将经均质、冷却后的混合料在2～5℃的低温下放置一定的时间,使混合料进行物理成熟的过程,亦称为"成熟"。老化期间的这些物理变化可促进空气的混入,并使气泡稳定,赋予冰淇淋细腻的质构,增加其抗融性。

⑤凝冻:将流体状的混合料在强制搅拌下于-5℃～2℃进行冻结,使空气以极微小的气泡状态均匀分布于混合料中,在体积逐渐膨胀的同时,由于冷冻而呈半固体状的过程。凝冻是冰淇淋生产最重要的步骤之一,是冰淇淋的质量和产量的决定因素。冰淇淋的膨胀率(overrun)是指冰淇淋混合料在凝冻时由于均匀混入许多细小的气泡,使制品体积增加的百分率。适当的膨胀率使冰淇淋有良好的组织和形体,口感柔润、细腻、松软,适口性好。

⑥硬化:凝冻后的冰淇淋为半流体状,又称软质冰淇淋,多数冰淇淋需通过硬化来维持其在凝冻中所形成的质构,成为硬质冰淇淋具有适当的硬度,便于销售与贮藏运输。

(4)注意事项

①工作人员需要严格控制每个环节的温度和时间,确保每一批产品均匀而稳定。此外,在设备清洁和消毒方面也需要高度重视,以防止交叉污染和细菌滋生。

②遵循食品安全标准,避免使用过期或质量不佳的原料,并进行相应的检测和监控;妥善保存成品并确保其新鲜度等。

③冰淇淋加工过程中的加热杀菌处理会使部分营养素发生变化或损失,在工业生产中可能会采用不同方法来补充或强化产品的营养价值。

总之,工业上的专业冰淇淋加工涉及原料辅料、加工流程、操作要点、注意事项以及对牛奶营养成分的影响等多个方面。只有严格按照规定流程进行操作,并注重产品质量和食品安全,才能生产出口感细腻、口味独特的冰淇淋产品。

四、果蔬制品

(一)概述

1.概念

果蔬制品是指通过对水果和蔬菜进行加工处理,制成各种食品的过程。果蔬制品的加工历史可以追溯到古代,人们通过不同的方法,如晒干、腌制、糖渍等,将水果和蔬菜保存起来以供日常食用。

2.果蔬制品的种类

果蔬制品的种类非常丰富,主要有果蔬罐头、果蔬汁、果酒、腌制品、糖制品、果蔬速冻制品等,常见的有果脯、果酱、果醋、果汁、蔬菜罐头、蔬菜干等。不同种类的果蔬制品在制作过程和保存方式上有所差异。

除以上果蔬产品外,还有对果蔬进行综合利用而生产的果胶、芳香物质、活性炭、有机酸等副产物。这些副产物的制备,大大提高了果蔬原料的利用率,提高了经济效益,目前已经受到果蔬加工业的重视。

3.主要营养成分

果蔬制品中含有丰富的营养成分,包括维生素、矿物质、纤维素等。但是果蔬中原有的营养成分在加工后有一定程度的损失。

4.果蔬制品加工类型

果蔬制品可以通过不同的加工类型制作而成。常见的加工方法包括脱水、浸泡、热处理、酸处理等。这些加工类型可以改变果蔬的质构、保存时间和风味。

果蔬的生产与收获明显受到季节和地域因素制约,生产的季节性强,常常是旺季上市数量大,供大于求;淡季品种单纯,上市数量少,供不应求。通过果蔬的加工可延长果蔬的保存期限,方便食用和携带,增加产品的风味和口感,提高果蔬的附加值和经济效益。

(二)常见的果蔬制品

1.果蔬汁

(1)概念　果蔬汁是将水果和蔬菜榨汁制成的饮品,可单独使用或与其他成分混合饮用。果蔬汁是一种方便快捷的饮料,可以摄取水果和蔬菜的营养成分,具有水果和蔬菜味道,口感醇厚,清新爽口。它不仅可以提供水果和蔬菜的维生素、矿物质和纤维素等营养成分,还可以满足人们对果味和口感的需求。

(2)种类　果蔬汁的种类非常丰富,包括单一水果或蔬菜汁和混合水果与蔬菜汁。常见的种类有苹果汁、橙汁、胡萝卜汁、西红柿汁等。

(3)营养　果蔬汁含有丰富的维生素、矿物质和纤维素等营养成分。例如,苹果汁富含维生素 C 和纤维素,而胡萝卜汁富含胡萝卜素等。它们有助于提高免疫力、对心血管健康有益。

(4)保存　果蔬汁应存放在低温环境下,避免阳光直射。未开封的果蔬汁可保持较长时间的新鲜度,一旦开封,最好在 24 小时内饮用完毕。

(5)消费与应用　果蔬汁可以直接饮用,也可以作为调味料或原料加入其他食品中。如果蔬冰沙、果蔬蛋糕等。此外,果蔬汁还可以用于烹饪、煮汤和调味等,为菜肴增加口感和营养。

总之,果蔬汁是一种方便快捷的水果和蔬菜制品,具有丰富的营养成分和口感,人们可以根据自己的口味喜好选择不同种类的果蔬制品,并在日常生活中灵活使用。在追求健康生活方式的同时,不妨尝试一下这些美味又有益的果蔬制品。

2.果蔬腌制品

把果蔬腌制加工是一种古老而普遍的加工方法,通过用盐、酸、糖等物质浸渍果蔬,使其发生化学变化并可延长保存期限。这种加工方法不仅能够改善食材的口感和味道,还能够改变果蔬中的营养成分。

(1)概念　果蔬腌制品是指经过盐渍或其他方式处理后,水分减少且形态发生变化的果蔬制品。常见的如榨菜、泡椒等。这些食材在经历了一段时间的处理后,会产生酸味和咸味,并具有特殊香气。

(2)种类　根据原料和加工方式的不同,可以将果蔬腌制品分为多个种类。比较常见的有盐渍类:如酱菜、泡菜;醋渍类:如醋白菜;糖渍类:如冰糖橙片。每一种果蔬腌制品都有其独特的口感和味道,可以满足不同人群的口味需求。

盐和酸等物质能够抑制细菌生长,从而减缓果蔬变质的速度,使得食材的保存期能够延长。经过浸泡后,果蔬变得更加鲜嫩多汁,并且带有独特的酸甜或咸香味道,其原有的口感和味道有所改善。

(3)营养　果蔬腌制品保留了原料中的营养成分。尽管在加工过程中会损失一部分水溶性维生素,但其他营养物质如纤维素、矿物质和抗氧化物质仍然存在。因此,适量食用果蔬腌制品对于补充这些营养成分是很有益处的。

(4)保存　在果蔬腌制加工过程中要注意卫生条件,并使用新鲜、无污染的食材。保存时要避免阳光直射和高温环境,最好放置在阴凉处。另外,应定期检查并及时处理发霉或变质的产品。

(5)消费与应用等　果蔬腌制品在消费和应用方面有着广泛的用途。它们可以作为素菜搭配主食食用,也可以作为小吃或下酒菜品尝。同时,它们还可以被用于炒菜、煮汤等多种烹饪方式中,增加风味和口感。

总之,果蔬腌制品是一种古老而经典的食品。通过盐渍、酸渍等方法处理果蔬,不仅能够延长保存期限,并能改善口感和味道,还保留了一部分营养成分。我们应该合理地享用这些美味健康的食物,并注意保存和消费方式以确保其安全性和质量。

3.果蔬干制品

(1)概念　果蔬干制品是一种将新鲜水果和蔬菜经过脱水处理加工制成的果蔬制品。它们具有果蔬营养浓缩、方便携带和保存的特点,并且在消费与应用上有广泛的用途。

(2)种类　常见的果蔬干制品有水果片、脆片、泥鳅条等。水果片是将新鲜水果切成形状各异的片状,如苹果片、香蕉片等;而脆片则是将新鲜蔬菜切削或切丝后进行油炸或烘焙处理,在高温下使其变得酥脆可口;泥鳅条则是利用特殊技术将混合了多种新鲜水果和蔬菜的汁液凝固成为条状。常见的水果干制品主要有葡萄干、苹果干、梨干、桃干、香蕉干、柿饼、枣干、李干、杏干、樱桃干、桂圆干等;蔬菜干制品有香菇干、秋葵干、豆角干等。

(3)营养　果蔬干制品富含维生素、纤维素以及其他各类营养物质,部分满足人体对这些营养物质的需求。由于去掉了大部分水分,因此果蔬干制品体积小、重量轻,方便携带。果蔬中含有丰富的维生素、矿物质和抗氧化物质等营养成分得以浓缩保留。

(4)保存　通过干制过程,果蔬中水分含量降低,产品保存方便,不易变质。

(5)消费与应用等　果蔬干制品可以作为零食直接食用,在户外活动或旅行中提供方便快捷的能量来源。另外,还可以作为烹饪调料或原材料使用,在各类糕点、甜点、主食等中增加口感和营养。

果蔬干制品是一种具有浓缩营养、方便携带和保存的食品。我们可以适当地选择和应用这类食品,使其成为我们健康饮食的一部分。

4.果蔬冷冻制品

随着人们对健康饮食的追求和生活节奏的加快,越来越多的人开始关注果蔬冷冻制品。它们以其方便快捷的特点,成为现代生活中不可或缺的一部分。

(1)概念　果蔬冷冻制品指经过洗净、切割和去皮等处理后,降温至 $-18℃$ 以下,并在此温度下保持贮存和运输,在需要时再进行加工与烹饪的产品。它们保持原有食材的口感和营养,并延长其保鲜期限。冷冻食品具有方便快捷、保持原有食材的口感和营养成分、多样化和季节性供应稳定等特点。这与低温处理可以减缓食材中酶、微生物和化学反应的速度从而使食品保存得以延长有关。

(2)种类　果蔬冷冻制品包括各类水果(如草莓、菠萝、桑葚等)、根茎类(如胡萝卜、土豆、红心地瓜等)、叶菜类(如菠菜、空心菜等)以及其他多种常见水果与蔬菜。

(3)营养　由于采用了低温贮存技术,相比于其他加工方式如罐头或干燥,果蔬中维生素、矿物质等营养成分基本得到了保留。

(4)保存　保持低温冷冻,保存时要注意避免反复冻融,以免营养成分流失,微生物增长繁殖。

(5)消费与应用等　在消费时可以根据需要选择适合自己口感偏好和菜谱需求的产品。

总之,果蔬冷冻制品以其方便快捷、保持营养的特点,成为现代生活中的重要选择。我们可以根据自己的需求和偏好,在合适的时候选购和使用这些冷冻制品,为自己和家人提供健康、美味的食物。

(三)常见果蔬制品加工

1. 果蔬汁

果蔬汁是利用水果和蔬菜的果肉或汁液制成的饮品,通过榨汁、过滤、杀菌、包装等工艺步骤实现。果蔬汁具有浓郁的果蔬香味和丰富的营养成分。下面介绍一般的果蔬汁的制造流程和要点。

(1)原辅材料

果蔬汁的原料是新鲜的水果和蔬菜,如苹果、橙子、胡萝卜、西红柿等。

辅料可能包括食品添加剂,如防腐剂、酸度调节剂、增稠剂等。

(2)主要生产工艺流程

原料预处理→榨汁→过滤→杀菌→包装→储存

(3)操作要点

①原料选择:一般使用新鲜、成熟的水果和蔬菜,确保品质和口感。

②原料预处理:将水果和蔬菜洗净、去皮、去籽,切成适当大小的块状。

③榨汁:将水果和蔬菜榨取汁液,对于汁液含量少或果胶含量多汁液不易流出的可适当添加水,在榨汁过程中,掌握好榨取的时间和力度,避免过度榨取,影响口感和营养成分。

④过滤:使用合适的过滤器,滤除果汁中的纤维、皮、籽等,以保证果蔬汁的质量。

⑤杀菌:要控制好时间和温度,不要过度杀菌,以免影响营养成分。

⑥包装:将杀菌后的果蔬汁装入经消毒的包装容器中。也有将果汁灌入包装容器中一起杀菌的方式。

⑦储存:将包装好的果蔬汁储存在阴凉、干燥场所。

(4)注意事项

①选择优质的原材料:确保水果和蔬菜新鲜、成熟,无病虫害。

②保证食品安全:加工过程中要保持清洁,使用干净的容器和工具进行操作,避免细菌或其他污染物的污染。

③保证感官质量:杀菌过程中要注意卫生和控制好温度,确保果蔬汁的安全性和稳定性。一些水果和蔬菜富含维生素C,在加工过程中易被氧化降解。可以通过控制加工温度、尽快完成加工等方式减少损失。

④加工对果蔬营养成分的影响:果蔬汁加工过程中,榨汁和过滤会导致果蔬汁中的纤维素和一部分微量元素的流失。杀菌过程中的高温处理会导致部分水溶性维生素的损失。但果蔬汁仍然保留了水果和蔬菜的丰富营养成分,如维生素、矿物质和纤维素等。因此,适量饮用新鲜果蔬汁仍然可以提供丰富的营养。

2.果蔬腌制品

果蔬腌制品是将水果和蔬菜经过腌制处理,加入调味品和辅料,使其获得特殊的口感和风味的加工食品。腌制可以延长水果和蔬菜的保鲜期,同时还能提高其风味和口感。下面介绍一般果蔬腌制品的制造流程和要点。

(1)原辅材料

果蔬腌制品的原料是水果和蔬菜,如黄瓜、辣椒、萝卜、橄榄等。辅料包括盐、糖、醋、香辛料等,根据产品特点进行调配。

(2)主要生产工艺流程

原料预处理→腌制→装瓶→封口

(3)操作要点

①原料要求:原料选择新鲜、成熟的水果和蔬菜,确保品质。将水果和蔬菜洗净、去皮、去籽,较大块的可以切成适当大小的块状或进行针刺等处理,以便腌渍液渗透,较小的可以整个进行腌制。

②腌制处理:将水果和蔬菜块放入容器中,加入适量的盐、糖、醋、酒、香辛料等调味品,进行腌制。加入的腌制液体的配比及腌制时间根据原料和个人口味等条件进行调整。要控制腌制时间,时间过长可能导致果蔬变软或过咸。

③装瓶封口:将腌制好的水果和蔬菜块装入消毒过的瓶中,加入适量的腌制液体,并封好瓶盖。一些产品也采用封口后进行杀菌处理,这样产品能够保存更长时间。

(4)注意事项

①保证卫生:使用干净的容器和工具进行操作,防止细菌滋生。

②控制腌制条件:腌制时间过长可能导致果蔬变软或过咸。

④储存条件:要保持干燥、阴凉的环境,避免曝光和潮湿。

(5)加工对果蔬营养成分的影响

果蔬腌制品加工过程中,由于盐、糖和醋以及热处理的加入,可能会导致一部分营养成分如维生素、矿物质的损失。因此,在腌制过程中应尽量保持适量的盐和糖,并尽量减少加热时间,以减少营养成分的损失。腌制品有爽口开胃之效,但其盐分含量较高,容易引起高血压,所以也要注意适量摄入。

总之,果蔬腌制品是一种将水果和蔬菜经过腌制处理,获得特殊口感和风味的加工方式。在加工过程中需要注意卫生和控制腌制时间,以保持产品的质量和口感。但腌制过程中可能会导致部分营养成分的损失,因此要合理控制加入盐、糖、醋的量,减少加热时间。

3.果蔬干制品

果蔬干制品是通过将水果和蔬菜进行去水处理,使其水分含量降低到一定程度,以延长其保鲜期并保持其营养成分的加工食品。干制可以有效地防止水果和蔬菜的腐败和品质的变化。下面介绍一般果蔬干的制造流程和要点。

(1)原辅材料

原料是水果和蔬菜,如苹果、香蕉、菠菜、花菜等。辅料按照需要添加一定的食品添加剂,如抗氧化剂、酸度调节剂、稳定剂等。

(2)主要生产工艺流程

原料预处理→热烫→脱水→干燥→包装→储存

(3)操作要点

①准备原料:原料选择新鲜、成熟度适中的水果和蔬菜,确保品质和口感。根据情况将水果和蔬菜洗净、去皮、去核、去籽,切成适当大小的块状。

②预处理:某些水果和蔬菜要进行预处理,如热水漂烫、蒸煮或浸泡等,以杀灭细菌和消除酶活性。在预处理过程中,掌握好时间和温度,不要过度处理,以免损失营养成分。某些果蔬也可以直接干燥处理。

③脱水干燥:采用晾晒、风干、烘干等方法,将水果和蔬菜的水分含量降低到一定程度。

④包装:将处理后的水果和蔬菜装入密封袋或容器中,可加入适量的干燥剂。包装要密封严实,以防止水分和氧气进入。

⑤储存:将包装好的水果和蔬菜储存在干燥、通风的环境中,避免阳光直射或潮湿。

(4)注意事项

①清洗:确保水果和蔬菜表面农药残留或其他污染物指标达到食品安全标准。

②分割:保证均匀厚度可以加快干燥速度并提高产品质量。

③干燥:控制好温度和湿度以避免过度干燥或不足。

④防止交叉污染:如同一设备加工不同种类的果蔬,中间要做好清洗,另外要使用干净的容器和工具进行操作,防止细菌滋生污染产品。

⑤合理包装:选择合适的包装材料和方式来延长产品的保质期,在储存过程中也要注意防潮、防虫等问题,以防止果蔬干制品的质量下降。

（5）加工对果蔬营养成分影响

果蔬干制品加工过程中，干制可以有效地保存水果和蔬菜的营养成分。预处理过程中的热处理可以杀灭细菌和酶活性，减少营养损失。然而，干制过程会导致部分水溶性维生素的损失，尤其是维生素 C、B 族维生素损失。因此，在果蔬干制品的加工过程中，应在满足干燥产品条件下尽量减少加热时间和干燥时间，以减少营养成分的损失。

总之，果蔬干制品加工是一种便于保存和食用的加工产品。选材、处理、干燥和储存等环节都需要严格控制，以确保产品质量并最大限度地保留果蔬中的营养物质。

4. 果蔬冷冻制品

果蔬冷冻制品是通过将水果和蔬菜经过处理后冷冻保存，延长其保鲜期并保持其营养成分的加工食品。冷冻可以有效地防止水果和蔬菜的腐败和品质的变化。下面介绍一般果蔬冷冻制品的制造流程和要点。

（1）原料辅料

果蔬冷冻制品的原料是水果和蔬菜，如草莓、蓝莓、菠菜、胡萝卜等。辅料根据需要可能包括一些食品添加剂，如抗氧化剂、酸度调节剂、稳定剂等。

（2）主要生产工艺流程

原料预处理→冷却→包装→冷冻→储存

（3）操作要点

①准备原料：原料选择新鲜、成熟的水果和蔬菜，确保品质和口感。根据情况将水果和蔬菜洗净、去皮、去籽，切成适当大小的块状。在加工过程中需要使用一些辅料，如防氧化剂、抗菌剂等，这些辅料应符合国家标准，并且要控制添加量，避免对产品质量产生不良影响。

②预处理：将水果和蔬菜进行预处理（如热水烫、蒸煮），以杀灭细菌和消除酶活性，同时保留营养成分。掌握好时间和温度，不要过度热处理，以免损失营养成分。预处理可以杀灭细菌、酵母和霉菌，保证产品的安全性。不适合烫煮处理材料（如蓝莓），则不需要此处理。

③冷却：将预处理后的水果和蔬菜迅速冷却至低温。冷却过程中要迅速降低温度，减少细菌生长和酶的活性。低温处理则可以避免蔬果变质，保持其营养成分和口感。

④包装：将冷却后的水果和蔬菜装入密封袋或容器中，并注入适量的冷冻液体。包装要密封严实，以防止水分蒸发和氧气进入。

⑤冷冻：将包装好的水果和蔬菜放入冷冻设备，进行冷冻处理。

（4）注意事项

①在选择原料时，应优先考虑新鲜度和质量。新鲜度直接关系到最终产品的口感和颜色，而质量则与产品的安全性密切相关。加工要使用干净的容器和工具进行操作，防止细菌滋生。

②在冷冻过程中，要尽量减少温度的波动，以保持产品的质量和口感。温度波动会导致产品冻融而产生大冰晶，容易使果蔬汁液流失。

③冷冻制品的储存时间要控制在合理范围内，避免长时间冷冻导致质量下降。

（5）加工对果蔬营养成分的影响

果蔬冷冻制品加工过程中，冷冻可以有效地保持水果和蔬菜的营养成分，减少营养损失。预处理过程中的热处理可以杀灭细菌和消除酶活性，同时保留营养成分。然而，冷冻过程会导致一些水溶性维生素的损失。因此，在冷冻制品的加工过程中，应尽量减少加热时间和冷冻时间，以减少营养成分的损失。

总之，果蔬冷冻制品加工是一种通过预处理和冷冻保存，延长水果和蔬菜的保鲜期并保持其营养成分的加工方式。在加工过程中要注意卫生和控制加热时间，以保持产品的质量和营养成分。冷冻过程可以有效地保持水果和蔬菜的营养成分，但也会造成部分水溶性维生素的损失。

五、软饮料

（一）概述

1. 概念

软饮料产品是指经过定量包装供直接饮用或用水冲调饮用的乙醇含量不超过质量分数为 0.5% 的饮品。软饮料作为一种广泛消费的饮品，通过加工可以将原料转化为具有特定口味和风味的产品，满足人们对口感和风味的不同需求。

视频 3-20　水健康

视频 3-21　软饮料加工与健康

软饮料的加工历史可以追溯到古代，但现代软饮料的工业化生产始于 19 世纪末。软饮料具有口感好、方便携带、多样化口味等特点，适合与各种餐食搭配，满足人们的解渴和口味需求。

视频 3-22　茶饮料与健康

2. 成分

软饮料的成分包括水、糖、气体、酸度调节剂、香料等。水、糖是其中主要营养成分，有些含乳饮料有一定蛋白质，果汁饮料含有一定维生素和矿物质，不同类型的软饮料营养成分存在差异。

3.水质要求

水是饮料生产中最重要的原料之一,占 85％～95％(固体饮料除外),水质的好坏,直接影响成品的质量。对饮料用水的要求我国制订了国家标准GB5749—2022《生活饮用水卫生标准》。湖泊河流等天然水通常在杂质、微生物、硬度等方面不符合软饮料用水的要求,因此,必须经处理后才能满足要求,软饮料用水的处理通常包括混凝沉淀、过滤、软化(石灰软化、电渗析、离子交换、反渗透等)、消毒等步骤。

(二)常见软饮料类型

软饮料的加工使得水果、茶叶等原料能够经过处理、调和、杀菌等工艺,延长保质期,方便携带和消费,提高产品的风味和口感,满足人们多样化的口味需求。

软饮料种类繁多,按照软饮料的加工工艺,可以将其分为四类:

①采集型　采集天然资源,不加工或通过简单过滤、杀菌等处理的产品,如天然矿泉水。

②提取型　天然水果、蔬菜或其他植物经破碎、压榨或浸提、抽取等工艺制得的饮料,如果蔬汁或其他植物性饮料。

③配制型　采用天然原料和食品添加剂配制而成的饮料,如碳酸饮料。

④发酵型　采用酵母、乳酸菌等经发酵制成的饮料,包括后期杀菌的或者不杀菌的,如乳酸菌饮料等。

还有以使用原料、产品形态及作用对软饮料进行分类的。我国的软饮料国家标准 GB/T 10789—2015 中软饮料分为瓶(桶)装饮用水类、碳酸饮料(汽水)类、茶饮料类、果汁和蔬菜汁类、蛋白饮料类、固体饮料类、特殊用途饮料类、咖啡饮料类、植物饮料类(非果蔬类的)、风味饮料类及其他饮料类。

作为人们生活中常见的一种饮品,软饮料可广泛应用于各种场合。在市场上,有许多不同类型的软饮料可供选择。本文将介绍几种常见类型的软饮料的特点,包括水、碳酸饮料、果汁和茶等。

1.水

(1)特点　水是最基本的软饮料,提供人体必需的水分。它没有味道、颜色和气味。制造软饮料的水来自天然水、自来水、矿泉水等,经过一定处理得到,具体处理方法见本节后面内容。

(2)种类　软饮料水的种类包括矿泉水、纯净水等。自来水是通过收集河水、湖水并进行处理后供给居民使用的,一般都符合国家卫生标准。自来水通常是软饮料制造的原料。矿泉水是含有一定量矿物质的天然水,可以从地下深处获得。根据来源和成分不同,矿泉水又可分为天然矿泉水和人工矿化水。纯净水是经过去除杂质处理后得到的干净透明液体。

(3)营养 水没有热量,除少量微量元素外,一般不含营养物质。

(4)保存 为了保持水的新鲜度,我们需要注意保存方法。一般来说,应将瓶装水放在避光、干燥和通风良好的地方。开启后要尽快喝完或密封保存,以防止细菌污染。

(5)消费与应用 水是人体新陈代谢所必需的,适合直接饮用,也可用于烹饪、泡茶、制作咖啡等。无论是哪种类型的水,它们都对人体健康至关重要。饮用足够量的水可以保持身体正常运作,并帮助排出废物。此外,水还可以补充身体所需的电解质。

软饮料中最基本也最重要的类型就是水。不同种类的水有各自特点和适用范围,在选择时应根据需求进行判断。无论是哪种类型的软饮料,我们都应保持适量摄入,并合理保存与消费。

2.碳酸饮料

碳酸饮料是一种广泛消费的软饮料,其独特的气泡口感和多样化的口味使其成为人们生活中尤其是夏季不可或缺的一部分。

(1)特点 碳酸饮料是将二氧化碳气体溶解于水中而制成的软饮料。它具有清凉爽口、酸甜度适中以及独特的气泡感觉,给人们带来愉悦和满足感。

(2)种类 碳酸饮料种类繁多,包括可乐、苏打水、果味汽水等。其中可乐是经典且广受欢迎的产品,它采用了独特配方制成,混合了香草等提取物和其他天然调味品。

(3)营养 碳酸饮料除水以外通常含有大量糖分,过度饮用碳酸饮料可能对健康产生负面影响,建议要适量饮用。

(4)保存 碳酸饮料应存放在阴凉、干燥的地方,避免阳光直射和高温环境。开启后应尽快喝完或密封保存以保持气泡感。

(5)消费与应用 碳酸饮料广泛应用于日常生活中,可作为解渴之选、社交聚会时的休闲选择,也可搭配各种美食品尝。此外,在烹调中,碳酸饮料还可以被用作烹饪食物辅料,赋予其特殊口感。

碳酸饮料因其独特的气泡口感和多样化的品味成为人们喜爱的软饮料。然而,在享受它带来愉悦同时也需注意适量,并结合健康生活方式。无论是作为解渴之选还是在烹调中的创意运用,碳酸饮料都将持续为人们带来愉悦的味觉体验。

3.果汁饮料

果汁饮料是一类广受欢迎的饮品,以清凉解渴、口感美味的特点深受消费者喜爱。

(1)特点　果汁饮料是果汁(浆)中加入水、糖液、酸味剂等调制而成的产品。在保留了水果原有的香甜味道和丰富营养素的同时,更易于人体吸收。与其他软饮料相比,采用鲜果制成的果汁饮料通常不含添加剂和人工色素,因此更加健康。

(2)种类　常见的果汁饮料包括橙汁、苹果汁、葡萄汁等单一水果口味的纯果汁以及混合水果口味的果汁,如芒果＋菠萝等多种口味组合而成的混合型果汁。根据国标标准,果汁饮料(品)有果肉饮料、果汁饮料、果粒果汁饮料、水果饮料浓浆、水果饮料。

果肉饮料(nectars):在果浆(或浓缩果浆)中加入水、糖、酸味剂等调制而成的制品,成品中果浆含量不低于300g/L;用高酸、汁少肉多或风味强烈的水果调制而成的制品,成品中果浆含量不低于200g/L。含有两种或两种以上果浆的果肉饮料浓浆称为混合果肉饮料。

果汁饮料(fruit drinks):在果汁(或浓缩果汁)中加入水、糖、酸味剂等调制而成的清汁或浑汁制品。成品中果汁含量不低于100g/L,如橙汁饮料、菠萝汁饮料、苹果汁饮料等。含有两种或两种以上果汁的果汁饮料称为混合果汁饮料。

果粒果汁饮料(fruit juices with granules):在果汁(或浓缩果汁)中加入水、柑橘类的囊胞(或其他水果经切细的果肉等)、糖液、酸味剂等调制而成的制品。成品果汁含量不低于100g/L,果粒含量不低于50g/L。

水果饮料浓浆(fruit drink concentrates):在果汁(或浓缩果汁)中加入水、糖、酸味剂等调制而成的、含糖量较高、稀释后方可饮用的制品。如芒果饮料浓浆等。含有两种或两种以上果汁的水果饮料浓浆称为混合水果饮料浓浆。

水果饮料(fruit drinks):在果汁(或浓缩果汁)中加入水、糖、酸味剂等调制而成的清汁或浑汁制品。成品中果汁含量不低于50g/L,如橘子饮料、菠萝饮料、苹果饮料等。含有两种或两种以上果汁的水果饮料称为混合水果饮料。

(3)营养　果汁饮料富含维生素C和其他抗氧化物质,并且含有丰富的纤维素和矿物质。这些营养成分对于人体的健康非常重要,可以增强免疫力、改善消化系统功能等。

(4)保存　为了保持果汁饮料的新鲜度和口感,应将果汁饮料存放在阴凉干燥的地方,避免阳光直射。在开封后需冷藏保存,并在一定时间内尽快饮用完毕。

(5)消费与应用　消费者可以根据自己的口味和需求来选择适合自己的果汁饮料。无论是作为餐食补充还是夏日解暑,果汁饮料都是理想的选择。同时,在家庭聚会、朋友聚会或者户外活动中,也可以将果汁饮料作为一种健康美味的招待品。果汁也可作为调味料和基础材料,如制作果汁冰淇淋。

果汁饮料以其清凉解渴、口感美味以及丰富营养而备受青睐。消费者在享受这种美味时也应注意选择适合自己口味和需求的产品,并采取正确保存方法以确保其新鲜度与品质。

4. 植物蛋白饮料

用蛋白质含量较高的植物的果实种子或核果类、坚果类的果仁等为原料经加工制成的饮品,成品中蛋白质含量不低于 5g/L。其分为豆乳类饮料、椰子乳(汁)饮料、杏仁乳(露)饮料及其他植物蛋白饮料。

(1)特点　富含丰富的蛋白质,适合素食者食用。与动物性蛋白质相比,植物蛋白质具有更好的消化吸收性和生理活性,同时也符合环保和动物福利的观念。因此,它受到越来越多人的青睐。

(2)种类　目前市场上常见的植物蛋白饮料有豆乳类饮料、椰子乳汁饮料、杏仁乳露饮料及其他植物蛋白饮料。

豆乳类饮料:在以大豆为主要原料经磨碎、提浆、脱腥等工艺制得的浆液中加入水、糖等调制而成的饮品,如纯豆乳、调制豆乳、豆乳饮料。

椰子乳汁饮料:在以新鲜、成熟适度的椰子为原料,取其果肉加工制得的椰子浆中加入水、糖等调制而成的饮品。

杏仁乳露饮料:在以杏仁为原料,经浸泡、磨碎等工艺制得的浆液中加入水、糖等调制而成的饮品。

其他植物蛋白饮料:在以核桃仁、花生、南瓜子、葵花子等为原料经磨碎等工艺制得的浆液中加入水、糖等调制而成的饮品。

(3)营养　富含多种氨基酸,尤其是人体必需的 8 种氨基酸。此外,植物蛋白还含有丰富的纤维素、维生素和矿物质。这些营养成分对于保持身体健康具有重要作用。

(4)保存　植物蛋白饮料通常以液态形式销售。在购买后,应当存放于低温处,避免阳光直射和高温环境。

(5)消费与应用　除了单独饮用外,还可以添加到各类食品中制作成不同口味的调理品或者代替牛奶加入咖啡、果汁等中进行食用。

　　植物蛋白饮料是一种营养丰富、健康可口的饮品。随着人们对健康生活方式的追求和环保意识的增强,植物蛋白饮料在市场上将会越来越受欢迎,有着广阔的发展前景。

　　5.固体饮料

　　固体饮料是以糖、食品添加剂、果汁或植物抽提物等为原料加工制成的粉末状、颗粒状或块状的制品,成品水分不高于7%(质量分数)。固体饮料加入适量的水后可以溶解成液态饮品,是一种在市场上非常受欢迎的饮品,具有许多特点和独特的优势。

　　(1)特点　相比于传统液态饮料,固体饮料具有便携性强、易于储存和运输等优势。此外,由于其制作过程中可以控制配料比例,因此能够更好地保留原料中的营养物质。

　　(2)种类　包括果香型固体饮料、蛋白型固体饮料及其他型固体饮料,有果汁颗粒剂、咖啡颗粒剂、提取物颗粒剂等,常见的产品如果珍、速溶咖啡、酸梅晶等。

　　果汁颗粒剂:由浓缩果汁经过喷雾干燥得到,并添加了一些辅助剂使其具备良好的可溶性。

　　咖啡颗粒剂:采用咖啡豆经过研磨、萃取后制成,可方便快捷地冲泡出香浓的咖啡。

　　提取物颗粒剂:以植物提取物,如茶、乌梅等,经过一系列加工得到。

　　(3)营养　固体饮料的营养成分因种类而异。一些固体饮料富含蛋白质、维生素和矿物质等营养物质,以及咖啡因等有一定功效物质成分,能够提供能量和满足身体的需求。

　　(4)保存　一般需要存放在干燥、阴凉的地方,避免阳光直射和潮湿。开封后的固体饮料应尽快密封保存,以免受潮或变质。

　　(5)消费与应用　固体饮料具有便捷性和多样化的口味,因此受到了广大消费者的喜爱。固体饮料通常需要加水或其他液体溶解后食用。其方便携带,适合在户外、旅行和办公室等场合使用。固体饮料还可以作为补充能量、营养或满足口味的选择,适合不同人群的消费需求。因此,固体饮料已经成为现代生活中不可或缺的一部分。

　　6.茶饮料

　　茶饮料是由茶叶或其他植物材料制成的饮品,通常经过浸泡、煮沸或蒸馏等工艺制作而成。茶饮料是一种古老而受欢迎的饮品,其特点是清香、口味独特,含有丰富的茶多酚和其他营养成分。

(1)特点 清香可口,同时也具有一定的保健功效,如提神醒脑、降压养生等。

(2)种类 茶饮料可以根据不同原材料和加工方法来分类,主要包括绿茶、红茶、白茶、乌龙茶等。此外,还有一些特色茶饮料,如花草茶、果味茶、奶茶等。其中,绿茶以其清新爽口和抗氧化功能而广受青睐;红茶则因其浓郁香气和提神效果深受喜爱;白茶汤色浅,口味清爽,被誉为"长寿之友";乌龙茶则以其花果香气和解腻提神效果而备受关注。

(3)营养 除了茶叶香气和口感外,茶饮料还富含多种营养物质。茶饮料富含茶多酚,具有抗氧化、降血脂、抗菌等保健功能。各种茶叶中还含有维生素、氨基酸、矿物质等营养成分,对人体健康有益。

(4)保存 为了保持茶饮料的新鲜度和品质,其一般需要避光、防潮、防臭保存。尽量存放在干燥、清洁、通风的环境中,避免与异味物品接触、暴露在阳光直射下。

(5)消费与应用 茶饮料不仅可以直接享用,还可以制作成各种美味的混合饮品。例如加入柠檬或蜂蜜制作柠檬茶或蜂蜜红茶;也可以将其与果汁、牛奶等混合制成多样化口味的奶茶、果茶、蛋糕、糖果等。此外,在许多文化中,喝茶已经形成一种社交习俗,在亲朋好友间分享美味茶饮,增进感情。

茶饮料作为一种古老而珍贵的饮品,在全球范围内都备受喜爱。通过了解其概念特点、种类、营养价值、保存方法以及消费与应用等方面的知识,不仅可以更好地欣赏和享用茶饮料,还能从中获得健康和愉悦。

(三)常见软饮料加工

1. 软饮料用水及处理

(1)概念 软饮料的主要成分是水,水的质量影响软饮料质量。软饮料用水处理是指对原水进行过滤、混凝、杀菌消毒等一系列工艺步骤,以确保水质符合饮用水标准,同时保证软饮料的品质和安全。软饮料使用的水源主要有以下几种。

天然水:天然水是指地下或地表自然形成的水源,其水质受到地质、气候、人类活动等因素的影响。天然水可分为地表水、地下水。

地表水:来自江、河、湖泊和水库等,这类水溶解矿物质较少,硬度①一般在1.0 mmol/L ~8.0mmol/L,但常含有黏土、砂、水草、腐殖质、钙、镁盐类和其他

---

①水的硬度:指水中离子沉淀肥皂的能力,一般指水中钙、镁离子盐类的含量。硬度的常用单位是mmol/L 或 mg/L 的 $CaCO_3$,常用德国度表示(1L 含有 10mg $CaCO_3$ 为 1 度)。

盐类及细菌等。

地下水：通常指井水、泉水、地下河水，其中含有较多的矿物质，如铁、镁、钙等，硬度、碱度[1]都比较高。

自来水：一般已在水厂进行过一定的处理，水中的杂质及细菌指标已符合饮用水标准。

（2）天然水中的杂质　天然水中的杂质按其微粒的大小可分为三类：悬浮物、胶体、溶解物。它们会造成饮料发生沉淀、变色、变味等现象，不适合饮用，因此天然水需经过一定处理达到水质要求后才能用于饮料加工。

（3）常用水处理方法

软饮料用水处理在软饮料生产过程中具有重要意义。通过天然水分类和了解天然水中杂质，采用过滤、混凝、杀菌消毒等步骤，可以更好地控制和保证软饮料的品质和安全性。

①混凝：将水中的悬浮物、胶体等杂质通过添加混凝剂使其变成较大颗粒，以便于后续的沉淀或过滤。它是软饮料用水处理中常见且必要的步骤之一。常见的混凝剂有氯化铁、聚合氯化铝、聚丙烯酰胺等。

②过滤：过滤是指通过物理或化学方法去除天然水中的杂质和污染物质，保证其达到符合标准要求的纯净度。不同类型的过滤器可针对不同大小和性质的杂质进行有效去除。

过滤材料不同，过滤效果也不同。细砂、无烟煤常在结合混凝、石灰软化和水消毒的综合水处理中作初级过滤材料。当原水水质较好时，可采用砂滤棒过滤器。采用活性炭过滤器可以去除水中的色和味。使用精密过滤器可对水中的微小杂质和微生物进行过滤分离。

③杀菌消毒：杀菌消毒是软饮料用水处理过程中不可或缺的环节。通过杀菌消毒可以有效地去除天然水中存在的各类细菌和其他微生物，确保软饮料在生产和储存过程中不受污染，保持良好的品质和口感。常见的杀菌消毒方法包括紫外线照射、臭氧处理以及加入适量消毒剂等。纯净水、矿泉水一般利用紫外线对水中的细菌、病毒等进行杀菌。

④其他水处理工艺

软饮料用水处理除前述常用水处理外，还有反渗透膜过滤、活性炭吸附等。

反渗透膜过滤：利用反渗透膜对水中的溶解物、细菌等进行过滤。

活性炭吸附：使用活性炭对水中的有机物、残留药物等进行吸附。

---

[1]水的碱度：取决于水中能与 H^+ 结合的 OH^-、CO_3^{2-} 和 HCO^- 的含量。

水处理方法常根据水源情况、产品需求和设备及工艺操作等需求确定,通常集合多种方法进行。

2.纯净水和矿泉水

纯净水和矿泉水是我们日常生活中常见的饮料种类。它们在加工过程中都需要遵循一定的操作要点和注意事项,以确保产品的质量和安全性。下面将介绍纯净水和矿泉水加工的原料辅料、设备、加工流程,以及操作要点和注意事项,并探讨加工对纯净水品质的影响。

(1)原辅材料和设备

纯净水的原料主要是自来水;天然饮用矿泉水则需要在原水细菌学指标达标的条件下开采和灌装。

涉及的设备通常有过滤器、反渗透膜装置、消毒设备、灌装设备等。

(2)主要生产工艺流程

纯净水:原水→预处理→反渗透处理→离子交换处理→杀菌→灌装→产品

矿泉水:水源→抽水→曝气→过滤→灭菌→贮罐→灌装→产品

(3)操作要点

纯净水的制备主要有预处理、脱盐和后处理三大部分组成。预处理包括砂滤、微孔过滤、活性炭过滤等,脱盐工序包括电渗析、反渗透、离子交换等,后处理工序包括超滤、杀菌等。

①预处理的目的主要是降低原水的色度和浑浊度,过滤可采用砂罐、砂滤棒、活性炭、微孔膜等方式。

②脱盐的目的是除去水中的盐分,使电导率达到饮用纯净水标准。目前常采用的脱盐方法有电渗析、反渗透、离子交换等方法。

③后处理工序中通过超滤或反渗透将大分子或微小粒子除去。超滤甚至能将病毒或巨大的 DNA 分子一样大小的物质去除。臭氧是强烈的氧化剂,广泛应用于水的消毒,同时用于除去水臭、水色以及铁和锰。

天然矿泉水生产应在不改变天然矿泉水特征和主成分条件下进行。

①引水:把矿泉水从最适当的深度引到地表。要注意对矿泉水源的隔离,避免地表水的混入。

②曝气:矿泉水中因含有大量二氧化碳及硫化氢等气体,会产生异味、氢氧化物沉淀等现象,影响产品感官指标。通过曝气工艺处理,可以脱掉多种气体,驱除不良气味,提高矿泉水的感官质量。再经过过滤并补充二氧化碳以后,矿泉水硬度下降,达到饮用水水质标准。

③过滤:天然矿泉水中可能存在泥沙、细菌、霉菌、藻类及一些微生物的营

养物等杂质,一般矿泉水要进行三次过滤以去除杂质,即粗滤、精滤、超滤。

④灭菌:天然矿泉水并非无菌,杀菌方法有氯杀菌、紫外线杀菌、臭氧杀菌、超滤除菌等,目前多采用紫外线灭菌和臭氧灭菌。

(4)注意事项

①严格遵守相关法规标准:加工过程需要符合国家的法律、法规和标准要求。

②设备维护保养:定期对设备进行维护保养,以确保其正常运行。

③包装和储存:严格按照要求对成品进行包装和储存,防止二次污染。

(5)加工对水品质的影响

加工过程中的操作不当可能会导致纯净水品质下降。例如,在杀菌消毒环节如果时间不足或温度不够,则无法有效杀灭微生物;如果添加矿物质时配比失误,则可能导致矿泉水的味道变化。因此,操作要点和注意事项非常重要,可以直接影响到产品的品质。

在纯净水和矿泉水的加工过程中需要严格控制操作要点和注意事项,以确保产品的质量和安全性。合理选择原料辅料和设备,并遵循正确的加工流程,可以生产出高质量的纯净水和矿泉水产品。同时,加工过程中也需要严格遵守相关法规标准,保证产品符合国家标准要求。

3. 碳酸饮料

碳酸饮料是一种非常受欢迎的饮品,它以其独特的气泡和口感吸引了无数消费者。作为一种加工食品,制造碳酸饮料需要遵循一定的原料选择、加工流程、操作要点和注意事项,才能保证最终产品的品质稳定和安全性。

(1)原料辅料和设备

制造碳酸饮料所需的主要原料包括水、二氧化碳气体、砂糖(或甜味剂)、香精等。此外,辅助材料如防腐剂、色素等食品添加剂也常需添加。

生产设备,通常需要有调配缸、储液罐、混合罐、灌装机等。

(2)主要生产工艺流程

碳酸饮料的生产工艺流程有两种:一种是配好调味糖浆后,将其灌入包装容器,再灌装碳酸水(即充入二氧化碳的水),称现调式;另一种是将调味糖浆和碳酸水定量混合后,再灌入包装容器中,称预调式。以预调式为例,加工流程主要包括:

原料准备→混合→调配→碳酸化→灌装→封口和包装

(3)操作要点

①配方调配:根据产品需求确定所需原辅材料,并进行准确称量。

②混合溶解:将水与其他原辅材料放入混合罐中搅拌溶解,搅拌溶解时注意时间和温度控制,避免出现结晶或分层现象。

③脱气:将水进行脱气处理,脱气过程应严格控制时间和温度,以保证饮料中的二氧化碳含量稳定。

④碳酸化:利用专用设备加入气态二氧化碳。

⑤混合灌装封口:将调味糖浆与水预先按照一定比例泵入碳酸饮料混合机内,进行定量混合后再冷却,然后将该混合物碳酸化再装入容器。将处理好的饮料灌装到瓶子或罐子中,并进行封口密封。灌装环境应干净卫生,并确保密封性能良好。

(4)注意事项

①加工过程中的操作不当或原辅材料选择不合适会对最终产品的品质产生影响。例如,搅拌溶解不均匀可能导致口感差异。

②碳酸饮料的碳酸化程度和稳定性受到加工过程中二氧化碳气体的溶解性的影响,二氧化碳含量不稳定会影响气泡持久性和口感。

③灌装密封不良可能导致饮料变味等。因此,加工人员需要严格按照规定操作,并进行常规检测以确保产品品质。

碳酸饮料加工需要注意原料、辅料和设备选择、加工流程、操作要点和注意事项等方面。只有通过科学合理的加工流程,严格控制每个环节,才能生产出符合消费者需求并具有良好品质的碳酸饮料。

4. 果汁饮料

果汁饮料加工是一门重要的食品加工技术,它可以将新鲜水果转化为方便、美味和富含营养的饮品。下面介绍一般果汁饮料的加工流程。

(1)原辅材料和设备

原材料:各种新鲜水果。

辅料:选择添加糖、酸味剂、防腐剂、色素等。

设备:清洗机(洗涤水果)、榨汁机(可分离固液)、过滤机(去除杂质)、浓缩器(浓缩溶液)、灌装机等。

(2)主要生产工艺流程　包括预处理、取汁、调味、灌装。

水果→清洗和消毒处理→预处理(去皮、去籽、去核、切块等)→榨汁→除杂质→调味→灭菌→灌装→封口

(3)操作要点

①新鲜水果应选用成熟度适中、无病虫害的优质水果。常见的水果有苹果、橙子、葡萄等。糖是调整口感和甜度的重要辅助剂,而水则是构成整个制作

过程中所需液体环境。

②原材料的清洗消毒过程要彻底,确保原料卫生安全。

③果汁榨取时应注意控制温度和压力,避免果汁因高温或过长时间加工而对品质产生不良影响。

④果汁调味时应根据口感需求精确控制糖和水的比例,严格控制加入辅料的量,避免过多或过少影响果汁的口感和味道。

(4)注意事项

①加工环境要保持干净整洁。

②操作人员要具备相关食品卫生知识和技能。

(5)加工对果汁饮料品质的影响

加工过程中的每个步骤都会对果汁饮料的品质产生影响。例如,杂质去除不彻底可能导致口感粗糙;过高或过低的温度会使营养物质流失或变性;添加剂使用不当可能引起变色等现象。设备的清洁和卫生也会对果汁的品质产生重要影响,要保持设备的清洁和卫生,避免交叉污染。也有部分果汁加工,是先将新鲜水果制成浓缩果汁(浆),再根据需要调制成果汁。

通过科学合理地选择原料、合理操作设备和注意加工过程中的细节,可以制作出高质量的果汁饮料。

5.植物蛋白饮料

植物蛋白饮料是一种以植物性原料为主要成分,经过加工制作而成的健康饮品。相比于传统的动物蛋白饮料,植物蛋白饮料更受现代人的欢迎,因为它不仅具有丰富的营养价值,还符合许多人对素食、健康生活方式的需求。

(1)原辅材料和设备

原材料:大豆、豌豆、黄豆等植物蛋白源,或植物蛋白粉等。

辅料:糖类(如蔗糖)、调味剂(如香草精)、稳定剂、抗氧化剂等。

设备:搅拌机、磨浆机、过滤机、杀菌机、灌装机、包装机等。

(2)主要生产工艺流程

原料预处理→混合→搅拌→过滤→灌装→杀菌→冷却→储存

(3)操作要点

①原材料预处理:选择新鲜优质大豆或其他选定原材料,进行清洗、浸泡软化后破碎处理,以更好地提取目标成分。

②提取液处理:通过高温高压或其他提取方法,注意控制时间和温度,避免过长时间或过高温度导致营养成分损失。

③灭酶处理:对提取液进行适当的 pH 调节和加热处理,以去除会导致异

味的酶并杀菌消毒。

④配方调整：根据产品需求，添加适量的糖类、调味剂等辅助材料。

⑤混合搅拌：将提取液与辅助材料进行混合，并使用高速搅拌机进行均匀搅拌。

（4）注意事项

①加工环境要卫生干净，设备要经常清洁消毒。

②加工人员应具备相关知识和技能，并佩戴好防护用品。

③严格按照配方比例进行操作，不可随意更改。

④加工过程中要注意对各个环节的监控和记录。

（5）加工对植物蛋白饮料品质的影响

原材料的选择和处理方式会直接影响产品的口感和营养价值。加工过程中的温度、时间等参数控制也会对产品品质产生重要影响。合理使用辅助材料和调味剂，能够提升产品风味。

植物蛋白饮料的质量与原料辅料、设备、加工流程、操作要点相关。作为一种健康营养丰富且适合现代人需求的饮品，植物蛋白饮料在市场上有着广阔发展空间。

6.固体饮料

固体饮料是一种方便携带、易于储存和使用的食品，受到广大消费者的喜爱。它不仅具有丰富的口味选择，还能够满足人们对快速补充能量和营养的需求。

（1）原辅材料和设备

原料：蔗糖、果汁粉末、奶粉等。

辅料：根据不同口味添加巧克力颗粒、坚果碎片等。

生产设备：搅拌机、混合机、干燥机、除尘装置、包装机等设备。

（2）主要生产工艺流程

①原材料准备：将所需原材料按照配方比例准备好。

②混合搅拌：先将水和糖加热溶解成糖液，然后加入酸味剂、香精、果汁粉等混合均匀，使其充分融合。

③成型：混合液通过制粒机制成颗粒状。

④干燥除湿：利用干燥和过筛装置对成型后的固体饮料进行干燥处理和过筛，去除多余水分。

⑤包装储存：将干燥后的固体饮料进行包装，储存在干燥通风处。

（3）操作要点

①严格按照配方比例使用原材料,确保口感和营养均衡。

②混合搅拌时间要适中,过长可能导致黏结,加热溶解糖液时要控制温度,避免糖液沸腾溢出。

③成型时注意温度控制,避免过高或过低影响品质。

（4）注意事项

①加工环境要清洁卫生,加工设备定期维护和清洗,避免交叉污染。

②原材料要经过检验合格才能使用。

③包装时要注意密封性,防止固体饮料受潮变质。

（5）加工对固体饮料品质的影响

加工过程中的温度、湿度以及操作技术等因素都会对固体饮料的品质产生影响。加热过度可能导致糖液焦糊、颜色变深,影响口感和外观。混合不均匀可能导致固体饮料口感不一致。制粒时若操作不当,颗粒大小不均匀,也会影响固体饮料的质量。因此,加工过程中要严格控制各个环节,确保固体饮料的品质。

7.茶饮料

茶饮料是一种受到广大消费者喜爱的饮品,其制作过程涉及原料辅料和设备、加工流程、操作要点、注意事项以及加工对固体饮料品质的影响等方面。

（1）原辅材料和设备

原料:茶叶,可以根据不同口味选择绿茶、红茶或乌龙茶等。

辅料:糖、果汁、乳制品或其他调味剂来改善口感和风味。

设备:茶叶提取机、过滤机、搅拌机、均质机、灭菌器等设备。

（2）加工流程

茶叶→浸提→过滤→茶浸提液→调配→澄清过滤→灌装→灭菌→冷却

（3）操作要点

①茶叶:茶叶品种和品质的好坏直接影响茶饮料的质量。应注意不同种类和产地的茶叶对风味的影响。茶汤饮料的主要成分是茶叶浸出汁,用于茶饮料的茶叶原料主要是红茶、乌龙茶和绿茶,其中以红茶居多,其次为乌龙茶。

②浸提:茶叶原料的颗粒大小、浸提温度、浸提时间、茶水比例以及浸提方式等都可能直接影响茶中可溶性物质的浸提率及提取液的品质。一般来说,茶叶颗粒越小,浸提温度越高,浸提时间越长,茶的比例越高,茶可溶性固形物的浸提率越高,茶汁浓度也越高,但苦涩味重。在实际生产中一般按 1:（8～20）的比例生产浓缩茶,配制茶饮料时再稀释。

③过滤：一般经过两次过滤，第一次为粗滤，将浸出茶汁与茶渣分离；第二次过滤去除茶汁中的细小微粒，也可以使用离心分离机分离。含乳茶饮料在过滤后加热前应进行均质，进一步减小其中微粒的粒径，提高饮料稳定性。

④澄清：茶叶中存在咖啡碱与单宁，在茶饮料加工中，它们往往会使浸出茶汁发生褐变、产生沉淀而影响感官。在加工中可选择添加适量抗坏血酸防止氧化、膜分离技术、酶促降解等方法解决沉淀问题。

⑤灌装：调制好后的茶汤原液加热到 90～95℃，趁热进行热灌装，然后充氮、密封，用氮气除去罐内氧气，防止氧化。若采用无菌包装，则杀菌冷却后再进行无菌灌装。

⑥杀菌：如果茶汤饮料的酸度在 pH4.5 以上，最好采用高压杀菌，一般采用 115～121℃,7～20min,可有效杀灭茶饮料中的细菌，达到预期的杀菌效果。如果茶汤饮料的酸度在 pH4.5 以下，可采用 80℃维持 30min 条件进行灭菌。

(4)注意事项

①浸提用水对茶饮料品质有较大影响。一般水中含有钙、镁、铁、氯等离子时，对茶汤的色泽和滋味不利，且茶饮料发生混浊沉淀、发黑、变味等现象十分明显。采用去离子水提取加工茶饮料较佳，去离子水的 pH 值 5.8～6.5 为宜。

②浸提温度和时间：采用高温、长时间萃取，可溶性成分的萃取率高。但采用太高的温度萃取，茶黄质和茶红质会被分解，同时类胡萝卜素和叶绿素等色素结构会发生变化，对茶萃取液色泽有不利影响。高温萃取还易造成茶汤成分氧化和香气成分逸散，通常在 70～100℃萃取 20min 为宜。

③调配：精滤的茶浸提液稀释至适当的浓度，按制品的类型要求加入糖、香精等配料。

④灌装：调配后过滤，除去可能存在的沉淀物，可以进行热灌装。也可采用 UHT 杀菌，冷却后进行灌装。灌装后，可充入氮气置换容器中的残存空气，包装材料在灌装前要进行容器杀菌。

操作注意进行卫生消毒，防止细菌污染。

(5)加工对茶饮料品质的影响

加工流程会直接影响到茶饮料的口感、香气和营养成分。如果操作不当或者使用低质量的原材料，则可能导致茶饮料口感苦涩、香气不浓郁，甚至出现安全隐患。因此，在生产中应严格按照标准流程进行操作，并选择优质的原材料，以确保茶饮料的品质。

制作茶饮料时需要注意原料辅料和设备的选择、加工流程的掌握、操作要点的把握、注意事项的遵守以及加工对茶饮料品质的影响。只有在这些方面都做好了,才能生产出口感香浓、口味独特的茶饮料,满足消费者不同口味需求。

六、罐藏食品

(一)概述

视频 3-23　客观认识罐头食品

罐藏食品又称罐头食品,是指将经过一定处理的食物放入密封的金属罐或其他容器中,经过密封和高温杀菌处理后,可以长期保存的食品。罐头食品的意义在于提供了方便、安全和长久保存的食品选择,并广泛应用于家庭、军队、露营、旅行等场合。

视频 3-24　正确看待罐头食品的安全与营养

罐藏食品的历史可以追溯到 18 世纪末和 19 世纪初。当时,作为欧洲军队补给的需求推动了罐头食品的发展。第一批罐装肉类于 1810 年在法国进行了试验,随后罐装食品开始在欧洲和美国

视频 3-25　罐头是怎样做成的?——从八宝粥罐头生产说起

得到广泛应用。到了 19 世纪末和 20 世纪初,罐头食品已经成为一种常见的食品形式,并随着食品加工技术的不断改进,罐头食品的质量和种类也得到了提高和扩展。

罐头食品的应用非常广泛。首先,罐头食品可以长期保存,能够在没有冷藏设备的情况下提供充足的食物供应,特别适合于远程地区、紧急救援、户外活动等场所。其次,罐头食品的加工和杀菌过程可以杀灭细菌和微生物,确保食品的安全性和卫生质量。此外,罐头食品种类丰富多样,包括肉类、鱼类、蔬菜、水果、汤类、调味品等,可以满足人们的各种口味需求。

然而,罐头食品也存在一些限制和挑战。首先,罐头食品中的营养成分可能会因为加工和杀菌的过程而丢失一部分。其次,罐头食品的质地和口感可能与新鲜食材有所不同,可能会影响食品的口感和风味。此外,还需要注意选择正规和可靠的生产商和品牌,以确保罐头食品的质量和安全性。

(二)常见罐头食品类型

我国现有的主要罐头生产品种有几百种,可以按罐藏原料、加工方法、罐藏容器等分门别类。

1. 按罐藏原料分类

①肉类罐头:以猪、牛、羊、兔肉及其内脏为原料加工制成的罐头,如红烧猪

肉、清蒸牛肉、咖喱羊肉、茄汁兔肉等。

②禽类罐头：以鸡、鸭、鹅等家禽为主加工制成的罐头，如红烧鸡、香菇鸭、烤鹅、油炸禾花雀等。

③水产类罐头：以鱼、虾、蟹、贝类为原料加工制成的罐头，如油浸鲭鱼、茄汁虾仁、清蒸蟹肉、豉油海螺等。

④水果类罐头：以各种水果为原料加工制成的罐头，如糖水桔子、糖浆苹果、草莓酱、荔枝汁等。

⑤蔬菜类罐头：以蔬菜、食用菌为原料加工制成的罐头，如青刀豆、美味黄瓜、番茄酱、蘑菇等。

⑥其他类罐头：如八宝粥罐头、坚果罐头等。

2.按加工原料和方法分类

（1）肉类

①清蒸类罐头：将处理后的原料直接装罐，在罐中按不同品种分别加入食盐、胡椒、洋葱和月桂叶等而制成的罐头，如清蒸猪肉。

②调味类罐头：将经过处理、预煮或烹调的肉块装罐后加入调味汁液而制成的罐头（按不同烹调方法可分为红烧、五香、浓汁、油炸、豉汁、咖喱、沙茶等类别），如红烧猪肉。

③腌制类罐头：将处理后的原料经混合盐腌制而成的罐头，如午餐肉。

④烟熏类罐头：将处理后的原料予以腌制、烟熏而制成的罐头，如烟熏肋肉。

⑤香肠类罐头：处理后的原料经腌制、加香辛料斩拌成肉糜装入肠衣，再经烟熏（烘烤）制成的罐头，如香肠。

⑥内脏类罐头：以猪、牛、羊等内脏及副产品为原料，经处理、调味或腌制后加工成的罐头，如卤猪杂。

（2）禽类

①白烧类罐头：将处理好的原料经切块、装罐，加入盐或香料而制成的罐头，如白烧鸡。

②去骨类罐头：将处理好的原料经去骨、切块、预煮后，加入调味盐而制成的罐头，如去骨鸭。

③调味类罐头：将处理好的原料切块（或不切块）、调味预煮（或油炸）后装罐，再加入汤汁、油等而制成的罐头（按不同烹调方法可分成红烧、咖喱、油炸、陈皮、五香、酱汁、香菇等类别），如咖喱鸭。

（3）水产类

①油浸（熏制）类罐头：将处理过的原料预煮（或熏制）后装罐，再加入精炼

植物油而制成的罐头,如油浸烟熏鳗鱼。

②调味类罐头:将处理好的原料盐渍脱水(或油炸)后装罐,加入调味料而制成的罐头,按不同烹调方法可分成红烧、茄汁、葱烤、鲜炸、五香、豆豉、酱油等类别,如葱烤鲫鱼。

③清蒸类罐头:将处理好的原料经预煮脱水(或在柠檬酸水中浸渍)后装罐,再加入精盐、味精而制成的罐头,如清蒸对虾。

(4)水果类

①糖水类罐头:把经分级去皮(或核)、修整(切片或分瓣)、分选等处理好的水果原料装罐,加入不同浓度的糖水而制成的罐头,如糖水橘子。

②糖浆类罐头:将处理好的原料经糖浆熬煮至可溶性固形物达 $65\%\sim70\%$ 后装加入高浓度糖浆而制成的罐头,如糖浆金桔。

③果酱类罐头:包括果酱、果冻等。

④果汁类罐头:包括原果汁、鲜果汁、浓缩果汁等。

(5)蔬菜类

①清渍类罐头:选用新鲜或冷藏良好的蔬菜原料,经加工处理、预煮漂洗(或不预煮),分选装罐后加入稀盐水或糖盐混合液(或沸水、蔬菜汁)而制成的罐头,如清水笋。

②醋渍类罐头:选用鲜嫩或盐腌蔬菜原料,经加工修整,切块装罐,再加入香辛配料及醋酸、食盐混合液而制成的罐头,如酸黄瓜。

③调味类罐头:选用新鲜蔬菜及其他小配料,经切片(块)、加工烹调后装罐而制成的罐头,如油焖笋。

④盐渍(酱渍)类罐头:选用新鲜蔬菜、经切块(片)或腌制后装罐,再加入砂糖、食盐、味精等汤汁(或酱)而制成的罐头,如香菜心。

(6)其他类

①坚干果类罐头:以坚、干果为原料,经挑选、去皮(壳)、油炸拌盐(糖或糖衣)后装罐而制成的罐头,如花生米。

②汤类罐头:以肉、禽、水产及蔬菜原料,经切块(片或丝)、烹调等加工后装罐而制成的罐头,如牛尾汤。

③蛋类罐头:如虎皮蛋。

④昆虫类罐头:如油炸蚕蛹。

⑤瓜类罐头:如糖水银瓜。

⑥点心类罐头:如八宝饭、春卷等。

3.按罐藏容器分类

①金属罐头:主要有镀锡薄钢板罐(马口铁罐)(包括接缝罐、卷开罐、冲压罐、黏接罐等)和铝质罐。

②非金属罐头:材质有玻璃、硬塑料、塑料金属复合薄膜、陶瓷等。

由于科学技术的不断进步,人类生活的日益改善,罐头的品种也愈来愈多。近几年来,又出现了餐馆用的大型罐头,学校和医院用的公共膳食罐头,专供儿童、老年营养需要的儿童、老年食品罐头,还有列车罐头、高空和宇航罐头、低钠、高蛋白、高维生素的保健罐头等品种。

(三)罐头食品加工

1.果蔬罐头

果蔬是人类所需矿物质和维生素等的主要来源,我国大部分地区处于亚热带和温带,非常适宜水果、蔬菜植物的生长与栽培,因此我国果蔬原料资源丰富,果蔬制品工业是我国食品工业中的重要组成部分。但是由于果蔬季节性强、水分含量高,许多品种不耐储藏。水果、蔬菜罐头是以新鲜水果、蔬菜为主要原料制成,经过加工预处理、罐装、排气、密封、加热杀菌、冷却等工序,达到商业无菌,从而延长食品保质期的一种罐类保鲜食品。它以品种多、口味独特、保质期长、食用方便等特点,深受消费者喜爱。果蔬罐头加工对于延长果蔬保质期、丰富市场果蔬类产品品种、促进果蔬原产地经济发展等有重要意义。

水果种类繁多,根据其生物学特性,特别是它们在生长发育过程中生理、生化性质的不同,可分为仁果类(苹果、梨、木瓜、山楂等)、核果类(桃、杏、李、樱桃、梅等)、浆果类(草莓、葡萄、无花果、猕猴桃等)、柑橘类(柑、橘、橙、柚、柠檬等)、坚果类(板栗、核桃、山核桃、银杏、榛子)和其他类(龙眼、荔枝、杨梅、枇杷)等。

根据农业生物学分类法,蔬菜可分为根菜类(萝卜、芜菁、胡萝卜、牛蒡等)、薯芋类(马铃薯、姜、山药、豆薯、木薯、甘薯等)、白菜类(大白菜、小白菜、薹菜、菜心等)、芥菜类(芥菜、大头菜、薹芥等)、甘蓝类(甘蓝、白花菜、青花菜、芥蓝等)、叶菜类(菠菜、莴笋、油麦菜、菊苣等)、茄果类(番茄、茄子等)、瓜类(冬瓜、南瓜、菜瓜、丝瓜等)、豆类(菜豆、豇豆、蚕豆、扁豆等)、水生蔬菜(莲藕、茭白、慈姑、荸荠等)、多年生及杂类蔬菜(百合、香椿、黄秋葵、桔梗等)、菌藻类(蘑菇、香菇、木耳、平菇等)。

苹果是深受广大消费者喜欢的水果,营养丰富,含有大量的苹果酸、柠檬酸、果糖、葡萄糖和维生素C,同时还具有一定的保健价值。它具有止泻、通便、助消化等作用,常食可使肌肤白嫩,预防大肠癌。下面以苹果罐头为例说明水果罐头的加工和要点。

(1)原辅材料

苹果、糖、柠檬酸、乳酸钙等。

(2)主要生产工艺流程

原料验收→分级→清洗→去皮→护色→切分、去心→浸渍、脱气→漂烫→装罐(固形物、汤汁调整)→排气→封口→杀菌→冷却→擦罐、打检、码垛→保温检验→打码、贴标、包装→贮藏运输

(3)操作要点

①原料选择:采用果实应新鲜饱满,成熟度在八成左右,风味正常,无畸形、霉烂、冻伤、病虫害和机械伤等,按果实大小和成熟度分级,果实横径要求60毫米以上。

②清洗→去皮→护色→切分→去心:采用符合GB5749-2023生活饮用水卫生标准的自来水清洗苹果表面的泥土与杂质,保证产品清洁卫生。用手工或旋皮机去皮,去皮后的苹果投入1%~2%的盐水或0.1%~0.2%的柠檬酸护色溶液中,防止苹果褐变。用刀挖去果心、果柄和花萼,削去残留果皮。

③脱气和漂烫:将果块浸入糖液中(糖液含蔗糖、柠檬酸、氯化钙等),在94.6~98.6kPa的真空度下脱气10min,然后用116℃蒸汽漂烫约14~45s。漂烫后果片呈半透明状。

④装罐、排气及密封:漂烫后果块趁热称量装罐,装好的产品应保持果块与罐口平行,装罐速度要迅速,保证封口前罐中心温度保持在83~89℃为宜,果块装入罐内后立即加入90~95℃汤汁,封口之前果块中心温度达到75~85℃。

⑤注液:罐中注入的汤汁,依水果种类、品种、成熟度、果肉装量及产品质量标准而定。我国生产的糖水果品罐头,一般控制开罐糖度为14%~18%。

⑥杀菌:水果罐头为酸性食品,其pH值较低,一般可采用沸水杀菌。杀菌时间与物料的原始温度和罐头的大小有关,罐头的中心温度应达到82~85℃。杀菌可以采用夹层锅沸水杀菌,也可使用常压连续杀菌设备。

⑦冷却:杀菌后要立即将罐头冷却,一般使内容物冷却至36~42℃。

⑧擦罐、打检、码垛:冷却完毕后的罐头,应及时用毛巾擦净罐外水珠,打检挑出真空不良罐,并挑出扁罐、净质量明显不够等次品罐,擦涂石蜡油防锈,张贴码垛卡,码垛整齐,填制生产日期及生产批号,要求罐顶朝下、倒放码垛。

⑨保温检验:产品抽样做商业无菌检验。

⑩打码、贴标、包装:按商标规格对号上标,要求无长短、松标、透油、破标等

现象;贴标前要求逐罐打检,剔除不良罐,并将罐外灰尘擦净;将工厂代号、生产日期、产品代号、批次等印于瓶、罐、箱外要求之处,要求字迹清晰、不褪色。箱外若有贴标的,要贴正并保持干净;符合标准的产品,按各种规格技术要求分别装箱。在包装的过程中,包装人员要严格按包装要求进行包装。

⑪贮藏运输:要求成品库清洁干燥,运输车辆卫生。

(4)注意事项

①原料:应选择组织紧密、香味浓郁、甜酸适合、果肉为白色、耐贮藏的苹果品种作为罐头加工。

②洗涤:洗涤可除去果品表面黏附的尘埃、泥沙及大量微生物,保证产品清洁卫生。

③去皮、切块:用手工或旋皮机去皮,削去的果皮厚一般在 2 毫米以内,以减少原料的消耗。由于苹果的果肉极易变色,因此去皮后应立即进行护色处理。

④糖液:配制好以后要煮沸、过滤后才能使用。另外为了保持色泽和一定硬度,糖水中加入 0.01%~0.02%的维生素 C 和 0.5%的乳酸钙。加入的糖水必须淹没果肉,防止果肉露出液面变色。

⑤空罐处理:空罐在使用前要进行清洗和消毒,以去除污物、微生物及油脂等。

⑥冷却时若温度过高,会使内容物过软,颜色变差,糖液浑浊。若冷却至30℃以下,罐头表面的水分不易蒸发、干燥。冷却所用的水质要符合国家标准,不能使产品受到污染或容器造成腐蚀。水冷却时为加快冷却速度,一般采用流水浸冷却法最为常见。

⑦保温检验:在保温期间通过产品抽样确保产品符合商业无菌的食品安全标准。

2.食用菌罐头

食用菌营养丰富,口味鲜美,是高蛋白、低脂肪、低热量的食品,含有人体所需的氨基酸和多种矿物营养及多糖等成分。但是食用菌鲜品易变质,制成干品又会损失营养及鲜味物质,从而失去鲜菇原有的风味,制成食用菌罐头可以达到长期保存、周年供应的目的。下面介绍罐头的加工方法。

(1)原辅材料

各类菌菇、食盐/亚硫酸盐等。

(2)主要生产工艺流程

原料去杂、清洗→分别切制加工→分别漂烫→流水冲洗→按比例混合→分装→加入配料汤汁→封口→灭菌→检验→包装→成品。

（3）操作要点

①选料：可使用单品种食用菌也可以将2个以上食用菌品种配制。将选定的原料分别进行去杂、冲洗等加工，然后浸入食盐或亚硫酸钠溶液中护色，然后即可根据生产品种或蔬菜品种分别切制加工成片、丁或丝、条。切制后再投入上述溶液中护色60min，然后捞出用流水冲洗，沥水。

②预煮：预煮温度在100℃保持5～15min，视原料质地、丝片大小而定，以煮熟、无生心、不烂为度。

③装罐：清洗空罐，罐头选用马口铁罐或玻璃瓶均可，装入经预煮而菇柄软化的菌菇，菇盖尽量朝上，然后将配制好的汤汁灌入瓶中，离瓶口约0.5～1cm处即可。

④封口：可采用加热排气法或真空封口，封口后不宜久置，应尽快灭菌。

⑤灭菌：灭菌条件根据装入罐头类型、内容物种类和质量等条件经试验确定，如250g菌菇马口铁罐头灭菌公式为：10－30－10/121℃（约0.15MPa）。杀菌时必须严格按操作规程进行，避免剧烈的温度变化。

⑥冷却、保温：灭菌结束后冷却，当降温至40℃时，擦净瓶体外部，置于36℃左右培养室培养一定时间，检查质量，确认合格时粘贴商标标签，包装出厂。

（4）注意事项

①菌菇必须新鲜，菇盖未开伞，菇柄不可过长，无病虫害，无霉味，采收后及时运至加工厂加工，来不及加工可放入3～6℃冷库中保鲜。开伞菇菇盖极易破碎，加工困难且影响罐头外观，加工原料中要挑选出来作他用。

②菇柄不宜过长，菇柄过长则纤维含量增加，影响口感。

③预煮的目的是钝化酶的活性，软化菇体组织，杀死菇表面的微生物，驱去菇体组织中的气体。煮好后立即捞出用流水冲洗，使其快速冷却，表皮收缩，然后沥干水。

3.午餐肉罐头

动物性食物富含优质蛋白、脂类、脂溶性维生素、B族维生素和矿物质，是人类蛋白质的主要来源。肉类罐头具有食用快捷、保存时间长、携带方便、味美、营养丰富等优点，在人们日常生活中越显重要。

（1）原辅材料

原料主要是猪肉或牛肉，辅料包括淀粉、大豆蛋白、食盐、香辛料、亚硝酸钠等。

①畜禽肉原料要求:加工所用畜禽必须是来自非疫区,健康良好,宰前宰后经过严格检查合格的家畜、家禽,既可以采用新鲜的畜、禽肉,也可使用冷冻良好的畜、禽肉。采用科学的宰前管理和屠宰工艺而得到的新鲜的肉胴体,使用前必须经排酸处理。对于冷藏肉还要求肉胴体表面无切口、伤斑、破碎肉、内脏残留物和污秽物(血液、胃肠内容物、污物)。配种畜肉、二次冷冻肉、老母猪肉、水牛肉、黄膘肉、冷冻过期或质量不好、未经排酸的肉、放血不净的肉及烫伤的家禽不能作肉禽罐头加工用原料。制作午餐肉的原料肉预处理工序还包括分割、剔骨、整理、腌制等。

②冷冻原料处理:冷冻肉禽原料投放到车间后必须先进行解冻处理。解冻的方法、条件、操作等是否得当将直接影响解冻后肉禽原料的品质,最终影响到制成品的品质,所以必须严格控制好解冻处理。

一般采用冷风或直接喷蒸汽或鼓热风解冻,但不允许长时间用温水直接冲冻片肉,以免肉汁流损过多。解冻过程中要保持解冻的卫生条件,并经常对原料表面进行清洁。

解冻后要求:肉色鲜红,富有弹性,无肉汁析出,无冰结晶,气味正常,后腿肌肉中心 pH 值在 6.2~6.6。

③畜类原料的分割、剔骨和整理:在肉类罐头生产中,为了更好地、充分合理地利用肉胴体,常需对肉进行分割、剔骨和整理等预处理。一般猪半胴体先分割成前腿、后腿和肋条三段,然后再根据不同品种罐头的要求加以分割。剔骨可以整片进行,也可以分段后进行,除特殊带骨罐头外,都要求剔除全部的硬骨和软骨,剔骨时必须保证肋条肉、后腿肉等的完整性,剔骨要尽,尽量避免碎骨、碎肉。

④腌制,将原料肉经整理后用食盐、亚硝酸盐、砂糖等配成的混合腌制料进行加工处理。腌制具有防腐、呈色、提高肉的持水性的作用,赋予肉制品特有的色泽和风味,是腌制类罐头生产的一个重要工艺环节。

腌制方法有干腌法、湿腌法、注射腌制法等。

(2)主要生产工艺流程

原料验收→解冻→处理(分段、剔骨、去皮、修整)→分级切块→腌制→绞肉斩拌→真空搅拌→装罐→真空密封→杀菌冷却→揩罐入库

(3)操作要点

①原料及辅料:应采用健康良好、经检疫检查合格,经冷却排酸的 1~2 级肉或冻藏不超过 6 个月的肉。不得使用冷冻两次或冷冻贮藏不善、质量不好的肉。

②午餐肉生产中的辅料主要有淀粉、食盐、人造冰、玉果粉、白胡椒粉、糖、亚硝酸钠等。各辅料的纯度、含水量、卫生等指标符合食品安全要求。

③处理：若使用冻猪肉生产，应先将肉解冻，解冻后的肉及时进行处理。用干洁布揩净肉表面的污物、附毛等。

④腌制：处理好的肉立即腌制，腌制配料为精盐 98％、砂糖 1.5％、亚硝酸钠 0.5％。每 100kg 肉添加混合盐 2.25kg，用拌和机或人工拌匀后定量装入不锈钢桶中，在 0～4℃的冷藏库中腌制 48～72h。

⑤斩拌：腌制后的肉进行绞碎和斩拌。将肥瘦肉在绞板孔径为 7～12mm 的绞肉机上绞碎，得到粗绞肉；将粗绞肉在斩拌机上斩成肉糜状，同时加入玉米淀粉、白胡椒粉等其他调味料。

⑥真空搅拌：将斩拌后的肉糜倒入真空搅拌机，在一定真空度条件下搅拌 2～4min，使粗绞肉和细斩肉糜充分拌和均匀，同时抽除半成品肉糜中的空气，防止成品产生气泡和氧化，防止产生物理性胀罐。

⑦装罐：真空搅拌后的肉糜取出后立即送往装罐机进行装罐。

⑧密封及杀菌冷却：午餐肉罐头采用真空密封。密封后的罐逐个检查封口质量，合格者经温水清洗后再进行 121℃ 杀菌，杀菌时间随罐型不同而有长短，大多在 60～120min。

（4）注意事项

①原料肉在分段机上将肉片分成前腿、中段和后腿三部分，再剔骨去皮，然后进行整理，净瘦肉与肥瘦肉的比例为 5∶3，处理好的肉逐块检查，直至无骨无毛、无杂质等方可将肉块送往切条机（或手工切），切成 3～5cm 长的条块送去腌制。在整个加工处理过程中原料不得积压，操作要迅速，肉温应保持在 15℃ 以下，生产车间的温度不宜过高，应控制在 25℃ 以下。

②腌制好的肉色泽应是鲜艳的亮红色，气味正常。要注意腌制容器和腌制环境的清洁卫生。

③斩拌是同时进行切割和混合的一种肉类加工。它是肉馅生产中的关键技术之一。肉馅中的各种材料可以通过切碎和混合过程充分切碎和混合。在切碎和混合过程中，肌肉结构被均匀破坏，肌肉蛋白溶解并与脂肪充分混合，肉馅的保水性和保油性大大提高，黏度和弹性增加。由于在这个过程中肉温容易升高不利于品质稳定，所以斩拌时要加入一定量冰屑，可以起到降低温度使肉质更细腻的作用。

④最好使用脱膜涂料罐进行装罐，或用猪油在罐内壁涂抹，罐内壁形成一层油膜，以防止黏罐现象的产生。注意装罐密，称量准确，重量符合标准。装罐

后随即送往封口。

④杀菌后采用反压冷却（罐头冷却时在杀菌锅内维持一定的压力）。能使罐内外压差减小，避免罐内外压差急剧增加而产生罐头变形、卷边松弛和裂漏、突角和爆罐等事故。冷却后的罐头及时擦罐，入库保温。保温检验合格后方可出厂销售。

4.红烧扣肉罐头

（1）原辅材料

猪肉、植物油、黄酒、酱油、饴糖、香辛料等。

（2）主要生产工艺流程

猪肉预处理→分割预煮→后处理→切片→油炸→装罐→浇罐→封口→杀菌→冷却→检验→合格→成品

（3）操作要点

①猪肉预处理：选用带皮去骨的肋条肉，去除筋、膜、软骨、淋巴等杂物。

②分割预煮：将肉切成 10cm 左右宽的长条，置于沸水锅中煮约 40min，至内部刚好无血色为好。预煮得率大约 85%。

③后处理：趁热拔尽皮上残存的毛，然后用毛刷在肉皮表面均匀地涂上一层焦糖色。

④切片：上色后切成 15mm 左右厚的薄片。

⑤油炸：切片置于油锅中油炸，油炸条件为 170℃，4min，然后取出沥油 20s，立即置于冷水中过水 1min，取出沥干备用。油炸后得率大约为 75%。

⑥装罐：将肉块依次排列装入罐中，使皮向上，小块肉衬于底部，肥瘦搭配均匀。

⑦浇灌：用预先配置好的汤料浇灌至规定总重量。

⑧封口：采用抽真空封口，真空度 0.04MPa。

⑨杀菌冷却：擦净罐外壁，以 121℃进行杀菌，杀菌时间根据罐型决定。杀菌结束后冷却至 40℃左右，经保温后抽检合格允许出厂。

（4）注意事项

①预煮是将水与肉按 1.5∶1 比例，以淹没肉块为准，沸水煮 30~60min，以肉块中心无血水为度。经预煮后，由于蛋白质的凝固，使肌肉组织紧密，具有了一定的硬度而使之便于切块；由于肌肉在预煮时脱除了部分水分，有效地保证了成品罐头的固形物量，同时也有利于调味液渗入肉内。此外，预煮处理能杀灭肉上附着的一部分微生物，有助于罐头的杀菌。

②有些产品需进行油炸处理，其目的在于脱除肌肉中的部分水分，赋予肉

块特有的色泽和质地。油炸操作可在一般的敞口锅中进行,也可在油炸机中进行。油炸温度一般为160～180℃,油炸时间视肉块的组织密度、形状大小、油温及成品质量要求等而确定,一般 1min 左右。大部分产品在油炸前要在肉块表面涂上焦糖色,使油炸后的肉块表面呈特有的酱黄色或酱红色。

5.红烧鹌鹑肉罐头

鹌鹑肉是禽类肉中之佳品。其体小肉嫩,味道香美,营养丰富。鹌鹑肉气味甘平无毒,入大肠、心、肝、脾、肺、肾经,中医认为鹌鹑具有补中气、强筋骨、止泻痢之功效,是补益食疗之佳品。鹌鹑蛋和肉还可以制作成风味优美的罐头食品。

(1)原辅材料

鹌鹑、黄酒、蔗糖、酱油、香辛料等。

(2)主要生产工艺流程

原料验收→解冻→清洗→腌制→油炸→加调味液→装罐→排气→密封→检查→杀菌→冷却→检验→合格→成品

(3)操作要点

①原料验收:应采用来自非疫区健康良好,宰前宰后经检验,并附有合格证的净膛鹌鹑,每只重在 50 克以上,肌肉发育良好。为保证生产常采用的是冻鹌鹑,需解冻后使用。

②清洗:清水洗刷干净鹌鹑肉表面毛污,沥干水分。除去头、爪、肛门。

③腌渍:按配方准确称取用料,充分混合拌匀后放入腌制桶内,用手把肉压紧,排除肉块之间的空气,桶和肉面用塑料布密封好后,送入 0～4℃的腌制库内,腌渍 24 小时～48 小时,以肉呈鲜红色为准。

④油炸:将腌渍后的鹌鹑肉,放入油温为 180～190℃的油中,油炸 4 分钟,以炸至肉色呈棕红色为准,切勿油炸过度。

⑤调味:按调料配方将八角、花椒、胡椒(破碎)、生姜(切片)、桂皮装入料布袋内扎好口;把清水、料袋放入夹层锅中,加热微沸 60～90min 后捞出料袋(再次制调味液时,再加新料各减半);捞出料袋后,再加入食盐、砂糖、酱油;最后加入黄酒和味精,充分混合均匀后,用绒布过滤调至 100 千克备用。

⑥装罐:采用抗硫罐,经沸水消毒后倒置备用,装罐时先浇入芝麻油,然后装入鹌鹑肉及调味液。装罐时将添称小块塞入鹌鹑腔内,排列整齐,肉块不外露。浇罐时调味液温度在 75℃以上。

⑦排气及密封:采用排气或抽气密封。

⑧排气密封:中心温度 80℃以上;气密封:400～500 毫米汞柱。

⑨检查:密封后应逐罐进行检查封口是否良好,检出密封不合格的罐头,并要及时进行处理。

⑩杀菌及冷却:密封后应迅速进行杀菌,其间隔不得超过 30 分钟。采用反压冷却以防止爆罐　合格产品应有以下特征:

(4)注意要点　合格产品应有以下特征:

①色泽:肉色正常,具有应有之棕红色。

②口味及气味:具有鹌鹑肉经处理、腌制、油炸、装罐、加入芝麻油及调味液制成的红烧鹌鹑肉罐头特有的滋味及气味,无异味。

③组织及形态:鹌鹑肉整只装(除去头、爪、肛门),肉质软硬适度,允许稍有脱骨现象及添称肉块。

④杂质:不允许存在。

6.清蒸对虾罐头

水产制品是指以水产动植物为原料经加工得到的产品。水产食品加工原料范围很广,主要有鱼、贝类、甲壳类和藻类。罐制品是水产加工品之一。水产类(鱼、虾、贝肉等)的一般化学组成是水分 70%~80%,粗蛋白 20% 左右,脂肪 0.5%~30%,糖类 1% 以下,灰分 1%~2%。一般远洋洄游性的鲣、旗鱼等红身鱼类含氮量多。罐藏是一种能够常温下长期保藏水产类的保藏方法。目前我国用于罐藏加工的鱼、虾、蟹、贝类只有 70 多种,其中鱼类约 50 种,甲壳类及贝类约 20 种。常见的水产罐头主要有清蒸、调味、茄汁、油浸等四大类。下面以清蒸对虾罐头为例说明其制作流程及要点。

(1)原辅材料

对虾、食盐。

(2)主要生产工艺流程

原料预处理→预煮→装罐→排气密封→杀菌→冷却→检验→合格→成品

(3)操作要点

①原料必须新鲜,如果生产量大也可采用冷冻原料,经解冻后使用。

②小心剥去头和壳,用不锈钢小刀剖开背部,取出内脏,按对虾大小分档,用冰水清洗 1~2 次。

③预煮:将虾肉在 15% 盐水中进行预煮,一般小虾煮 7~10min,大虾煮 9~12min。途中要经常更换预煮水。

④装罐:采用抗硫涂料罐装罐,装虾要排列整齐。

⑤排气及密封:采用热排气,使罐头中心温度到达 80℃ 以上,真空抽气,真空度为 0.067MPa。

⑥杀菌及冷却:杀菌公式(真空抽气)为 15－70－20/115℃,反压冷却。将杀菌后的罐冷却至 38℃ 左右,取出擦罐入库。不同罐型杀菌条件有所不同。

(4)注意事项

①由于水产品营养丰富容易腐败,因此许多时候水产罐头原料采用冷冻原料。验收合格的对虾原料在开始加工前首先必须经过解冻、清洗,去除头、内脏等不可食部分,然后再进行后序的加工。

②对虾罐藏后易变为灰黑色,为预防这种现象发生应在加工过程中避免原料与铁、铜等金属接触,必须采用抗硫氧化锌涂料罐,或在预煮时采用护色剂处理。据试验,在每千克预煮汤中加入植酸 500mg 或乙二胺四乙酸二钠 250mg,可防止灰变和蓝色结晶的生成。

③对虾罐藏期间有时会发现有液化或糊状质量问题,但罐头外表正常。当这些质量问题发生时,罐内真空度可达 0.037MPa。防止方法:必须选用新鲜度高的对虾原料,快速加工,严防装罐前原料被微生物污染;罐头密封后,必须及时杀菌;在加工过程中,虾肉需用冰或冰水(10℃ 以下)降温;采用高温短时间杀菌。

7.豆豉鲮鱼罐头

(1)原辅材料　鲮鱼、植物油、豆豉、料酒、食盐、砂糖、酱油、味精、香辛料等。

(2)主要生产工艺流程

原料处理→盐腌→清洗→油炸→浸调味汁→装罐→排气→密封→杀菌→冷却→检验→合格→产品

(3)操作要点

①原料处理:条装用的鲮鱼每条重 0.11～0.19kg,段装用的鲮鱼每条重 0.19kg 以上。将活鲜鲮鱼去头、剖腹去内脏、去鳞、去,用刀在鱼体两侧肉层厚处划 2～3mm 深的线,按大小分成大、中、小三级。

②盐腌:将鱼和盐充分拌搓均匀,装桶中,上面加重石腌制。

③脱盐清洗:移去压石,迅速将鱼取出,防止在盐水中浸泡,并逐条洗净,刮去腹腔黑膜沥干。

④油炸:油温升高至 170～175℃,炸至鱼体呈浅茶褐色,以炸透而不过干为准。

⑤香料水制备:将丁香、生姜、桂皮、八角、茴香、甘草加水文火炖 4h,去渣得香料水总量 10kg。

⑥调味汁配制:将香料水、砂糖、酱油、味精溶解过滤,总量调至 12.52kg,备用。

⑦浸汁装罐:炸后的鱼在 65～75℃的调味汁中浸约 40min 后装罐。

⑧排气及密封:排气密封中心温度 80℃以上,抽气密封真空度 0.046～0.053MPa。

⑨杀菌、冷却:杀菌公式为 10—60—15/115℃,反压冷却。不同类型的水产类罐头的具体杀菌条件有所不同。

(4)注意事项

①采用新鲜鲮鱼,原料中不合格及不新鲜的鲮鱼要取出,以免影响产品质量。

②盐腌要根据生产季节不同调节,如每 100kg 鲮鱼用盐量,4 月—10 月为 5.5kg,11 月—12 月为 4.5kg。压鱼的重石在使用前必须经过清洗杀菌,以防止污染,避免鱼体损伤。

③采用抗硫涂罐装罐,装罐前空罐要清洗消毒以去除油污灰尘等。

④成品的鱼体呈现茶褐色至棕红色,油为深褐色。具有豆豉鲮鱼的原有滋味及气味,无异味。组织紧密,油炸适度。条装的排列整齐,允许每罐不足 2 条或 4 条以上,允许添加 1 小块;段装的鱼块较整齐,块形部位经过搭配一般碎块不超过鱼块重量的 35%。

8. 其他类罐头

(1)坚干果罐头　以符合要求的坚、干果原料,经挑选、去皮(壳)、油炸拌盐(糖或糖衣)后装罐而制成的罐头产品,如花生米、核桃仁等罐头。

(2)粥类罐头　粥类罐头是以水、粮食及其制品为主要原料,添加或不添加其他食用原料及辅料,经预处理、装罐、密封、杀菌、冷却而制成的罐藏食品。

粥类罐头按产品风味可分为以下几类。

原味粥罐头:不添加甜味或咸味调味料,味道保持粮食原有风味的粥类罐头。

甜粥罐头:添加白砂糖、果葡糖浆等甜味料或甜味剂,味道偏甜的粥类罐头。根据固形物含量不同分为浓稠型和爽口型两种。

咸粥罐头:添加食用盐、香辛料等调味料,味道偏咸的粥类罐头。

(3)汤类罐头　以符合要求的肉、禽、水产及蔬菜原料,经切块(片或丝)、烹调等加工后装罐而制成的罐头产品,如水鱼汤、蘑菇汤、猪肚汤、牛尾汤等罐头。

(四)软罐头

1. 特点

软罐头是以聚酯、铝箔、聚烯烃等薄膜复合而成的包装材料制成的耐高温蒸煮袋为包装容器,并经密封、杀菌而制得的能长期保存的袋装食品。

软罐头的优点:可以高温杀菌、长期保藏。阻热性小,传热快。可以缩短杀菌时间。密封性能好、不透气、不透光、不透水,内容物几乎不发生化学作用。封口简便而且牢固。质量轻、体积小、携带方便。开启方便,包装美观。

2. 软罐头的材料

软罐头杀菌蒸煮袋一般都是采用多层复合材料制成。不同的食品种类和加工工艺,要求使用不同的复合薄膜袋。目前常用的复合材料的基材有以下几种。

聚乙烯薄膜:耐-70℃低温,耐化学药品侵蚀,具有抗水性。根据分子结构的不同有低密度(密度为 0.919~0.925)、中密度(0.926~0.940)和高密度(0.940~0.960)三种。聚乙烯薄膜因密度不同,其耐热性(材料的软化点和熔化点)也不相同。它的耐热温度随密度升高而升高,透气性随密度升高而降低。

聚丙烯薄膜:根据生产方式的不同可分为流延聚丙烯和定向拉伸聚丙烯。它有很好的耐热性,在 120℃以下可长期使用,如无外力作用在 150℃温度下也不会变性。薄膜表面光滑透明,具有良好的气密性和防水性,因而最适宜做高温杀菌蒸煮袋的内层材料。

聚酰胺:又称尼龙,此材料具有良好的韧性和拉伸性,并耐化学腐蚀和耐油脂,因而常用于吸塑成型包装袋。

聚偏二氯乙烯、氯乙烯:经改性后成为偏二氯乙烯,它具有良好的耐腐蚀性、曲折性。其气密性和耐油性都超过聚乙烯。它的缺点是成本高,影响使用范围。

铝箔:是一种不易腐蚀的金属材料,气密性和防止光线透射性都很好,并且有优良的传热性能。它的银色表面有美化和保护商品的作用。

根据以上各种基材的特性,针对软罐头食品内容物要求,工艺生产和贮藏特点的要求,如耐针孔性、耐热性、气密性、防紫外线照射、透明度、遮光性、经济性等,来选材复合。

3. 典型软罐头加工

下面以小龙虾尾软罐头为例介绍软罐头加工。

小龙虾又称鳌虾,为淡水生节肢动物,适应在水源充足、水质良好、淤泥厚度 10cm 左右且生长水草的池塘、河沟、圩田等环境中生长繁殖,具有极强的生态适应能力,盛产于我国长江中下游各地。由于其肉质鲜美、营养丰富和风味独特,近年来逐渐为人们所认识。小龙虾制品作为有名的风味水产品,销量很大,是一种具有开发潜力的水产资源。

（1）原辅材料　小龙虾、食盐、料酒、香辛料等。

（2）主要生产工艺流程

鲜虾挑选→清洗→高温蒸煮→低温浸泡冷却→去头、去肠腺→称量→装袋→配汤→封口→杀菌→冷却→保温检验→合格→成品

（3）操作要点

①原料：采用优质原料。原料进厂后对鲜度质量进行严格的检查，要求鲜活、无死虾和其他杂质，个体长度要求达到 5.5cm 以上，及时验收，剔除死虾和杂质；及时加工处理，且尽量缩短原料运输及加工时间。

②清洗：将鲜活的龙虾投入添加了少量柠檬酸的清水中，利用压缩空气对龙虾清洗 10～15min。

③蒸煮：将洗净的龙虾立即投入至 95～100℃水中煮 3～5min。

④冷却：蒸煮后的龙虾要进行冷却，避免余热继续使某些可溶性物质发生变化，从而导致物料过热、改变虾体颜色或使微生物重新污染。

⑤去头去肠腺：以左手持虾体，尾腹朝下，右手轻轻将虾头摘去，同时去肠腺；要求虾体自然弯曲，虾肉完整。

⑥称量装袋：将去头和肠腺的龙虾尾经称量后装袋，并加入调味汤汁；要求固形物为 300g，汤汁 60g。

⑦封口：采用真空封口方式，封口不良时应拆开重装。龙虾尾软罐头的蒸煮袋要求采用 3 层复合袋（PET/Al/OPP）。

⑧杀菌：龙虾装袋封口后，应立即杀菌，杀菌公式为 10－30－15/121℃，过程中升温至 100℃时需泵入空气产生反压，以防袋内空气膨胀将包装袋撕破。

⑨保温：将软罐头杀菌冷却后取出于 37℃保温一段时间，观察是否胀袋。

（4）注意事项

①龙虾自身带有大量的微生物，再加上长途运输、加工不及时等因素，以致微生物发生增殖，是产生生物危害的主要环节之一。因此，加工前必须要认真清洗，必要时可以用适当浓度的消毒液清洗，以减少细菌数。

②蒸虾的目的主要是破坏龙虾体内自溶性消化酶的活性，防止龙虾体内的自溶性消化酶类使内组织及蛋白质自行消耗引起鲜度急速下降；同时水煮还可以消灭黏附在龙虾表面的微生物。蒸煮要求处理及时、迅速，同时要注意防止蒸煮过度或不足。

③龙虾尾软罐头的蒸煮袋要求采用 3 层复合袋（PET/Al/OPP）。PET 具有较好的机械强度和耐热性，保香性好，无毒、防潮、气体渗透率低，耐油、溶剂和酸；Al 可以阻隔光线及气体透过，作为中层使复合袋材料达到金属罐的要

求;OPP经蒸煮后,尺寸稳定性好,无毒、耐湿,水蒸气渗透率低,同时热封性能好,为蒸煮袋通用内层材料。

④杀菌过程中要打入反压,以抵抗因加热导致的袋内空气压力增加而膨胀。软罐头的杀菌过程是罐头生产的关键,它是保证软罐头质量的最关键环节。杀菌不足,会造成细菌在贮存过程中增殖,致使软罐头腐败胀袋;杀菌过度,会造成产品风味和营养下降。

⑤合格成品应具有鲜活龙虾加工后固有的色泽和光泽。具有鲜活虾加工后应具有的滋味及气味,无异味。虾体组织及形态完整,并呈自然弯曲,去壳后肉质紧密有弹性。不允许存在杂质。

上述介绍了罐头类食品的主要类型和加工概况,罐头食品在提供方便、安全和长久保存的食品选择方面发挥着重要的作用。即使在物质较为丰富的时代,它依然是现代社会中不可或缺的一部分,它们满足了人们对各种食品的需求,并在紧急情况下提供了可靠的食品供应。

七、糖果与巧克力

(一)概述

1.概念

糖果制品是指以白砂糖(或其他食糖)、淀粉糖浆、乳制品、可可液块、可可粉、可可脂、类可可脂、代可可脂、食品添加剂等为原料,按照一定工艺加工而成的各种糖果、巧克力及巧克力制品和代可可脂巧克力及代可可脂巧克力制品。

2.类型

在市场上我们可以看到缤纷多彩的各种糖果与巧克力。按照它们的材料组成和呈现的特点常见的有:熬煮糖果(又称硬性糖果,简称硬糖)、焦香糖果(也称乳汁糖,分为韧质和砂质)、充气糖果(分为高度、中度、低度充气)、凝胶糖果(也称软糖,分为冻胶类和凝胶类)、巧克力制品(分为巧克力和巧克力糖果)、其他类别(多种大类产品,如夹心糖果、涂衣糖果、结晶糖果、胶基糖果、粉质糖果、膏质糖果)等。

3.甜体和香体

所有糖果基本上是由两部分组成,即甜体和香体。两者结合起来就形成了具有不同特色的糖果。对于硬糖类糖果而言,甜体对其感官影响更大。

甜体包含结晶的蔗糖和各种糖浆,由此产生一个甜的基体,两者在加工过程中经过高温熬煮而构成一种透明的无定形状态的硬糖甜体时,可以削弱和抑制蔗糖在过饱和状态必定产生的重结晶现象。硬糖的总还原糖量一般控制在12%～25%。

香体也称香味体,包括香料、调味料和辅料。鲜乳、炼乳、奶油、椰子油、椰汁、可可、咖啡、绿茶、红茶、麦精、花生、松子等天然香味原料的添加,可改变甜体原有的质构、透明度、色泽和融化特性。

(二)糖果

1.概述

糖果的丰富多彩和绝妙品质一直受到不同年龄消费者的青睐,是人们生活中不可缺少的一部分。近来糖果工业的发展进入了功能创新的新阶段,朝着美味、营养、健康的方向发展,为肥胖、糖尿病、高血脂、免疫功能低下和微生态失调者开发能起到保健和辅助治疗作用的产品。

2.类型

(1)传统糖果

传统糖果可分为硬质糖果(硬糖)、酥质糖果(酥糖)、焦香糖果(太妃糖)、凝胶糖果、奶糖糖果(奶糖)、胶基糖果、充气糖果、压片糖果、流质糖果、膜片糖果、花式糖果等。无糖食品指含单糖和双糖小于或等于 0.5g/100g(100mL)的固体或液体。无糖糖果因为热量低、不容易发生龋齿也非常受消费者欢迎。

①硬糖(硬质糖果、抛光糖果):又称熬煮糖果,经高温熬煮而成,含有很高的干固物和较低的残留水分,质构坚脆。硬糖的类型有砂糖型硬质糖果、夹心型硬质糖果、包衣和包衣抛光型硬质糖果、无糖型硬质糖果等。

②酥质糖果:以食糖、碎粒果仁(酱)等为主要原料制成的疏松酥脆糖果。有裹皮型酥质糖果、无皮型酥质糖果、无糖型酥质糖果和其他型酥质糖果。

③焦香糖果:又称太妃糖,是以白砂糖、淀粉糖浆(或其他食糖)、油脂和乳制品为主料制成的,经焦香化加工处理,具有特殊乳脂香味和焦香味的糖果。表面光滑,口感细腻、润滑、软硬适中,不黏牙,不黏纸,咀嚼适口,无杂质;砂质型糖果,剖面有均匀、细小结晶。

④半软糖(焦香糖果、充气糖果):以砂糖、淀粉糖浆、油脂、乳制品、蛋制品、明胶等为主要原料,经一定工艺加工而成的含乳固体糖果。

⑤夹心糖(夹心糖果):以不同类型的硬糖膏为外皮,再以不同的浆体、粉体或粒体及其他辅料制成芯体,经整形、充填拉伸、包心、封合和成形的一类糖果。

⑥凝胶糖果:又称软糖,以砂糖、淀粉糖浆为主要原料,以食用胶作凝固剂,经熬制、成形等工艺制成,含水分较多,质地柔软的糖果。常见的有琼脂软糖、

淀粉软糖、明胶软糖等。软糖糖果柔软适中,不黏牙,无硬皮,其中琼脂水晶软糖光亮透明,不软塌,略有弹性,花色软糖表面有密布均匀的细砂糖,爽层均匀,柔嫩爽口;果胶淀粉型糖果口感韧软不黏牙,不黏纸,略具咀嚼性,糖表面附有均匀的细砂晶粒,糖体半透明;明胶型糖果,表面平滑细腻,无皱皮气泡,富有弹性,入口绵软。

⑦奶糖:奶糖是一种结构比较疏松的半软性糖果。糖体剖面有微小的气孔,带有韧性和弹性,耐咀嚼,口感柔软细腻。奶糖中含有大量奶品而得名,乳制品在奶糖中不仅提高了营养价值,而且起着乳化作用,对奶糖起到增香和润滑作用。这类糖的主要特点是具有奶的独特芳香。奶糖的平均含水量为 $5\%\sim8\%$,还原糖含量在 $14\%\sim25\%$ 之间。奶糖可分为胶质奶糖和砂型奶糖。奶糖表面光滑,口感细腻润滑、软硬适中,不黏牙,不黏纸,有弹性。

⑧胶基糖果:又称胶姆糖,是一种含有水不溶性树胶、添加甜味和香味料的耐咀嚼性糖果,胶基糖主要有口香糖(chewing gum)和泡泡糖(bubble gum)两大类。胶基是胶基糖组成的重要部分,胶基原料有天然和合成两大类,天然胶有糖胶树胶、巴拉塔树胶(Balata)、索马树胶(Sorva)、古塔波胶、(Gutta Percha)等,因天然树胶有限的资源不能满足胶基糖生产发展的需要,逐渐以合成树脂代替天然树胶生产胶基糖,比如聚异丁烯异丁烯、异戊二烯共聚物、丁二烯苯乙烯橡胶以及聚醋酸乙烯树脂等。这些高分子化合物都有坚韧性和弹性,在软化剂或增塑剂的作用下,可以达到与天然树胶相类似的塑性和优良的咀嚼性能应用于胶基糖生产。

⑨充气糖果:在糖果制造过程中加入发泡剂,经机械擦搅使糖体充入无数细密的气泡,形成组织疏松、密度降低、体积增大、色泽改变的质构特点和风味各异的品种。充气糖果类型有高度充气糖果、中度充气糖果和低度充气糖果。种类有奶油杏仁糖、棉花糖等。

⑩压片糖果:压片糖又称粉糖或片糖,也常被称作汽水糖。它是以精制糖粉为主体,添加奶粉、香料等填充料和淀粉糖浆、糊精、明胶等黏合剂,经制粒压片成型的混合物。它无需加热熬煮,被称为冷加工工艺。压片糖的基本组成是甜味料、黏合剂和崩解剂以及其他一些物质。甜味剂有蔗糖及非糖类甜味剂,黏合剂有淀粉浆、糖浆、胶体溶液;崩解剂有干淀粉、羧甲基淀粉钠、泡腾混合物,其他还有润滑剂及调味料(香精、果酸)着色剂等。压片糖类型有糖衣压片糖、多层压片糖、泡腾压片糖和咀嚼型压片糖。

(2)新型糖果　随着人们健康意识的提高,传统糖果的购买力减少。新型糖果开始为人们提供了更多选择。

①无糖糖果：含单糖和双糖小于或等于 0.5g/100g(100mL)的糖果。传统糖果以蔗糖、糖浆为主要成分，含糖量和升糖指数高，而科学研究证明高糖饮食易带来了龋齿、肥胖、脂肪肝等问题，易使人患糖尿病、损伤记忆，甚至有患癌的风险。近年来糖果产品逐渐向高品位、低糖度、自然元素调配和营养强化方向过渡，无糖糖果是其中的一个流行趋势。为了降低食品中的含糖量，无糖食品一般是指不含蔗糖(甘蔗糖和甜菜糖)、葡萄糖、麦芽糖、果糖等的甜味食品，但是应含有糖醇(包括木糖醇、山梨醇、麦芽糖醇、甘露等)替代品。

②强化糖果：即对于原产品本身含量较低的营养元素，通过调整成分和含量比例，强化这些元素以满足人体营养需要。常见的强化元素有维生素、矿物质、纤维素等。

③功能糖果：即添加了特殊功能性食品配料从而提供特定保健益处的产品。通常认为只有加入活性元素的，才可以称为功能性糖果。

国内市场上功能性糖果的主要种类包括维生素糖果、益生元糖果、无糖糖果、具有醒脑作用的薄荷糖、含有中草药成分的润喉糖等。功能型糖果的面市是传统糖果品类向高端产品品类的延伸，反映了消费者对糖果产品的高层次、多层次需求，也是各糖果品牌差异化运作的产物。

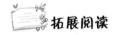 拓展阅读

具有保健功能的糖

低聚异麦芽糖(isomaltooligosaccharide，IMO)

IMO 是一种功能性寡糖，由 1-6α-葡萄糖苷键连接的异麦芽糖单元组成。IMO 是一种不易被消化的碳水化合物，它不会被人体中的酶分解，因此可以在小肠中通过，进入大肠被微生物群发酵利用。IMO 具有多种生理功能，例如促进益生菌生长，调节血糖和血脂，增强免疫力等。此外，IMO 的甜度低，卡路里低，不易吸收，被认为是一种优良的低热值甜味剂。由于 IMO 具有这些优点，它被广泛应用于食品工业中，例如制作饮料、乳制品、糕点等。

聚葡萄糖(polydextrose)

它是一种水溶性的膳食纤维，是以葡萄糖、山梨醇和柠檬酸为原料，按特定比例调配加热成熔融态混合物后，经真空缩聚而成的一种 D-葡萄糖多聚体。

聚葡萄糖无特殊味，是一种具有保健功能性的食品组分，可以补充人体所需的水溶性膳食纤维；进入人体消化系统后，产生特殊的生理代谢功能，如防治便秘、脂肪沉积；具有良好的口感，可提高食品油质状口感，具有低冰点，适用于

制冷餐、甜点心,并且不会导致龋齿;可降低食品中糖、脂肪及淀粉用量,在食品添加剂中可作为增稠剂、填充剂;是用来制造低热量、低脂肪、低胆固醇、低钠健康食品的重要原料。

赤藓糖醇(erythritol)

它是由葡萄糖发酵制得,为白色结晶粉末,具有爽口的甜味,不易吸湿,高温时稳定,在广泛 pH 范围内稳定,在口中溶解时有温和的凉爽感,适用于多种食品。不被酶所降解,只能透过肾(易被小肠吸收)从血液中排至尿中排出,不参与糖代谢和血糖变化,故宜于糖尿病患者食用。在结肠中不发酵,可避免肠胃不适;不龋齿;能耐受糖果生产时的高温加工而不褐变,适合于糖的生产。

3.原辅材料

(1)甜味料

广义的甜味料,包括一切有甜味的物质,不论固体或液体,天然的或合成的均属之。糖果中的甜味料主要有蔗糖、麦芽糖、果葡糖浆、葡萄糖、转化糖、果糖、蜂蜜等。这些不同的甜味料具有不同的甜味和其功能特性,对产品的色泽、香气、滋味、形态、质构和保藏起着极其重要的影响。按产生的能量可分为营养性甜味剂和非营养性甜味剂,前者包括蔗糖、葡萄糖等,后者包括甘草素,甜菊糖等。由于糖尿病、肥胖等疾病问题与过量的游离糖摄入而导致能量过剩有一定关联性,近来,人们越来越重视健康,一些具有甜味而不会增加能量的糖类进入糖果加工原料中。

①蔗糖:无色透明的单斜晶系结晶体,具有愉快爽口的甜味,是各种糖果的主要甜味来源。蔗糖很稳定,未分解的蔗糖吸湿性很小,当空气的相对湿度超过 90% 时,才吸收微量水分。当蔗糖粉碎成粉末或长时间高温加热后,其吸湿性将大大增加。蔗糖一般以白砂糖、绵白糖、棕砂糖和冰糖等形式出现,白砂糖色泽洁白明亮、纯度高、甜味正,呈结晶态颗粒,流动性好,是糖果生产中应用最广泛的甜体。

②葡萄糖浆、饴糖、高(或超高)麦芽糖浆、果葡糖浆、转化糖浆:属于不同性质的糖浆,其特点是外观清澈透明、熬煮温度高、热稳定性好、抗砂能力强,制成的糖果甜味适口。

③葡萄糖:吸湿性不高,但加热能增加其吸湿性。

④糊精:甜度低,吸湿性和溶解性都很小,能产生很高的黏度。

⑤甜菊苷:又称甜菊糖甙、甜菊糖,属于糖苷类天然非营养型甜味剂,它是从菊科草本植物甜叶菊的叶子中提取后经精制而成的,是双萜配糖体,为白色或微黄色无臭结晶性粉末,分子式为 $C_{38}H_{60}O_{18}$,熔程为 196~202℃,发热值

为 0,甜度为蔗糖的 300 倍左右,带有轻微的苦涩味和青草味,甜味刺激缓慢。甜菊糖苷可溶于水和乙醇,具有吸潮性,热稳定性强,不易分解。

⑥罗汉果甜苷:属于天然三萜类糖苷甜味剂,其甜味成分为 $C_{60}H_{102}O_{29}$ · H_2O,含 5 个葡萄糖残基,其制法是用水或 50% 乙醇从罗汉果中抽提,再经浓缩、干燥、重结晶而成。罗汉果甜苷呈白色结晶状粉末,熔程 $197\sim201℃$(分解)甜度为蔗糖的 260 倍,甜味延绵,带有甜菊糖苷的后苦味。

⑦甘草甜:又称甘草素,分子式 $C_{42}H_{62}O_{16}$,呈白色结晶性粉末,熔点 220℃(分解),发热值为 0,甜度为蔗糖的 200 倍,入口后有暂时的后苦味。甘草甜稍难溶于水和稀乙醇溶液,易溶于热水,呈弱酸性,广泛用于甜味的增强和改良、风味调整等,与糖精钠及核酸系调味料合用有甜味和风味增效作用。市售商品为甘草酸铵盐或钾盐。

⑧木糖醇:为戊五醇,分子式为 $C_5H_{12}O_5$,纯品为白色结晶或结晶性粉末,熔程为 $92\sim96℃$,热稳定性好,发热值 17kJ/g,甜度为蔗糖的 $0.65\sim1.05$ 倍,直接食用有清爽感。作为填充型甜味剂的木糖醇可赋予食品结构和体积,具有防龋齿、不会引起血糖水平波动、促进肠道益生菌群生长等功能。木糖醇会抑制酵母的生长及其发酵活性,因此,不适用于需用酵母发酵的食品。木糖醇摄入过多会引起肠胃不适或腹泻。木糖醇有清爽的口感,与其他甜味剂混合使用时能改善味质,矫味、矫臭效果明显,如与糖精、安赛蜜共用时甜味特性也很好,可掩盖强力甜味剂通常带有的不良味感和风味。

(2)酸味剂

糖果中常用的有柠檬酸、苹果酸、草酸等。

①柠檬酸:柠檬酸是一种天然的有机酸,具有酸味和清新的柠檬香味。它常用于制作柠檬味和其他柑橘类水果味的糖果。

②苹果酸:苹果酸也是一种天然的有机酸,具有酸味和苹果的特殊香味。它常用于制作苹果味和其他水果味的糖果。

③草酸:草酸是一种有机酸,具有酸味和涩味。它常用于制作酸甜味和葡萄味的糖果。

这些酸味剂可以单独使用,也可以混合使用,以调整糖果的酸度和味道。此外,还有一些人工合成的酸味剂,如乳酸、琥珀酸、马来酸等,用于特殊糖果制造。

(3)凝胶剂

胶凝剂也常被称为食用胶、胶质或稳定剂。凝胶糖果是深受消费者喜爱的休闲食品,是以食用胶、白砂糖等为主料制成的有弹性和咀嚼性的食品,其水分含量高于 10%。食用胶能溶解于水,在合适的条件下可以充分水化为黏稠、滑腻的大分子物质,在食品加工过程当中可以提高产品的硬度、脆性和紧密度等。按其来源,凝胶剂主要类型有植物胶、动物胶、微生物胶、海藻胶和化学改性胶。

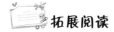

拓展阅读

凝胶糖果常用食用胶种类

1. 果胶

果胶是多糖类高分子化合物,广泛存在于植物当中,主要提取自柑橘类水果、苹果、甜菜、无花果、马铃薯、花生、葵花盘等植物的叶、皮、茎和果实中,提取物经过加工制成。果胶为可溶性膳食纤维的主要成分,是一种非淀粉多糖,在20倍水中溶解成黏稠液体。果胶在水溶液中呈弱酸,对热和酸很稳定。果胶具有凝胶、增稠和稳定的作用。果胶制成的软糖具有质地柔软、结构细腻、风味释放性能好、透明性高、口感爽快和货架期长等优点,但是果胶的凝胶过程对 pH 值要求高,一般不单独使用。

2. 阿拉伯胶

阿拉伯胶是非洲豆科类植物阿拉伯胶树的树干分泌物。阿拉伯胶约由98%的多糖和2%的蛋白质组成。阿拉伯胶在水中溶解度高,所得溶液黏度较低,阿拉伯胶不溶于乙醇等有机溶剂。阿拉伯胶溶液的自然 pH 值呈弱酸性,在酸性环境较稳定。一般加热不会改变阿拉伯胶溶液中胶的性质,但胶体分子的乳化性能会因溶液长时间高温加热而下降。阿拉伯胶具有防止糖分结晶的作用,在凝胶糖果中用作抗结晶剂,可以防止蔗糖晶体析出。

3. 卡拉胶

卡拉胶又称鹿角菜胶、角叉菜胶、爱尔兰苔菜胶等,是一组从海洋红藻中提取的线性硫酸化多糖的统称。卡拉胶为无臭、无味的白色至黄褐色粉末。多被当作凝固剂、增稠剂和稳定剂使用在食品工业、日化、宠物食品等领域。制作乳制品、酸奶,或者在制作肉饼、调味酱时也总会需要增稠。卡拉胶中硫酸酯结合形态不同,有 λ、κ、ι、ε、μ 等多种类型,目前主要生产和使用的有 ι、λ、κ 这三类。κ 型卡拉胶可以形成硬脆的凝胶,ι 型卡拉胶可以形成柔软而富有弹性的胶体。在凝胶软糖的制备中可将不同类型的 κ 型和 ι 型卡拉胶进行复配,以满足不同质构和口感需求。

4. 明胶

明胶,又称动物明胶、吉利丁等,由动物的骨、皮、筋、腱和鳞等为原料经适度水解所得。明胶溶液形成的凝胶不能流动且具有一定硬度。溶液的组成、pH 值、离子强度、温度、光强度或电场等条件发生改变时,明胶形成的凝胶会发生突变,会发生相转变行为。明胶软糖的硬度随明胶的添加量增加而增大,咀嚼性变强。猪皮来源的明胶制成的凝胶糖果硬度大、咀嚼性强;鱼鳞来源的明胶制成的凝胶糖果硬度小、咀嚼性弱、热稳定性差、黏性大；牛皮和牛骨来源的明胶制成的凝胶糖果硬度和咀嚼性适中。在凝胶软糖生产过程中,明胶具有吸水和支撑骨架的作用,明胶溶于水后可形成网状结构,使柔软的糖果能保持稳定形态,增强糖果荷载承受度,不易变形。

5. 变性淀粉

变性淀粉也叫改性淀粉。变性淀粉具有良好的胶凝性、成膜性和黏性,可在软胶糖果中作为凝胶剂,为产品提供凝胶结构,适当替代阿拉伯胶,使产品具有良好的感官特性。也可利用变性淀粉的成膜性和黏结性将其用作糖果的抛光剂,形成光泽且透明的膜,而且能降低产品的破裂性。

6. 琼脂

琼脂是由具有凝胶能力的琼脂糖和无凝胶能力的琼脂果胶组成,生产琼脂的主要原料是各种红藻。琼脂成品有条状和粉末状两种。琼脂不溶于冷水易溶于热水,能形成坚硬、脆、粗糙的凝胶。琼脂凝胶透明性差、耐热、不耐酸,在酸性条件下长时间加热,会失去胶凝能力,但其耐酸性在糖果中可提高。琼脂常多加入果汁软糖中,含量通常在 2.5% 左右。

7. 结冷胶

结冷胶也称凯可胶或洁冷胶,是一种微生物胞外多糖。其可由伊乐假单胞菌对碳水化合物进行纯种培养发酵后,经过发酵、调 pH 值、澄清、沉淀、压榨、干燥和碾磨等步骤加工制成。结冷胶具有双螺旋结构,具有良好的稳定性和热可逆性,耐酸、耐高温,能抵抗微生物及酶的作用等特性。结冷胶常作为多功能增稠剂、凝胶剂、稳定剂等,广泛应用于食品、药品(如软、硬胶囊)、化妆品、化工等诸多行业。在糖果生产领域主要应用于淀粉果冻、果胶果冻、馅料和果浆软糖等。

将不同的食用胶配合使用能达到不同的应用效果,槐豆胶、角豆胶或黄原胶与琼脂复配均可增强其凝胶强度;在明胶软糖中添加琼脂可以降低软糖的黏性,提高热稳定性;变性淀粉与明胶复配,能形成硬度高的致密网状结构;果胶与羧甲基纤维素(CMC)、黄原胶、海藻酸钠、变性淀粉等均有良好的复配性;多种天然胶和淀粉都能与阿拉伯胶相互兼容,在 pH 值较低时,阿拉伯胶与明胶能形成聚凝软胶来包裹油溶物质。

(三)巧克力与巧克力制品

巧克力及巧克力制品具有味道甜美、口感丰富、香气浓郁、易融化等特点,是深受人们喜爱的食品。可可脂是生产巧克力的主要原料。可可脂来自可可豆,产于赤道南、北纬约 20° 以内的狭长地带,资源有限。为满足人们对可可制品的需求,产生了代可可脂,代可可脂是模仿可可脂的理化性能制成的人工制品。

1.概念

与巧克力相关的几个基本概念。

可可脂(cocoa butter)：以纯可可豆为原料,经清理、筛选、焙炒、脱壳、磨浆、机榨等工艺制成的产品。

巧克力(chocolate)：是以可可制品(可可脂、可可块或可可液块、可可油饼、可可粉)为主要原料,添加或不添加非可可植物脂肪、食糖、乳制品、食品添加剂及食品营养强化剂,经特定工艺制成的在常温下保持固体或半固体状态的食品。

巧克力制品(chocolate products)：在巧克力基础上添加不同的配料制成的各种食品,其中巧克力部分的质量分数≥25%。

代可可脂(cocoa butter alternatives)：可全部或部分替代可可脂,来源于非可可的植物油脂;口感与可可脂相似的有牛油树果脂、婆罗洲牛脂、椰子油、棕榈仁油、氢化油脂等。

代可可脂巧克力(cocoa butter alternatives chocolate)：以代可可脂为主要原料,添加或不添加可可制品(可可脂、可可液块或可可粉)、食糖、乳制品、食品添加剂及食品营养强化剂,经特定工艺制成的在常温下保持固体或半固体状态,并具有巧克力风味和性状的食品。

代可可脂巧克力制品(cocoa butter alternatives chocolate products)：由代可可脂巧克力与其他食品按一定的比例,经特定工艺制成的在常温下保持固体或半固体状态的食品。

2.类型

巧克力的类型有许多,最基本的分类方法是根据巧克力的配料和制作工艺不同进行的分类。

黑巧克力：呈棕褐色或棕黑色,具有可可苦味的巧克力。

牛奶巧克力：在巧克力中添加了乳制品,呈棕色或浅棕色,具有可可和牛奶风味的巧克力。

白巧克力：以可可脂制成的巧克力。

以巧克力为基础,与其他食品混合可制成各种巧克力制品,包括混合型巧克力(如榛仁巧克力、杏仁巧克力等)、混合型巧克力制品(如威化巧克力、蜜饯水果巧克力等)、糖衣型巧克力制品(如巧克力豆等)。

以代可可脂巧克力为基础,与其他食品混合可制成各种代可可脂巧克力、代可可脂巧克力制品,如榛仁代可可脂巧克力、杏仁代可可脂巧克力等。

松露形巧克力,因外形与法国有名的蕈类"松露"相似而得名。松露形巧克力的传统做法是外表沾上可可粉,看起来就像沾满沙土的松露而得名。

3.原辅材料

巧克力由可可豆及其制品,包括可可脂、可可粉、可可液块加上糖、奶粉、奶油、香精等符合相关的国家标准的材料制成。其中最重要的原料是可可豆。可可豆经过烘焙、研磨、榨油等工序提取出可可脂和可可粉。可可液块则是可可脂和可可粉的混合物。

4.营养

巧克力是一种美味的食物,同时也是一种能量和脂肪含量相对较高的食品。巧克力的一些常见营养成分包括以下几种。

脂肪:巧克力中含有丰富的脂肪,主要是可可脂和乳制品脂肪。脂肪是巧克力的主要能量来源,并且有助于改善口感和质地。

碳水化合物:巧克力中也含有一定量的碳水化合物,主要是来自糖和淀粉。碳水化合物是人体能量的主要来源,并且有助于快速提供能量。

蛋白质:巧克力中含有少量的蛋白质,主要来自可可豆和乳制品。蛋白质是身体组织建立和修复的重要组成部分。

纤维素:巧克力中的纤维素含量相对较低,大部分来自可可颗粒。纤维素有助于促进消化和维持肠道健康。

维生素和矿物质:巧克力中含有一些维生素和矿物质,如镁、铁、锌和B族维生素。这些营养物质在维持身体正常功能和健康方面起着重要作用。

然而,需要注意的是,巧克力中也含有一定量的糖和饱和脂肪酸,过量摄入可能会增加体重和患心血管疾病的风险。因此,适量食用巧克力是重要的。此外,选择黑巧克力或低糖巧克力可能会对健康更有益,因为它们通常含有更少的糖和更高的可可含量。最好在均衡的饮食中合理地享用巧克力,以确保获得全面的营养。

(四)糖果与巧克力的生产

1.水果硬糖的生产

(1)原辅材料

原料:白砂糖,淀粉糖浆等。

辅料:酸味剂,香精,色素等。

(2)主要生产工艺流程

砂糖＋淀粉糖浆→配料→溶化→过滤→预热→蒸发→真空熬煮(加色素)→冷却(加香精、调味料)→调和→成形→冷却→挑选→包装→成品

（3）操作要点

①配料和化糖：将砂糖和淀粉糖浆放入化糖锅内，加入配方物料，加入物料干固物的 $30\%\sim35\%$ 的水，加热使糖溶化。

②糖液过滤：糖中含有一定的杂质，将溶化了的糖液趁热经过滤器过滤，除去杂质，可以提高糖体的透明度。

③糖的熬煮：熬糖是硬糖工艺中的关键工序。目的是把糖液中的大部分水分重新蒸发除去，使最终糖膏达到很高的浓度和保留较低的残留水分。熬糖的方法有常压熬糖和真空熬糖两种。真空熬糖可降低糖液的沸点，减少糖液在高温下引起的化学变化。

④成型：熬到规定浓度的糖膏经过适度冷却后，添加食用色素、调味料和香精，混合均匀，即可成型。硬糖的成型主要有两种方式。

塑压成型：当糖膏温度下降到 $70\sim80℃$ 时，糖膏具有半固体的特性，此时的可塑性最大。

冲压成型：利用匀条机械将糖膏翻动和拉伸成大小均匀的糖条，再进入成型机进行冲压成糖粒，经风冷至 $56\sim58℃$，糖粒即固化。

⑤包装：通过包装密封来防止和延缓糖果产品吸湿后发生发烊和返砂，包装也起到提高美观度增加产品价值的作用。包装形式有金属罐、玻璃瓶、塑料薄膜袋、透明纸、涂蜡层的纸等。

（4）注意事项

①硬糖的总还原糖量一般控制在 $12\%\sim25\%$。香味体包括香料、调味料和辅料。鲜乳、炼乳、奶油、椰子油、椰汁、可可、咖啡、绿茶、红茶、麦精、花生、松子等天然香味原料的添加，将改变硬糖甜体原有的质构、透明度、色泽和融化特性。

②发烊和返砂是糖果的主要质量问题，尤其是硬糖，几乎所有的硬糖在保质期内都会不同程度地出现这类品质的变化，同时不同程度地影响或降低其商品价值。当硬糖暴露在湿度较高的空气中时，由于其本身的吸水汽性而开始吸收周围的水汽分子，在一定时间后，糖体表面逐渐发黏和混浊，这种现象称为轻微发烊。当空气的湿度不再变化时，开始发黏的硬糖继续吸收周围的水汽分子，硬糖表面黏度迅速降低，表面呈溶化状态，并失去其固有的外形，此时称为发烊。当糖体配方中低分子糖类比例过高、酸味剂导致蔗糖分解形成转化糖时就会产生发烊现象。通过调整原料配比将还原糖含量控制在 $20\%\sim30\%$、采用阻隔性良好的包装材料，能在一定程度上改善这种情况。

③糖果感官评价：正常的糖果应是色泽均匀一致，香味纯净适中，滋味正常，无异味，符合该产品应有的色、香、味；无肉眼可见的杂质，不起泡，不潮解，

不黏纸,包装纸紧密,无破碎及反包装现象;含果仁、花生仁等的糖果,无酸败,无虫蛀,无发霉,无溶化发黏现象。

④糖果应适量食用,不要一次性食用过多糖果,应注意吃过糖果后要刷牙,特别是儿童,以防止发生蛀牙。选购糖果时应注意:要查看标签及包装,观察外包装是否整洁干净,字迹印刷是否清晰,标签是否完整,产品是否在保质期内。尽量选购近期生产的产品。

2.奶糖的生产

奶糖是传统的糖果类型,在我国已有几十年的历史。由于其口感甜美、营养丰富而深受人们的喜爱。

(1)原辅材料

白砂糖、高麦芽糖浆、炼乳、全脂乳粉、无水奶油、精炼植物油、食用明胶、磷脂、蔗糖酯、食用盐等。

(2)主要生产工艺流程

溶糖(白砂糖、麦芽糖浆)→熬煮→冲浆(炼乳、精炼植物油、无水奶油、磷脂、蔗糖酯等按比例混合)→搅打(加入奶粉、融化明胶)→冷却→切割成型→包装

(3)操作要点

①制明胶冻:准确称量干胶,加入1.5倍的冷水润涨0.5h,然后转移至65℃的水浴1h,将明胶融化彻底至没有颗粒后自然冷却,凝结成胶冻后备用。

②油脂:油脂用约50℃的水浴,融化后待用。

③溶糖:将水、白砂糖、麦芽糖浆按比例添加入熬糖锅内,用搅拌铲搅拌均匀;打开电磁炉使用低档加热,加热过程中不断搅拌使混合糖液受热均匀,实时观测锅内混合糖液温度。待锅内糖液温度到(107±1)℃时溶糖结束。

④熬煮(常压):继续加热溶糖并不断搅拌,防止糖浆局部过热焦化,待糖液温度到达(125±1)℃,糖浆熬煮结束。

⑤冲浆:将称量好的油脂、炼乳、乳化剂导入搅打锅中,将称量好的熬煮糖液倒入搅打锅内冲浆。

⑥搅打:先慢速搅打2min混合物料,中速搅打3min,快速搅打3min,添加明胶冻搅打1min后加入乳粉或方登(微晶糖)继续搅打5min(或搅打至糖膏不黏手为搅打终点),完成搅打。

⑦冷却:将搅打完毕的糖膏转移至冷案冷却,将冷却后的糖膏压成饼状,切割成1cm×1cm×1.5cm备用,按标准检测。

（4）注意事项

①熬煮过程要不停搅拌,防止砂糖融化不完全或糖浆黏锅焦化。

②冲浆前要将搅打锅提前加热至 50～60℃,不然糖浆容易在搅打锅壁凝固引起配料不准确。

③冲浆过程要注意原料添加顺序,避免过热糖浆与乳成分直接快速接触引起糖体变黄。

④糖制作完成要及时密封包装并进行相关检测,防止奶糖表面烊黏。

3.琼脂软糖的生产

琼脂软糖是凝胶糖果(软糖)中的一种。

琼脂是从海藻中提取的胶体,一般加工生产纯甜味、香蕉味或香草味型的琼脂软糖。

（1）原辅材料

蔗糖、琼脂、色素、香味料、酸味剂等。

（2）主要生产工艺流程

琼脂、蔗糖、水→溶化→过滤—熬糖→调和→冷却→凝结→切块成型→上架→干燥→包装

（3）操作要点

①琼脂浸泡:将选好的琼脂浸泡于冷水中,用水量为琼脂质量的 20 倍,为了加快溶化,可加热至 85～90℃,溶化后过滤。

②熬糖:先将砂糖加水溶化,加入已溶化的琼脂,由于高温长时间熬煮会破坏琼脂的凝胶能力,故应控制熬煮温度,一般控制在 105～106℃,加入淀粉糖浆,砂糖与淀粉糖浆的比例因切块成型或浇模成型而不同。浇模成型的软糖出锅浓度应在 78%～79%,切块成型的出锅浓度可以略低。

③调和:在熬煮后的糖液中加入色素和香料,当糖液温度降至 76℃ 以下时加入柠檬酸。为了保护琼脂不受酸的影响,可在加酸前加入相当于加酸量的 1/5 的柠檬酸钠作为缓冲剂,琼脂软糖的酸度应控制 pH 值在 4.5～5.0 为宜。

④成型:一般有切块成型和浇模成型两种方法。采用切块成型的方法是将熬煮好的糖浆块置于冷却台上待其凝结后切块。浇模成型方法,则是将粉模温度保温在 32～35℃,糖浆温度不低于 65℃,凝结温度应保持在 38℃ 左右,浇注后经约 3h 凝结成型。

⑤干燥和包装:成型后的琼脂软糖,还需干燥以脱除部分水分。温度不宜过高、速度不宜太快,否则会使糖粒表面结皮,糖内水分不易挥发,从而影响糖的外形,以温度 26～43℃ 为宜。干燥后的琼脂软糖水分应不超过 20%,为了防

霉,对琼脂软糖必须严密包装。

（4）注意事项

①琼脂是半乳糖聚合而成,半乳糖以直链形式链接而成的琼脂为直链琼脂,其凝胶力很强;半乳糖以支链形式链接而成的琼脂为支链琼脂,其凝胶力较弱。琼脂的用量一般占配方总固形物的 1.0%～1.5%。

②琼脂的吸水性很高,可吸收 30～40 倍的水。因此生产中预先浸泡琼脂时,用水量不应低于 20 倍的水,以方便煮胶融化。

③熬煮温度过高会破坏琼脂的凝胶性能,熬煮温度应控制在 105～109℃。低温熬制的软糖软嫩爽口,但结构不坚实,在成型后需经过干燥去除部分水分,改善糖果结构,增强糖果韧性。

④凝胶糖果也像其他糖果一样,也能产生发烊和返砂现象。除了采取和防止硬糖发烊和返砂的措施外,将物料中凝胶剂含量提高和适当提高还原糖含量会改善糖果返砂现象。

⑤凝胶糖果微生物质变,大部分糖果由于糖浓度高、水分活度低很少发生由微生物引起的变质现象,但是凝胶糖果水分含量高,在潮湿炎热的季节容易出现糖体表面生长霉菌而变质的现象,所以有必要通过生产工艺中的杀菌和抑制微生物的技术处理,延长产品的保质期。

4. 聚葡萄糖功能性糖果的生产

功能性糖果是指经过特殊加工或添加特定成分后,具有特定功能或具备某种健康效益的糖果产品。功能性糖果通常会添加一些特定的成分,如维生素、矿物质、益生菌、纤维素、草本植物提取物等。聚葡萄糖是随机交联的葡萄糖组成的多糖,在许多国家已经作为膳食纤维用来开发功能性糖果产品。用聚葡萄糖和糖醇配料制成的无糖硬糖同时赋予了糖果膳食纤维和益生元的健康功能。

（1）原辅材料

结晶麦芽糖醇 64.15%、聚葡萄糖 10%、水 24%、柠檬酸0.18%、食用香料0.15%、阿斯巴甜 0.114%、色素 0.105%。

（2）主要生产工艺流程

配料→溶糖→过滤→预热→真空蒸发→真空浓缩→冷却→(香精、色素)调和→冷却→成型→包装→成品

（3）操作要点

①溶糖:将配方中结晶麦芽糖醇、聚葡萄糖加水后加热溶化,将溶化后的糖液立即过滤,进行预热,使温度达到 135～145℃,并不断搅拌,抽真空充分保持真空 5min,然后在糖液中水分下降至 2%时出锅。

②熬煮:糖液应当色泽较浅,且具有一定的光滑透明性,以糖体透明光亮为好。

③调和:为保证成品品质,将糖液温度降至 95～100℃后,再添加阿斯巴甜、柠檬酸、香料和色素溶液,最后进入正常的生产工序。

④成型:大部分糖果都是浇注或冲压成型。对于冲压成型方式,一般要将糖体温度控制在 85～95℃。若糖体温度过高,糖粒易变形;温度过低,则糖粒表面粗糙,这都将影响成品品质。对于浇注成型,则可直接注模,成型后冷却至 40～45℃即可,并保证最终硬糖产品当中水分含量小于 2％。

功能性糖果的应用范围广泛,主要包括并不限于以下几个方面。

营养补充:功能性糖果可作为一种方便的营养补充品,满足人体对特定营养素的需求,如维生素 C 糖果、钙片糖果等。

健康保健:功能性糖果可以具备一些健康保健功能,如增强免疫力、促进消化、调节血糖等,满足人们对健康生活的追求。

体重管理:功能性糖果可以作为辅助体重管理的产品,如含有纤维素的糖果可以增加饱腹感,减少食欲。

特殊人群需求:功能性糖果还可以针对特定人群的需求进行研发,如儿童糖果可以添加钙、铁等有助于生长发育的成分。

功能性糖果具有丰富的功能和应用,能够满足人们对健康和营养的需求,但在食用时仍需注意适量,以免出现过量摄入的问题。

5. 芒果无糖凝胶糖果生产

无糖糖果一般是指不含蔗糖(甘蔗糖和甜菜糖)、葡萄糖、麦芽糖、果糖等的甜味食品,但是应含有糖醇(包括木糖醇、山梨醇、麦芽糖醇、甘露醇)等替代品。芒果无糖凝胶糖以木糖醇、山梨糖醇为蔗糖和糖浆替代品,以卡拉胶、魔芋胶为凝胶剂,辅以芒果汁、氯化钾所制成的凝胶糖果,具有口感良好、健康营养丰富的特点。

(1)原辅材料

芒果 8％、卡拉胶 0.4％、魔芋粉 0.4％、木糖醇 8.5％、山梨糖醇 8.5％、氯化钾 0.08％。

(2)主要工艺流程

卡拉胶、魔芋胶→溶胀→熬煮(木糖醇、山梨糖醇、芒果汁、氯化钾)→浇注→冷却→脱模→干燥→包装→成品

(3)操作要点

①取汁:选取新鲜完熟的芒果,清水洗净、去皮、去核、切块后,芒果肉与水

按料液比1:3混合,打浆处理后采用4层纱布过滤,除去滤渣,得到芒果汁。

②溶胶:称取适量卡拉胶、魔芋胶与其质量30倍的水加热浸泡不断搅拌,使其充分吸水溶胀成溶胶。

③熬胶:称取适量糖醇(按照木糖醇和山梨糖醇的质量比为1:1)加水充分溶解。将充分溶解好的糖醇倒入卡拉胶和魔芋胶的溶胶中,加热熬煮,熬煮过程中保持温度为103～105℃并不断搅拌。待糖液呈拉丝状,并且从玻璃棒流下呈细短糖条且不易落下时,停止熬煮。

④浇模、冷却、成型:将熬煮好的糖液趁热浇模、静置、冷却、成型,将已成型的产品从模具中取出,置于瓷盘中,分散摆放。

将产品连同瓷盘一同置于电热鼓风干燥箱中,于43℃条件下干燥36h,中途将产品翻转,使其充分干燥。将干燥好的糖果修整后,再进行包装。

(4)注意事项

①低糖或无糖:主要特点是不含糖或糖含量极低,通常使用低糖或无糖替代品来代替常规糖。无糖糖果在追求低糖或无糖的同时,也要保持良好的口感和味道,使消费者能够享受到与传统糖果相似的口感和味道。

②糖果应符合相应产品的外观特性,具有正常产品的色泽。具有产品应有的气味和滋味,无异味;符合相应产品的特性,无霉变,无正常视力可见外来异物。

③凝胶糖果是糖果市场上的一大类别,具有丰富的口味和形状,受到消费者的喜爱。它可以作为小吃零食销售尤其适合作为儿童糖果,因为它们易于携带和食用,可以制作成各种形状和颜色,吸引孩子们的兴趣。

无糖糖果的应用范围主要包括以下几个方面。

特殊人群:无糖糖果适用于糖尿病患者或需要控制血糖的人群,因为它们不会导致血糖升高。

减肥或控制体重者:无糖糖果可以作为减肥或控制体重的辅助产品,因为它们通常具有更低的热量。

追求牙齿健康者:无糖糖果对牙齿的影响较小,因为它们不含会产生蛀牙的细菌所需的糖分。

6.巧克力的生产

(1)原辅材料　可可豆、可可液块、可可脂、甜味剂、乳制品、香料、表面活性剂等。

(2)主要加工工艺流程

巧克力的制造工艺流程包括可可豆的处理、巧克力液的制备、成型、冷却、包装等环节。

①可可豆→发酵→干燥→分级、清理→焙炒→簸筛→豆肉→研磨→可可液块

②可可液块→(水、碱)碱处理→脱水压榨→可可油→冷却→调温→浇模、硬化→可可脂

③可可脂、糖、乳粉等→混合→精磨→精炼→过筛→保温→调温→浇模→冷却硬化→脱模→包装

(3)操作要点

①可可豆处理:可可豆收获后要经过发酵、干燥、清洗、分级、焙炒处理,确定焙炒可可豆的工艺条件应考虑可可豆的种类品种和加工产品的品质要求。其中工艺条件要控制好三个因素,即温度、时间和焙烤方式,然后通过簸筛把焙炒后裂碎的壳皮、胚芽和豆肉分开。

②磨酱:可可豆肉采用研磨机进行磨酱,先初磨再精磨,使可可酱和其他物料一起再经研磨至巧克力所需的精细程度。磨至细度达 $50\sim120\mu m$。

③精炼:将巧克力料进行长时间的磨擦,使较大质粒变小并变得均匀、细腻和光滑,形成高度均一的乳浊分散状态,冷却固化后具有高度的稳定性。精炼条件为温度 $45\sim60℃$,持续 $24\sim72h$。

④调温:在制造过程中,需要控制巧克力的温度,以保证巧克力液的流动性。在巧克力浇模成型阶段,物料从液态转变为固态并使物料产生稳定的晶型,从而使巧克力形成稳定的质构状态。

⑤浇注成型:把液态的巧克力物料浇注入定量的模型盘内,冷却后体积收缩,变成固态的巧克力,最后从模型内脱落出来。巧克力注入模具后,放置于 $8\sim10℃$ 的冷却室内,使其温度降至 $12℃$,降温时间约需 $25\sim30min$。

⑥包装:巧克力制品的包装材料有铝箔、聚乙烯、聚丙烯等,也可采用金属与塑料复合的薄膜材料。巧克力包装室温度应控制在 $17\sim19℃$,相对湿度不超过 50%。

(4)注意事项

①经过发酵和干燥的可可豆,可产生浓郁而独特的芳香前体,其组织结构趋于成熟。可可豆再经过焙炒利于可可豆脱壳和去除水分、增强香气。焙炒过程中需要控制好焙炒温度和时间,以确保可可豆的口味和香气得到最佳发挥。焙炒后要及时进行冷却,以避免过度焙炒或烧焦。

②可可豆肉是一种较难磨细的物质,由于豆肉大小不等,且豆肉所含相当数量的纤维素和夹带进去的少量壳皮使物料磨细变得困难,因此,可可豆的磨

细一般分阶段进行。可将可可豆肉单独磨成粗浆料,称为粗粉碎,或称粗磨,再将粗浆料磨成酱体,得到由微粒构成的可可液块。

③精磨:将可可液块或可可粉加一定量的可可脂、糖粉、乳制品和调味料等,进一步磨细,研磨至巧克力所需要的精细程度。巧克力细腻润滑的口感特性中最主要的并起决定作用的因素是巧克力配料的粒度,配料中大部分颗粒的粒径在 $15\sim20\mu m$,就会具有很好的细腻润滑的口感特性。

④精炼:在专业机械的作用力下,巧克力浆料中的油脂会分散至料内干物质的表面,使料内粒子相互间容易滑动而降低黏度,同时改善了口感。

⑤巧克力调温工艺:调温过程包含晶核形成和晶体成长两个方面,巧克力酱料先从 $45℃$ 左右降到 $29℃$ 左右,出现大量微小晶核,温度继续降到 $27℃$ 左右使脂肪结晶大量形成,然后酱温回升到 $29\sim30℃$ 去除熔点较低的不稳定结晶,保留稳定型晶体,从而使巧克力品质稳定。

糖果巧克力食品为人们提供了美味和多样化的甜食产品,满足人们的口腹之欲,同时它也可促进食品产业的发展,并成为节日和礼品文化中重要的一环。

思考题:

1. 什么是食品加工原料? 它们在食品加工中的作用是什么?

2. 举例说明几种植物类食物原料及其营养价值。

3. 列举几种常见的动物类食物原料及其营养成分。

4. 什么是食物干燥与加热技术? 它们在食品保藏和加工中的作用是什么?

5. 解释食品冷却与冷冻技术的原理及应用领域。

6. 食品腌渍与保藏是指什么? 举例说明几种常见的食品腌渍方法。

7. 什么是食品化学保藏? 列举几种常见的食品化学保藏方法和使用的化学物质。

8. 乳与乳制品有哪些营养价值?

9. 乳与乳制品的加工过程中可能存在的问题有哪些? 如何解决?

10. 果蔬制品的健康食用建议是什么?

11. 软饮料的生产过程中可能存在的问题有哪些? 如何保障产品的质量安全?

12. 举例说明软饮料对人体健康的影响。对此有哪些健康饮用建议?

13. 罐头食品的类型有哪些? 它们的特点是什么?

14. 糖果和巧克力的市场有哪些发展趋势? 如何吸引消费者和提高产品竞争力?

第四章　食品安全与健康

"民以食为天,食以安为先",食品是构成人类生命和健康的三大要素之一。食品一旦受污染,就可能危害人类的健康。食品污染包括生物性污染、化学性污染和物理性污染,从食品供应链角度去认识这些污染物并系统分析各类食品安全问题,将有助于我们在日常生活中避免食品安全问题。

第一节　食品安全

一、概述

我国《中华人民共和国食品安全法》(2015 年 10 月 1 日实施)第一百五十条给出了食品安全的定义:"食品安全,指食品无毒、无害,符合应当有的营养要求,对人体健康不造成任何急性、亚急性或者慢性危害。"

视频 4-1　食品链的安全与预防(1)

视频 4-2　食品链的安全与预防(2)

二、食品污染及类型

(一)食品污染

食品在种植或养殖、加工、贮存、运输、销售到食用前的各个环节中,由于环境或人为的因素,可能受到有毒有害物质的污染,其营养价值和卫生质量降低,该过程就是食品污染。

(二)食品污染的类型

按食品中污染物的性质将食品的污染分为生物性污染、化学性污染和物理性污染三种类型。

1. 生物性污染

生物性污染指由微生物及其有毒代谢产物(毒素)、病毒、寄生虫及其虫卵、媒介昆虫等生物对食品造成的污染。其中,微生物及其毒素的污染最为常见,是危害食品安全的首要因素。

2.化学性污染

化学性污染指化学物质对食品的污染,包括农用化学物质如化肥、农药、兽药、激素等在食品中的残留,滥用食品添加剂对食品造成的污染,如违法使用有毒化学物质(苏丹红、孔雀石绿等)、有害元素(汞、铅、镉、砷等)对食品的污染,食品加工方式或条件不当而产生的有毒化学物质(多环芳烃类、丙烯酰胺、氯丙醇、N-亚硝基化合物、杂环胺等)对食品的污染,食品包装材料和容器如金属包装物、塑料包装物及其他包装物可能含有的有害化学成分迁移到食品中以及工业废弃物等所造成的污染。这些污染食品的化学物质有的来源于食品所处的环境,有的来源于食品的生产过程,还有的来源于食品接触的材料。

3.物理性污染

物理性污染指由食品生产加工过程中的杂质如玻璃片、木屑、石块、金属片或放射性核素超过规定的限量而对食品造成的污染。

三、食品污染物的来源

食品污染物的来源可以分为天然有害物、环境污染物、滥用食品添加剂、加工过程产生污染等几种类型。

(一)天然有害物

天然有害物指动物性、植物性和微生物类食物中含有的有毒有害物质,如河豚中含有的河豚毒素,发芽和绿皮马铃薯中含有的龙葵碱糖苷,生大豆中含有的胰蛋白酶抑制因子,毒蘑菇中含有的毒蝇碱等。

(二)环境污染物

铅是地壳中含量最丰富的重金属元素,海产鱼中铅的自然含量为 $0.3\mu g/kg$,受污染的海洋鱼类含铅量可高达 $0.2\sim25mg/kg$;种植于高速公路附近的豆荚和稻谷的含铅量可达 $0.4\sim2.6mg/kg$,是种植在乡村区域的同种植物含铅量的 10 倍。汞是地球上储量很大、分布很广的重金属元素,在工业上的应用广泛,汞在地壳中的平均含量约为 $80\mu g/kg$,由汞造成的环境污染导致鱼和贝类汞含量超标,由于生物富集作用毒性较大的甲基汞含量远高于其他形式的汞。

(三)滥用食品添加剂

按照国家标准规定,食品添加剂可以添加于食品中起到改善食品品质、延长保存期等作用,国标也规定了食品添加剂的使用范围和使用量。但是超量、超范围使用添加剂将带来安全隐患。如加工香肠、咸肉等肉制品的生产过程中，为发色及防腐可以使用一定比例的硝酸盐、亚硝酸盐，但是大量使用则可能造成食用者急性中毒，如果长期食用含硝酸盐、亚硝酸盐的食品，将增加致癌的风险。

（四）食品加工、贮存、运输及烹调过程中产生

食品加工中，如淀粉类食品在高温后可能生成具有潜在致癌性的丙烯酰胺；粮食在贮存过程中，可能会被霉菌和霉菌毒素、粮食熏蒸剂等污染；运输过程中可能被环境或接触的工具或容器污染；烟熏、烘烤类食品可能会被具有致癌性的多环芳烃类物质污染；油脂在储存过程中会氧化水解产生醛、酮类物质等。

（五）农药、兽药残留

农用化学品农药、化肥、兽药等在保证农业生产的可持续发展方面起到了积极的作用，但是如果不按相关的标准和要求使用，大量残留于农产品中，将对食用农产品造成严重污染，直接威胁到消费者的健康。

（六）成分迁移

食品需要进行包装或在容器内进行加工，塑料包装材料中的物质如邻苯二甲酸酯、陶瓷容器中的铅、镉等可能会迁移到食品中，造成食品安全污染。

（七）新技术产品

新技术如基因工程技术的应用提高了食品的产量和质量，新技术产品对健康的影响也越来越受到人们的关注。人类对基因工程食品的安全性了解不够充分，这类食品的安全性是可以接受的还是可能威胁人体健康还需要更进一步的研究确证。

第二节　生物性污染与预防

生物性污染来自细菌、霉菌及其毒素、病毒、寄生虫。

一、细菌污染

（一）概述

食品的细菌污染是指暴露于环境中的食品通过不同途径被细菌污染，在细菌作用下腐败变质，失去其应有的营养成分，从而影响其食用性和安全性的现象。人们在食用了被有害细菌污染的食品后，会发生各种中毒现象。细菌污染是最常见的食品污染之一，全世界所有食源性疾病暴发案例中，有 60% 以上为

细菌性致病菌污染食物所致。

(二)污染途径

原料污染：细菌广泛存在于自然界中，食品原料的污染与其周围环境的卫生条件关系密切。因此，食品原料在采集、加工前的控制非常关键。

产、储、运、销过程中的污染：食品在产销过程中易受细菌污染。不良的卫生操作和管理，易使食品被环境、设备、器具中的一些细菌所污染。

烹调加工过程中的污染：在食品加工过程中，未能严格贯彻烧熟煮透、生熟分开、设备清洁等卫生要求，加之不科学的管理方法，使食品中已存在或污染的细菌大量繁殖生长，导致食品质量下降。

从业人员的污染：食品从业人员未认真执行卫生操作规程，不遵守食品卫生制度，会通过皮肤、上呼吸道等对食品造成污染。

(三)主要细菌污染种类及危害

食品中较常见的细菌污染主要有以下几种。

1. 沙门氏菌(*Salmonella*)污染

该菌属于革兰氏阴性肠道杆菌，广泛分布于家畜、鸟、鼠类的肠腔中，在动物中广泛传播并感染人群。常被污染的食物主要有各种肉类、鱼类、蛋类和乳类食品，其中以肉类占多。

毒性与危害：该菌是引起人类伤寒、副伤寒、感染性腹泻、食物中毒等疾病的重要肠道致病菌。沙门氏菌随同食物进入机体后在肠道内大量繁殖，破坏肠黏膜，并通过淋巴系统进入血液，出现菌血症，引起全身感染。沙门氏菌能释放出毒力较强的内毒素，内毒素和活菌共同侵害肠黏膜继续引起炎症，使人出现体温升高和急性胃肠等症状，同时引起机体中毒。中毒初期表现为头痛、恶心、食欲不振，后期有呕吐、腹痛、腹泻、发热等症状，严重者可出现痉挛、脱水、休克等症状。潜伏期平均为 $12\sim24h$，短者 $6h$，长者可达 $48\sim72h$。

预防：应注意环境卫生，加强对食品、饮水的卫生监督，对病人做到早期发现，及时隔离和治疗。对食品加工和餐饮服务人员进行定期检查。一旦中毒，应立即把病人送往医院进行救治。对症治疗，补充水分和盐，病重者可使用抗生素，必要时采用升压或抗休克等治疗。

2. 致病性大肠埃希菌(*Escherichia coli*)污染

该菌是一类革兰阴性的肠道杆菌，又称大肠杆菌。大肠埃希菌是人畜肠道中的常见菌，随粪便排出后广泛分布于自然界，可通过粪便污染食品、水和土壤，在一定条件下可引起肠道外感染。该菌以食源性传播为主，水源性和接触性传播也是重要的传播途径。

毒性与危害：常引起流行性婴儿腹泻和成人肋膜炎。

大肠杆菌的肠道外感染多为内源性感染，以泌尿系统感染为主，如尿道炎、膀胱炎、肾盂肾炎，也可引起腹膜炎、胆囊炎、阑尾炎等。婴儿、年老体弱、慢性消耗性疾病、大面积烧伤患者。大肠杆菌可侵入血液，引起败血症。早产儿，尤其是出生后30天内的新生儿，易患大肠杆菌性脑膜炎。

某些血清型大肠杆菌能引起人类腹泻。其中肠产毒性大肠杆菌会引起婴幼儿腹泻，出现轻度水泻，也可呈严重的霍乱样症状。腹泻常为自限性，一般2～3天即愈，营养不良者可达数周，也可反复发作。肠致病性大肠杆菌是婴儿腹泻的主要病原菌，有高度传染性，严重者可致死。细菌侵入肠道后，主要在十二指肠、空肠和回肠上段大量繁殖。此外，肠出血性大肠杆菌会引起散发性或暴发性出血性结肠炎，可产生志贺氏毒素样细胞毒素。

预防：加强控制饮用水或食物的卫生情况，避免感染。对污染粪便的食物和水源按卫生学要求严格进行管理和控制，养成良好的个人卫生习惯。

3. 葡萄球菌污染

葡萄球菌（*Staphylococcus*）是一种革兰氏阳性球菌，广泛分布于自然界，如空气、水、土壤、饲料和其他物品上，多数为非致病菌，少数可导致疾病。食品中葡萄球菌的污染源一般来自患有化脓性炎症的病人或带菌者。引起中毒的食品主要是营养丰富的含水食品，如剩饭、糕点、凉糕、冰淇淋、乳及乳制品，其次是熟肉类，偶见于鱼类及其制品、蛋制品等。近年来，由熟鸡、鸭制品引起的中毒现象有增加趋势。

毒性与危害：葡萄球菌中，金黄色葡萄球菌致病能力最强，可产生肠毒素、杀白血球素、溶血素等，引起食物中毒的毒素主要是肠毒素。这种毒素能刺激呕吐中枢产生催吐作用。金黄色葡萄球菌污染食物后，在适宜的条件下会大量繁殖产生肠毒素。食用这类食品极易发生中毒。

预防：应注意搞好食品卫生，加强卫生宣传教育，讲究个人卫生，特别是人手和鼻腔的卫生，皮肤创伤应及时处理，合理用药，避免滥用抗生素。家庭应注意将带奶油的糕点及其他奶制品低温保存，避免形成肠毒素。

4. 致病性链球菌污染

致病性链球菌在自然界分布较广，是化脓性球菌的另一类常见的细菌，广泛存在于水、空气、人及动物粪便和健康人的鼻咽部，很容易对食品产生污染。被污染的食品因烹调加热不彻底，或在加热后又被本菌污染，存放温度较高，存放时间较长，食前未充分加热处理等原因，食后易引起中毒。

毒性与危害：根据抗原结构分类，链球菌按 c 抗原不同可分为 A、B、C、D、E、F、G、H、K、L、M、N、O、P、Q、R、S、T 等 18 个族，其中对人致病的大多属于 A 族。该族链球菌有较强的侵袭力，可产生多种酶和外毒素。食用被链球菌污染的食品可对机体产生多重的危害。常引起皮肤和皮下组织的化脓性炎症及呼吸道感染，还可引起猩红热、流行性咽炎、丹毒、脑膜炎等，严重者可危害生命。

预防：链球菌主要通过飞沫传染，应对病人和带菌者及时治疗，以减少传染源。注意环境和个人卫生，防止粪便对食品原料、熟食品及加工设备的污染，空气、器械、敷料等应注意消毒。对急性咽喉炎和扁桃体炎患者，尤其是儿童，须治疗彻底，防止变态反应疾病的发生。

5. 肉毒梭状芽孢杆菌污染

肉毒梭状芽孢杆菌属于厌氧性梭状芽孢杆菌属，简称肉毒梭菌，在自然界中广泛分布于土壤、水、海洋、腐败变质的有机物、霉干草、畜禽粪便中，带菌物可污染各类食品原料，特别是肉类和肉制品。

毒性与危害：中毒的发生主要是由于食品被肉毒梭菌污染，在厌氧条件下繁殖产生外毒素，被人所食所致。该菌产生的菌体外毒素是一种蛋白质，经肠道吸收后进入血液，作用于脑神经核、神经接头处及植物神经末梢，阻止乙酰胆碱的释放，妨碍神经冲动的传导而引起肌肉松弛性麻痹。

预防：应在家庭自制的发酵食品中加大盐的用量，提高发酵温度以抑制肉毒梭菌的产生，并经常日晒，充分搅拌。特别应注意婴幼儿食品卫生，防止婴幼儿中毒。

6. 副溶血性弧菌污染

副溶血性弧菌又称致病性嗜盐菌，也称为肠炎弧菌，广泛分布于温热带地区的近海海水、海底沉积物和鱼贝类等海产品中。引起的食物中毒最早在日本和我国报道，是我国沿海地区夏秋季节最常见的一种食物中毒原因菌。常见的鱼、虾、蟹、贝类中副溶血性弧菌的检出率很高。

毒性与危害：副溶血性弧菌导致的食物中毒大多为副溶血性弧菌侵入人体肠道后直接繁殖造成的感染及其所产生的毒素对肠道共同作用的结果，属于混合型细菌性食物中毒。潜伏期一般为 6～10h，最短者 1h，长者可达 24～48h。耐热性溶血毒素除有溶血作用外，还有细胞毒、心脏毒、肝脏毒等作用。

预防：一般防控方法与前述沙门菌一致。此外，副溶血性弧菌对热抵抗力弱，海产品及其他食品应低温保存，不生吃各种鱼、虾、蟹、贝壳类海产品，对凉拌食品，预先要清洗干净，在食醋中浸泡 10min 或在沸水中漂烫数分钟，可杀死该菌或抑制其生长繁殖。

7.空肠弯曲菌污染

空肠弯曲菌属于螺旋菌科弯曲菌属,广泛分布于动物体内,是一种重要的肠道致病菌。由该菌引起的食物中毒,在日本、美国、英国均有报道。食品被空肠弯曲菌污染的重要来源是动物粪便,其次是健康的带菌者。此外,已感染空肠弯曲菌的器具等未经彻底消毒杀菌便继续使用,也可导致交叉感染。

毒性与危害:食用空肠弯曲菌污染的食品后,可发生中毒事件,主要危害部位是消化道。潜伏期一般为3~5天,会突发腹痛、腹泻、恶心、呕吐等胃肠道症状。该菌进入肠道后在含微量氧环境下迅速繁殖,主要侵犯空肠、回肠和结肠,侵袭肠黏膜,造成肠道充血及出血性损伤。进入肠腔的细菌在上部小肠腔内繁殖,并借其侵袭力侵入黏膜上皮细胞。细菌生长繁殖释放外毒素,细菌裂解释放出内毒素。

预防:应注意卫生,特别是在该菌食物中毒高发的夏季。肉类食品要注意烹调方法,一定要烧熟、煮透,熟食品、牛奶等要加热消毒后才能食用。另外,与动物或动物制品接触后要及时洗手,防止交叉污染。

8.志贺菌污染

志贺菌属是一类革兰氏阴性杆菌,是人类细菌性痢疾最为常见的病原菌,通称为痢疾杆菌,在自然界分布广泛。志贺菌性食物中毒是因摄入了有志贺菌属细菌的食物。痢疾杆菌通过"粪便—口腔"途径传染。痢疾病人的大便中含有大量的痢疾杆菌,是痢疾的主要传染源。健康带菌者外表上是健康人,但体内带有痢疾杆菌,是更危险的传染源。病人和带菌者的大便可通过多种方式污染食物、瓜果、水源、玩具和周围环境,夏秋季天气炎热,苍蝇滋生快,苍蝇上的脚毛可黏附大量痢疾杆菌,是痢疾杆菌重要的传播媒介。

毒性与危害:志贺菌污染食品后,大量繁殖,并产生细胞毒素、肠毒素和神经毒素,食后可引起中毒。细胞毒素可抑制细胞蛋白质合成,使肠道上皮细胞坏死、脱落,并在局部形成溃疡及血性、脓性的排泄物,这是志贺菌对人体产生的主要危害。肠毒素使肠道液体分泌增加,形成腹泻。神经毒素仅在小鼠实验中证明,对人类痢疾不起主要作用。志贺菌食物中毒后,潜伏期一般为10~20h。发病时以发热、腹痛、腹泻、痢疾后重感及黏液脓血便为特征。

预防:要搞好食品卫生,保证饮水卫生,做好疫情报告,出现疫情后,立即找出并控制传染源,禁止患者或带菌者从事餐饮业和保育工作,限制大型聚餐活动。用消毒过的水洗瓜果蔬菜和碗筷并漱口;饭前便后要洗手,不要随地大便;吃熟食,尽量少吃凉拌菜,剩饭菜要加热后吃;做到生熟分开,防止苍蝇叮爬食物,对污染有志贺菌的食品,食用前要加热处理,彻底杀死其中的志贺菌。

9.其他菌属污染

单增李斯特菌：该菌属共有 7 个菌种，引起食物中毒的主要是单核细胞增多性李斯特菌。单核细胞增多李斯特菌是一种人畜共患病的病原菌。感染后主要表现为败血症、脑膜炎。

单增李斯特氏菌广泛存在于自然界中，不易被冻融，能耐受较高的渗透压，在土壤、地表水、污水、废水、植物、青储饲料、烂菜中均有该菌存在，所以动物很容易食入该菌，并通过"口腔—粪便"的途径进行传播。人主要通过食入软奶酪、未充分加热的鸡肉、未再次加热的热狗、鲜牛奶、巴氏消毒奶、冰淇淋、生牛排、羊排、卷心菜色拉、芹菜、西红柿、法式馅饼、冻猪舌等而感染，约 85%～90%的病例是由被污染的食品引起的。单增李氏菌在 4℃ 环境中仍可生长繁殖，是冷藏食品中威胁人类健康的主要病原菌之一。

变形杆菌：该菌为革兰阴性杆菌，呈明显的多形性，有球形和丝状形，为周鞭毛菌，运动活泼。在固体培养基上呈扩散生长，形成迁徙生长现象，故名变形杆菌。它广泛存在于水、土壤、腐败的有机物及人和动物的肠道中，为条件致病菌，会导致继发性感染，如慢性中耳炎、创伤感染等，也可引起膀胱炎、婴儿腹泻、食物中毒等。变形杆菌属包括普通变形杆菌、奇异变形杆菌、摩根变形杆菌、雷极变形杆菌和无恒变形杆菌。其中以普通变形杆菌和奇异变形杆菌与临床关系较密切。特别是奇异变形杆菌可引起细胞败血症，病死率较高。

产气荚膜梭菌：也叫产气荚膜梭状芽孢杆菌，为革兰阳性直杆菌，为厌氧性细菌。该菌的肠毒素是一种蛋白质，对热抵抗力较弱，加热至 60℃ 经 100min 可被破坏，100℃ 时立即灭活，耐碱性较强，耐酸性弱，在 pH4 以下可被破坏。在空肠液中不被破坏，对胰蛋白酶、糜蛋白酶、木瓜蛋白酶等稳定。产气荚膜梭菌分为 A、B、C、D、E 等 5 型，均可产生外毒素。引起食物中毒的主要为 A 型，其次为 C 型。在自然环境中分离的菌株 80% 以上为 A 型。引起食物中毒的产气荚膜梭菌芽孢的热抵抗力很强，由患者粪便分离的 A 型和 C 型芽孢可耐受 100℃ 加热 1～4h。本菌生长的最适温度是 43～47℃，在烹调的食品中很少产生芽孢，而在肠道中却容易形成芽孢。

(四)污染监测指标

国家规定反映食品卫生质量的细菌污染指标主要是 2 项。

细菌总数：1g 或 1mL 食品中所含的细菌数目，它是食品的一般卫生指标。一般认为细菌总数达到 100～1000 万个的食品可能引起食物中毒。

大肠杆菌群：大肠杆菌数的高低表明食品受粪便污染的程度，也反映其对人体健康危害的大小。然而,大肠杆菌群试验并不适用于所有食品的卫生检验,如经热处理的冷冻蔬菜,大肠杆菌群数量不能反映加工环境的卫生情况;标准的大肠杆菌群试验不适用于肉类、鱼贝类食品的卫生检验。因此。应根据不同的食品种类采取相应的卫生检验手段。

二、霉菌及其毒素的污染

(一)概述

霉菌(mold)也称为丝状真菌(*filamentous fungi*),是菌丝体比较发达但没有较大子实体的小型真菌的统称,其形态和构造比细菌复杂,属于高级微生物。霉菌种类繁多,在自然界分布广泛,有些霉菌被用于酿酒和制酱类、腐乳、豆豉等日常食品生产,有些用于生产酶制剂、柠檬酸等,但也有些霉菌则会通过食品给人类健康带来危害。

霉菌毒素(mucotoxins)是霉菌在其所污染的食品中产生的有毒代谢产物。这些毒素可通过食品进入人体血液系统和淋巴系统,通过抑制蛋白质合成、破坏巨噬细胞、增加对细菌内毒素的敏感性等,引起人或动物的急性或慢性中毒,对肝脏、肾脏、神经组织、造血组织及皮肤组织等造成损伤。

食品中的产毒霉菌至少有150种,影响其生长繁殖及产毒的因素主要有水分、温度、基质、霉菌种类等。霉菌及其毒素污染食品后,不但会引起食品腐败变质,导致食品的食用价值降低甚至完全丧失,造成巨大的经济损失,还会引起人的健康风险,如致畸、致癌、致突变作用或食物中毒。目前已知的霉菌毒素有300多种,这些产毒霉菌主要属于曲霉属、青霉属、镰刀菌属等。对人类危害较大的霉菌毒素有黄曲霉毒素、赭曲霉毒素、杂色曲霉毒素、展曲霉素、伏马菌素、玉米赤霉烯酮、串珠镰刀菌素等。

(二)污染途径

原料污染:产毒霉菌寄生在粮食或饲料上,在食品原料的贮运和加工过程中生长繁殖并产生毒素,污染食品,此时食品的感官性状一般没有明显变化,但人、畜食用被污染的食品后会中毒。

误食中毒:霉菌引起食品的腐败变质,产生有毒有害物质,误食此类食品可引起中毒,如局部腐烂的水果中霉菌产生的毒素会扩散到整个水果导致人中毒,对奶牛饲喂含有霉菌毒素的霉变饲料时,饲料中有害的霉菌毒素可转移到牛奶中,饮用被污染的乳及乳制品会使人中毒。

(三)主要霉菌毒素种类及危害

1.黄曲霉毒素(aflatoxin，AFT)

黄曲霉毒素主要是由黄曲霉、寄生曲霉等霉菌产生的一类化学结构类似的毒性代谢产物。它们存在于土壤、动植物、各种坚果中，特别是容易污染花生、玉米、稻米等粮油产品。

毒性与危害：黄曲霉毒素尽管种类繁多，但它们基本结构中都有二呋喃环和氧杂萘邻酮(又名香豆素)。黄曲霉毒素 B_1 (AFB_1)是霉菌毒素中毒性最大、对人类健康危害最为突出的一类霉菌毒素。它对光、热和酸稳定，耐高温，通常加热处理对其破坏很小，只有在熔点温度下才发生分解。在中性、弱酸性溶液中很稳定，在 pH1～3 的酸性溶液中稍分解，在 pH9～10 的溶液中迅速分解破坏。AFB_1 急性中毒的靶器官是肝，中毒症状主要表现为呕吐、厌食、发热、黄疸和肝腹水等。低剂量长期暴露于 AFB_1 可引起肝的慢性损害，主要表现为转氨酶、碱性磷酸酶活力升高、肝糖原降低、脂肪肝等，还有食物利用率下降、体重降低、生长发育迟缓等症状。

预防：黄曲霉毒素的主要防控措施是防霉，即控制霉菌生长繁殖的因素，包括温度、湿度、氧气及水分含量，即可达到防霉的目的。在实际中，最有意义的手段是控制粮食等农作物的水分含量，保持粮粒及花生外壳的完整。

目前，黄曲霉毒素含量超过我国国家标准规定的食品常用的去毒方法有物理去除法、化学去除法和生物脱毒方法。

物理去除法：采用烘烤、蒸煮等高温处理去除食品中的黄曲霉毒素，利用铝硅酸盐、活性炭、葡甘聚糖等吸附去除黄曲霉毒素，采用紫外线照射可以在一定程度上去除食品中的黄曲霉毒素。

化学去除法：利用碱性条件下黄曲霉毒素不稳定的特性，利用氨、次氯酸钠、二氧化氯等分解黄曲霉毒素。

生物脱毒：利用微生物代谢产生的酶或者从植物中提取的酶降解黄曲霉毒素。

2.赭曲霉毒素(ochratoxin A，OTA)

赭曲霉毒素是由曲霉属的 7 种曲霉和青霉属的 6 种青霉菌产生的一组重要的真菌毒素，有 A、B、C、D 四种。其中赭曲霉毒素 A 对农产品的污染最严重，毒性最大、分布最广、产毒量最高，对人类健康影响最大。

毒性与危害：产生赭曲霉毒素 A 的霉菌广泛分布于自然界，广泛分布于各种食品和饲料中。赭曲霉毒素 A 的相对分子质量为 403.8，是一种无色的晶体状化合物,在紫外光下发出蓝色荧光。赭曲霉毒素 A 对动物和人类的毒性靶器官主要是肾脏和肝,导致急性、慢性肾病以及致畸、致癌、致突变和免疫抑制作用。

目前国内外关于 OTA 的脱毒研究可分为物理、化学和生物脱毒三大类方法。通过化学反应、对毒素进行修饰等手段,使之变为不具毒性或毒性较低的物质;或者通过一定的手段,将已存在的 OTA 进行脱除。

物理脱毒:利用清洗除尘、研磨洗擦、吸附、辐照等手段达到减少或脱毒的效果。但清洗剔除的霉粒处理不当还会对环境造成二次污染;通过吸附只是将毒素转移并没有将毒素破坏或者降解;γ 射线辐照,虽能保证其主要营养成分和感官不变,尤其在水溶液里,降解率能达到 90％,但是不易操作,设备和放射源控制等都需要较高要求。

化学脱毒:主要采用对毒素进行修饰等手段,使之变为不具毒性的物质。常用的化学试剂,如碱性的过氧化氢、氢氧化钠以及臭氧、氨基甲烷以及氢氧化钙铵盐都能有效减少基质中的 OTA。若用 2％的碳酸钾水溶液在一定的温度和压力下处理带壳可可豆,能够降低 95％的 OTA 污染。但氨化(碱)处理会产生变色,出现异味等。

生物脱毒:选择包括霉菌、酵母菌和细菌等微生物对毒素进行生物降解。脱毒微生物应能够脱除毒素或可吸附毒素,抑制霉菌生长,使之不能合成新的毒素,并且该微生物本身是安全的。

3. 杂色曲霉毒素

杂色曲霉毒素是从杂色曲霉(*Aspergillus versicolor*)的菌丝体中分离并命名的。它们是一组化学结构近似的霉菌有毒代谢产物,目前已确定结构的有 10 多种。杂色曲霉毒素的基本结构由二呋喃环与氧杂蒽醌连接组成,与黄曲霉毒素的结构类似。

毒性与危害:能产生杂色曲霉毒素的霉菌广泛存在于自然界中。杂色曲霉和构巢曲霉经常污染粮食,且有 80％以上的菌株能产生杂色曲霉毒素。杂色曲霉毒素容易污染粮食、饲料等农产品和相关食品,如大麦、小麦、玉米、花生、大豆、咖啡豆、火腿、奶酪等,尤其对小麦、玉米、花生等的污染更严重。杂色曲霉毒素会导致急性中毒和慢性中毒肝、肾坏死,以及导致动物肝癌、肾癌、皮肤癌和肺癌。

4. 展青霉毒素

展青霉毒素又称棒曲霉素,是一种有毒的真菌代谢产物。可抑制多种革兰氏阳性菌及大肠杆菌、痢疾杆菌、伤寒杆菌、副伤寒杆菌等革兰氏阴性菌,对某些典型真菌、原生生物和各种细胞培养物的生长有抑制作用,又对小鼠、大鼠、猫、兔等实验动物有较强的毒性。展青霉素污染食品和饲料后产生的毒性作用远大于其药用价值,因此它没有被作为抗生素使用。

毒性与危害:展青霉素主要污染水果、水果制品和水果酒,尤其是苹果、山楂、梨、苹果汁和山楂片等。展青霉素对人及动物均具有较强的毒性作用,啮齿动物在展青霉素急性中毒时常伴有痉挛、肺出血、皮下组织水肿、无尿直至死亡等症状出现。展青霉素对呼吸有妨害作用,摄入体内的展青霉素,通过细胞膜的通透性变化,使膜的物质移动发生异常,从而间接地引起呼吸异常。

预防:避免长期在露天、气温有较大变化的情况下堆放水果。在储存过程中控制低温、调低空气中氧气含量和提高 CO_2 含量可达到控制展青霉在水果中生长目的。

原料的采购和验收严格按照规定进行,在生产加工过程中,通过剔除烂果、清洗、去皮、吸附等工艺的处理可降低展青霉素的含量。

5.伏马菌素

伏马菌素是一组主要由串珠镰刀菌(*Fusarium moniliforme*)产生的真菌毒素,主要污染粮食及其制品,并对某些家畜产生急性毒性及潜在的致癌性。它是一类由不同的多氢醇和丙三羧酸组成的结构类似的双酯化合物,

毒性与危害:玉米及其制品中广泛存在伏马菌素,大部分是伏马菌素 B_1(FB_1)。另外,在大米、小麦、大麦、高粱、豆类、咖啡、啤酒、牛奶等食品和饮料中也有一定浓度的伏马菌素存在。实验表明伏马菌素对实验动物的肝、肾、脑、肺、胰、心等器官有毒性作用,并且显示胚胎毒性和免疫抑制作用。FB_1 是动物致癌剂,而且怀疑与人类食管癌高发相关。

预防:伏马菌素主要污染玉米及其制品,偶尔在高粱、大豆和豌豆中检出。应加强粮食管理及对田间的玉米、麦类、稻谷等粮食和饲料原料进行干燥处理,贮藏时注意通风、防潮、防霉,防止串珠镰刀菌等产毒真菌的污染、繁殖和产毒。重视食用安全,不食用发霉的玉米等原料及加工食品,减少摄入伏马菌素的可能性。

6.玉米赤霉烯酮毒素

玉米赤霉烯酮毒素又名 F-2 毒素,是镰刀菌属的菌种如禾谷镰刀菌、三线镰刀菌、木贼镰刀菌及串珠镰刀菌等产生的代谢产物,以禾谷镰刀菌产生为主。

毒性与危害:玉米赤霉烯酮具有雌激素样作用,高浓度的玉米赤霉烯酮可引起家畜、家禽和实验动物产生雌激素样中毒。人和妊娠期的动物食用含较高浓度玉米赤霉烯酮的食物后,会引起阴道和乳腺肿胀、流产、畸胎和死胎等现象。高浓度的该毒素对神经系统、心、肾、肝和肺有一定的毒害作用,造成神经系统的亢奋,在脏器上产生很多出血点,使动物突然死亡。

预防:重视毒素检测。玉米、小麦、大豆等容易霉变产生毒素,不食用有霉

变的食物。

注意储藏条件,控制粮食储藏环境的温度、通风,防止发霉。

已发霉的粮食一般不再使用。如果条件允许,可将已发霉的饲料放入10％的石灰水中浸泡,再用清水反复清洗处理后饲喂动物,同时控制用量不超过40％。

7.串珠镰刀菌素

串珠镰刀菌素是从串珠镰刀菌的培养物中分离得到的一种真菌毒素,该毒素在自然界分布广泛。其主要引起麦穗、谷粒及玉米等霉变,并能在燕麦、大豆、高粱、大麦、小米、小麦及土壤中生长,导致串珠镰刀菌素对玉米等粮食作物的污染。

毒性与危害:造成心血管系统的损害。动物串珠镰刀菌素中毒的症状主要表现为进行性肌无力、呼吸困难、共济失调、全身紫癜、昏迷乃至死亡。在食管癌高发区,玉米等食品被串珠镰刀菌污染数量明显高于低发区。

预防:做好玉米等粮食作物的种植与储藏管理,控制串珠镰刀菌污染,妥善处理已被污染粮食及制品,减少毒素摄入。

三、病毒、寄生虫污染与预防

病毒和寄生虫也是食品的生物性污染物。食品都可以作为病毒的载体,全世界因食用被病毒污染的水、食品以及食用了经病毒携带者加工的食品而引起的疾病时有发生。

(一)病毒污染

病毒(virus)是一类由核酸与蛋白质组成的非细胞形态的微生物,在活细胞中存活。食源性病毒是指以食物为载体,导致人类患病的病毒,包括以粪口途径传播的病毒,如脊髓灰质炎病毒、轮状病毒、冠状病毒、环状病毒和戊型肝炎病毒,以及以畜产品为载体传播的病毒,如禽流感病毒、朊病毒和口蹄疫病毒等。食源性病毒主要分为三大类,分别为人类肠道病毒、人和动物共宿主的食源性病毒和朊病毒。

少量的食源性病毒即可导致机体发病。病毒主要通过宿主的粪便排出体外并持续传播污染食品。病毒严格寄生在细胞内,不能在水和食物中繁殖,在寄主细胞以外的环境中,食源性病毒相当稳定,并具有较强的耐酸性。

人类肠道病毒主要存在于人的粪便中,江河口贝类、甲壳类生物体内一般可以发现肠道病毒。人和动物共宿主的病毒不仅种类繁多,传播途径也复杂,可通过家畜、家禽、海鲜等传播。朊病毒在动物宿主细胞内生存,通过浸染传播。如疯牛病,其病原体就是一种朊病毒。

对人类健康影响较大的食源性病毒有以下几种类型：

1. 疯牛病病毒（mad cow disease)

疯牛病又称为牛海绵状脑病（bovine spongiform encephalopathy，BSE），是一种侵犯牛中枢神经系统的慢性致命性疾病。疯牛病的致病因子是朊病毒，是正常蛋白空间错误折叠而成的异常蛋白，在寄生宿主细胞中生存。

危害与毒性：疯牛病为朊病毒引起的一种亚急性进行性神经系统疾病。通常病牛的脑细胞组织出现空泡、星形胶质细胞增生，脑内解剖发现淀粉样蛋白质纤维，并伴随全身症状。该病以潜伏期长、死亡率高、传染性强为特征。当牛患上此病后，由于脑组织产生病理改变，导致病牛大脑功能退化，精神错乱，最终死亡。疯牛病不但在牛、羊等偶蹄和反刍动物之间传播，人食用病牛的肉或以脑其组织等为原料制作的食品后，病原体通过血液进入人的大脑，将人的脑组织变成海绵状，使其完全失去功能，导致患者因脑组织遭受破坏而痴呆、精神错乱、瘫痪，最终导致死亡。其病死率达 100％。

预防：目前对疯牛病的防控手段是防范和控制疯牛病病毒在牲畜中的传播，禁止进口和销售来自发生疯牛病国家的以牛肉、牛组织、脏器等为原料生产制成的食品。

2. 禽流感病毒（avian influenza virus，AIV)

禽浪感即禽类的病毒性流行性感冒，是由 A 型流感病毒引起禽类的一种从呼吸系统到严重的全身败血症等多种症状的传染病。该病可能由带有禽流感病毒的飞沫被易感者吸入呼吸道而发生。

危害与毒性：人如果感染了高致病性禽流感病毒，早期表现类似于普通流感，如发热、流涕、鼻塞、咳嗽、咽痛、头痛、全身不适等，部分患者可有恶心、腹痛、腹泻、稀水样便等消化道症状。除了上述表现外，人感染高致病性禽流感的重症患者，还可出现肺炎、呼吸窘迫等表现，甚至可导致死亡。

预防：做好清洁。禽流感一般发生在春、冬季，一般不会在人与人之间传染。做好预防工作，做到勤洗手、远离家禽的分泌物，接触过禽、鸟或禽、鸟粪便要注意用消毒液和清水彻底清洁双手，避免到疫区旅行。

养成良好的个人卫生习惯，咳嗽时用手或卫生纸捂住嘴，加强室内空气流通，注意多摄入一些富含维生素 C 等能增强免疫力的食物。吃禽肉要煮熟、煮透，食用鸡蛋时蛋壳先用流水清洗，烹调加热充分，不吃生的或半生的鸡蛋。

3. 肝炎病毒（hepatitis virus，HV)

肝炎病毒是指引起病毒性肝炎的病原体。除了甲型和戊型病毒为通过肠道感染外，其他类型的病毒均通过密切接触、血液和注射方式传播。人类肝炎病毒有甲型、乙型、丙型、丁型、戊型和庚型病毒之分。甲型肝炎病毒呈球形,无包膜,核酸为单链 RNA。其传播源主要是甲型肝炎患者。患者的血液和粪便均有很高的传染性。患者直接接触食品、用具或其粪便污染食品、水源,都可造成传染。

危害与毒性:甲型肝炎发病初期病情发展迅速,常有发热、上消化道和上呼吸道症状。乙型肝炎发病可急可缓,并伴有周身乏力、食欲不振、恶心、呕吐、便秘或腹泻等症状。黄疸型病人的皮肤、角膜发黄,肝肿大,肝区疼痛,尿黄等。无黄疸型病人常有疲倦、右上腹不适、消化不良、体重减轻、不想吃油腻食物等症状。严重的乙型肝炎患者可转为慢性肝炎或肝硬化,甚至肝癌。

预防:加强管理,控制传播。对食品生产、加工人员要定期进行体检。对病人的排泄物、血液、食具、物品等需进行严格消毒。

要切断传播途径。加强饮用水的管理,保护水源,严防饮用水被粪便污染,对饮用水进行消毒处理;要保持手的清洁卫生;对餐饮具要进行严格的消毒;对输血人员要进行严格体检;对医院所使用的各种器械进行严格消毒。

预防甲型肝炎和乙型肝炎,可在人群中,尤其是儿童、青少年中注射两种球蛋白,起到被动免疫作用。

4. 轮状病毒(rotavirus,RV)

轮状病毒是双股 RNA 病毒。电镜下轮状病毒有双层衣壳,是引起婴幼儿急性胃肠炎的主要病原之一,轮状病毒主要存在于人和动物的肠道内,通过粪便排泄污染土壤、食品和水源。在人群密集区,轮状病毒主要通过接触带病毒者造成食品污染而传播。

危害与毒性:轮状病毒可引起腹泻、急性病毒性胃肠炎。

预防:注意个人卫生,饭前便后洗手,防止病毒污染食品和水源。食用冷藏食品时,要进行加热处理,对有污染可能性的食品在食用前一定要彻底加热消毒。接种轮状病毒疫苗可以降低感染风险。

(二)寄生虫污染

因生食或半生食含有感染期寄生虫的食物或饮水而感染的寄生虫病,称为食源性寄生虫病。

食源性寄生虫按其感染食物来源可分为水源性、肉源性、鱼源性、螺源性(软体动物)、淡水甲壳动物源性、植物源性,以及其他如两栖爬行动物源和节肢动物源等。有的可以是多源性的。与食品安全性关系密切的以蠕虫中的寄生虫最为常见,如吸虫、绦虫、线虫等。

第三节 化学性污染与预防

一、农用化学品与食品安全

农用化学品是指农业生产中投入的化肥、农药、兽药和生长调节剂等,是重要的农业生产资料,它们的使用可促进食用农产品的生产,在农业持续高速发展中起着重要作用。但是不加控制地滥用农药造成农产品农药污染将对食品安全造成威胁。主要的问题是滥用氮肥、农药残留和兽药残留超标。

(一)滥用氮肥

1. 对农产品的污染

氮肥的滥用是农产品中含有硝酸盐的重要原因。另外还有会大量积累硝酸盐的作物,主要属于十字花科,藜科和葫芦科,其代表作物有菠菜、莴苣、白萝卜、芹菜、甘蓝、花椰菜和甜菜等。

2. 对人体健康的危害

大量的研究表明,人体摄入的硝酸盐有 $73\%\sim92\%$ 来源于蔬菜和水果。虽然硝酸盐本身的毒性非常低,但在硝酸盐还原酶的作用下其可被还原成亚硝酸盐。亚硝酸盐如果在人体内积累过多,可能导致高铁血红蛋白血症或蓝婴综合征(blue-baby syndrome)的发生。亚硝酸盐还可与次级胺类物质反应,形成具有强致癌作用的 N-亚硝基化合物,使人类肝癌、胃癌等肿瘤的发生率增加。

3. 预防措施

盐渍类、发酵类蔬菜在腌制过程中,其所含的硝酸盐可能被一些细菌分泌产生的硝酸盐还原酶转变成亚硝酸盐而影响人体健康。如果在这类食品的加工中适当添加维生素 C 等物质,可有效阻断亚硝胺类致癌物的形成,减少硝酸盐的危害。

由于硝酸盐易溶于水,如果在烹调、加工前对硝酸盐含量较高的食用农产品进行热烫处理,使细胞组织间的硝酸盐溶于水中,可将它们的硝酸盐含量降低 45% 以上。切片越薄、越短、越鲜嫩的果蔬,热烫后降低硝酸盐的效果越好。因此,富含硝酸盐的叶菜类蔬菜,在保证产品品质的前提下,适当增加热烫时间,可以提高产品的食用安全性。

(二)农药残留

1. 农药的分类

农药的分类比较复杂,按其来源可分为以下几种。

（1）矿物原料加工制成的无机农药：如硫制剂的硫黄、石灰硫黄合剂、铜制剂的硫酸铜、波尔多液、磷化物的磷化铝等，目前使用较多的有硫悬浮剂、波尔多液等。

（2）生物源农药：一类是用天然植物加工制成的植物性农药，如除虫菊、烟草等；另一类是用微生物及其代谢产物制成的微生物农药，如 Bt 乳剂、井冈霉素、白僵菌等。生物源农药具有对人、畜安全，不污染环境，对天敌杀伤力小和有害生物不会产生抗药性等优点。

（3）有机合成农药：主要有有机磷、有机氯、氨基甲酸酯、拟除虫菊酯等。这类农药具有药效高、见效快、用量少、用途广等特点，但会污染环境，易使有害生物产生抗药性，对人、畜安全性相对较低。

2.食品中的残留农药来源

农药残留指在农业生产中农药在喷施一段时间后，没有分解而残留于谷物、蔬菜、果品、畜产品、水产品中以及残留于土壤、水体、大气中的微量农药的原体、有毒代谢物、降解物和杂质。

农药可通过直接污染、间接污染、食物链生物富集、交叉污染以及意外事故和人为投毒等方式残留于食品中，对人类健康造成危害。

（1）直接污染　施用农药后对食用农产品的直接污染是食品原料及食品中农药残留的主要来源，其中果蔬类污染最严重。

（2）间接污染　土壤、水中的农药可通过作物根系吸收而进入植物组织内部和果实中，空气中的农药则通过雨水对土壤和水体造成污染，再间接污染食用农产品。

（3）食物链生物富集　污染环境的农药经食物链传递时，可发生生物富集而造成残留农药浓度增高，如水中农药进入浮游生物再到水产动物，使水产动物成为高浓度农药残留的食品。

（4）交叉污染　在运输及贮存过程中，食品与农药混放或与被农药污染的运输设备、贮藏设备发生交叉污染，可能造成食品的污染。

（5）意外事故和人为投毒。

3.预防措施

（1）严格控制农药使用范围，严格掌握用药浓度、用药量、用药次数等，严格控制作物收获前最后一次施药的安全间隔期，使农药进入农副产品的残留尽可能减少。

（2）严格控制农药使用方法。农药在环境中的转移过程十分复杂，但主要途径是水流传带、空气传带、生物传带。严禁农药对水域、空气的污染，风力较大时尽可能不用或少用农药。通过这些措施可以减少、阻碍农药在环境中的转移污染,从而降低农产品中的农药残留。

(3)严禁用农药残留严重的饲料喂养畜禽,防止和减少农药在生物体内的蓄积,可使肉、蛋、乳产品中农药残留量大大减少。

(4)加强农药残留的检测,特别是快速检测技术的研究和推广,使人们能准确、及时地了解农药残留的状况,以便将农药残留情况置于公众监督之下。

(5)推行绿色技术,防止农产品受到农药残留污染,采用清洁生产和清洁工艺,发展绿色食品,开发有机食品。

(6)发展和推广使用高效低毒的无公害农药,发展生物农药(如生物防治),研究微生物对农药的有效降解方法。

(7)合理烹饪以减少农药污染。食品在食用前和烹调时,使用水洗、浸泡、碱洗、去皮、贮藏、蒸煮、生物酶等手段处理,可以不同程度地降低农产品中农药的残留量。

(三)兽药残留

兽药残留指动物产品的任何可食部分所含的母体化合物及/或其代谢物,以及与兽药有关的杂质的残留。兽药残留既包括原药,也包括药物在动物体内的代谢产物。动物性食品中常见的兽药残留包括抗生素类、激素类和驱虫类药物。

1. 抗菌类药物

抗菌类药物类型主要包括两类。一类是由细菌、真菌、放线菌等微生物在代谢过程中产生的,能抑制或杀灭病原微生物的化学物质,这类物质被称为抗生素(antibiotics);另一类是由人工合成的具有抑制或杀灭病原微生物的化学物质。

(1)对食品安全的影响

食品中抗菌类药物残留的毒性作用包括:产生过敏(变态)反应,导致细菌耐药性增加,使人体内菌群失调,产生"三致"作用(致畸性、致癌性、致突变作用),还有对健康的其他损害。如长期从动物性食品中摄入氨基糖苷类抗生素,可损害第 8 对脑神经,出现头疼、头晕、耳鸣、耳聋、恶心、呕吐等症状,特别是对听力有损害,还会损伤肾脏,出现蛋白尿、血尿甚至无尿,导致肾功能失调。

(2)控制抗菌类药物残留方法

控制食品中抗菌类药物残留的措施主要包括:①正确使用抗菌类药物;②加大对养殖生产者的教育、培训,增强人们对动物性食品安全生产的意识;③积极开发抗菌类药物添加剂替代品,推广使用绿色饲料添加剂;④改善检验方法,完善兽药监控体系,加大行政执法力度。

2.激素残留

激素残留(hormone residue)是指在畜牧业生产中应用激素作为动物饲料添加剂或埋植于动物皮下,达到促进动物生长发育、增加体重和肥育的目的,结果却导致所用激素在动物性食品中的残留。

严禁使用的激素类药物包括:兴奋剂类及其盐和酯,如盐酸克伦特罗(clenbuterol hydrochloride)、沙丁胺醇(salbutamol);性激素,如己烯雌酚等;促性腺激素;具有雌激素样作用的物质(如玉米赤霉醇);肾上腺素类药(如异丙肾上腺素、多巴胺)等。

如果在食源性动物生长过程中大量使用的性激素及其衍生物残留于食品中,这些激素将通过食品对人体健康产生危害。其主要表现在如下几方面:对人体生殖系统和生殖功能造成严重影响;诱发癌症;对肝脏有一定损害作用。

3.其他兽药残留对安全的影响

孔雀石绿(malachite green,MG)又名碱性绿、盐基块绿、孔雀绿、中国绿,是一种带有金属光泽的三苯甲烷类染料。

孔雀石绿具有较强的抗菌效果。虽然它能抑制水霉病、烂鳃病以及寄生虫病等,在水产品贩运过程中作为消毒剂可以延长鱼类的存活期,但是由于孔雀石绿具有致畸、致癌、致突变的危险性,很多国家和地区都禁止它在水产养殖业中作为兽药使用。

二、有害元素与食品安全

(一)概述

食品中的有害元素主要来自于自然环境和人类活动,如工业生产产生的废气、废水、废渣造成环境中非人类营养素如重金属汞、铅、铬等超标,由于种植、加工、运输、储存等造成食物中的重金属超标。食品中重金属超标的原因主要有以下几种。

1.自然环境

某些地区特殊的自然环境如矿区、海底火山等,有害元素含量比较高,称为"高本底含量",使在这些地区活动或生长的动植物体内有害元素含量显著高于一般地区。例如,新疆奎屯垦区是地方性砷中毒病区,该地区为新疆地势最低洼地,天山山脉富有含氟砷矿,是超标氟、砷的来源。

2.环境污染

人类活动如工业生产排放的废气、废水、废渣等使有害元素污染环境与食品。工业生产中各种含有害元素的废气、废水和废渣的排放,含重金属的农药如含砷农药、含汞农药的使用等对环境的污染,造成在这些区域生活的动植物受到有害元素的污染。生物从环境中摄取的有害元素经过食物链富集,使处于食物链顶层的人类通过食物摄入较高含量的有害元素,导致对机体健康的危害。某些兽药如对氨基苯砷酸既可用于畜禽驱虫和疾病防治,也可用于促进家畜生长。这些兽药残留于动物体内同样会给动物自身和食用这些畜禽消费者的健康带来危害。

3.食品加工、贮存、运输和销售过程

使用和接触的机械、管道、容器以及添加剂中含有的有害元素迁移导致对食品的污染。

(二)汞对食品安全的影响

1.食品中汞的来源

汞化合物可用于电器仪表、化工、制药、造纸、油漆、颜料等制造工业,造成工业“三废”中的汞进入环境,成为较大的汞污染源。含汞的工业废水污染水体,使水体中的鱼、虾和贝类等受到污染。含汞农药的使用则直接污染植物性食品的产生。

汞主要污染鱼贝类。由于食物链的生物富集和生物放大作用,鱼体内甲基汞的浓度可以达到很高的水平,如日本水俣湾的贝类含汞量可以达到 $20\sim40mg/kg$,是其生活水域汞浓度的数万倍;我国某地江水含汞量为 $0.20\sim0.41\mu g/L$,而江中鱼体内含汞量达到 $0.89\sim1.65mg/kg$,其浓缩倍数也高达数千倍。可以说,鱼、贝类是汞的“天然浓缩器”。汞主要蓄积在鱼的脂肪组织中。含汞农药曾经作为种子消毒剂或者生长期杀菌剂在农作物中使用,造成了严重的环境污染。

2.汞的代谢及危害

人体对有机汞、无机汞和金属汞的吸收明显不同。由于汞在室温下蒸发,因此食品中几乎不存在元素汞。食品中无机汞的人体吸收率较低,有 90% 以上可以从粪便中排出;而脂溶性强的有机汞,尤其是甲基汞进入消化道后,在胃酸的作用下转化为氯化甲基汞,氯化甲基汞与脂质和巯基具有高度的亲和力,经肠道的吸收率达到 $95\%\sim100\%$。甲基汞进入人体后主要侵犯神经系统,特别是中枢神经系统,损害最严重的是小脑和大脑。甲基汞还可以通过胎盘屏障和血睾屏障引起胎儿损害,导致胎儿先天性汞中毒,表现为发育不良、智力减退、畸形甚至发生脑瘫而死亡。甲基汞还可以引起致畸作用和染色体异常。

3.控制食品中汞残留的措施

控制各种环境介质和污染源中汞的浓度,将汞排放浓度控制在国家标准规定的限量范围内是控制食品中汞污染的重要手段。

硒对有机汞和无机汞中毒均具有拮抗作用,可以使汞在体内的毒副作用减小。

我国 GB2762—2022《食品安全国家标准　食品中污染物限量》规定了不同食品中汞的残留限量。如水产动物及其制品(肉食性鱼类及制品除外)≤0.5mg/kg(甲基汞),肉食性鱼类及制品≤1.0mg/kg(甲基汞),谷物及其制品≤0.02mg/kg(总汞)。

(三)镉对食品安全的影响

1.食品中镉的来源

(1)食物链富集

镉在自然界的本底值一般比较低,因此食品中的镉含量一般不高。但是,通过食物链的生物富集作用,可以在食品中检出镉,其中植物性食物中谷类含镉较其他食物高,动物性食物中肝脏和肾脏含镉量高,贝、蟹、虾、鱼类的肝脏含镉量也较高。

(2)工业污染

镉污染源主要来自工业"三废",镉在工业上常用于制造优质合金,广泛用于制造颜料、塑料、稳定剂荧光粉、杀虫剂、油漆等行业,因此一般重工业比较发达的城市镉污染较严重。

(3)食品容器及包装材料

镉是合金、釉彩、颜料和电镀层的组成成分之一,当使用含镉超标容器或材料盛放和包装食品,特别是酸性食品时,镉可从容器或包装材料中迁移到食品中,造成食品的污染。

(4)不合格化肥的使用

有些化肥如磷肥等含镉量较高,在施用过程中可造成农作物的镉污染。

2.镉的代谢及危害

镉中毒的病理变化主要发生在肾脏、骨骼和消化器官三个部分。食品中镉的浓度相对比较低,因此在正常情况下通过食品摄入的镉主要表现为慢性毒性。

(1)对肾的影响　镉主要损害肾近曲小管上皮细胞,使其重吸收功能下降,临床上可以出现蛋白尿、氨基酸尿、糖尿和高钙尿等症状,造成蛋白质、钙等营养成分从体内大量流失。

(2)导致钙代谢紊乱　镉导致骨钙迁出而中毒,发生骨质疏松和病理性骨折。

(3)影响血压　镉在肾蓄积还能引起高血压。

(4)引起贫血。

(5)"三致"作用　动物实验表明,镉具有致癌、致畸、致突变作用。

3.控制食品中镉残留的措施

(1)加强监管　减少环境中镉的污染是控制食品被镉污染的重要手段。

(2)控制加工生产　从产品加工角度出发,通过寻找食品(如稻米)不同部位对镉的累积规律控制食品原料中的镉含量。利用加工技术降低食品中的镉含量也是控制食品中镉含量的有效手段。

(3)利用拮抗作用　通过添加对镉毒作用有拮抗的有益元素(如硒)降低镉的毒效应。

我国 GB 2762—2022《食品安全国家标准　食品中污染物限量》规定了不同食品中镉的残留限量。如稻谷、糙米、大米中镉的限量为 0.2mg/kg,包装饮用水(除矿泉水外)限量为0.005mg/L。

(四)铅对食品安全的影响

1.食品中铅的来源

(1)天然本底

铅在自然界中分布很广,在地壳中的含量约为 0.0016%。由于人类的活动,铅不断向大气圈、水圈以及生物圈迁移。含铅尘埃污染饮水以及生物富集是人类铅中毒主要原因。

(2)环境中铅对食品的污染

随着工农业生产的发展,各种金属材料包括铅被大量使用,如采矿、冶炼、蓄电池、橡胶、焊接、陶瓷、涂料、印刷、塑料和农药等都有铅及其化合物的使用,它们可能污染环境,然后进入食品中。

(3)食品加工过程中的铅污染

某些食品加工过程会导致铅污染。研究表明,传统爆米花机加工的爆米花铅含量超标可达 41 倍。随着制作工艺的改良,不锈钢爆米花机和袋装爆米花都一定程度上减少了爆米花中铅的污染。松花蛋(皮蛋)在传统制作过程中需加入黄丹粉(PbO),因此该类松花蛋中铅含量很高。经改良加工配方后皮蛋的铅含量已控制在安全范围内。

（4）食品容器、用具中的铅对食品的污染

接触食品的管道、容器、包装材料、器具和涂料等,如锡箔、锡酒壶、劣质陶瓷都含有一定量的铅,如果与食品接触,特别是酸性食品,可能引起铅从容器、管道等向食品中迁移。

2.铅的代谢及危害

铅是一种有毒重金属,对人体健康会造成严重危害。当铅进入人体后,主要通过消化道和呼吸道吸收,一部分也可以经皮肤吸收。铅在体内代谢主要发生在肝脏、肾脏和骨骼中。在肝脏中,铅主要与血液中的蛋白质结合形成稳定的铅蛋白质复合物,然后通过血液循环被运送到其他器官。在肾脏中,铅被过滤到尿液中,部分通过尿液排出体外。剩余的铅则被转移到骨骼中,其中一部分会被释放回循环系统。人长期暴露在铅中会导致多种身体问题。铅对婴幼儿生长发育影响很大,儿童发生铅中毒的概率远远高于成年人。

（1）急性中毒

铅急性中毒的主要症状表现为口腔有金属味、流涎、呕吐、阵发性腹绞痛、腹泻等,严重时出现痉挛、抽搐、瘫痪、昏迷或循环衰竭。

（2）对造血系统的损害

长期低剂量接触铅化合物会引起慢性中毒。慢性铅中毒对机体的影响是多器官、多系统、全身性的,临床表现复杂且缺乏特异性。铅可以干扰血红蛋白的合成,导致贫血和血小板减少,增加出血的风险。

（3）对神经系统的损害

研究表明,铅对中枢和外周神经系统中的多个特定神经结构有直接的毒性作用。儿童对铅有其特殊的易感性,血铅水平在 $100\mu g/L$ 时,儿童就可表现出生长迟缓、视力发育迟缓、学习能力降低、精神呆滞、癫痫、脑性瘫痪和神经萎缩等症状。胎儿期和出生早期的铅暴露对智力发育的危害可延续到学龄期。研究还发现,幼年期血铅水平过高还可影响其以后的手眼协调能力、阅读能力、听力及对刺激的反应速度等与学习能力有关的行为发育,这些会成为除智力因素外造成铅中毒儿童后期学习困难的原因。

（4）对肾脏的损害

铅对肾脏的排泄机能有一定影响,主要以糖尿、氨基酸尿及血磷酸过少为其特征。铅中毒的早期肾毒性表现较轻微,损伤也是可逆的,严重时可出现肾衰竭。

（5）对免疫系统的损害

免疫系统也是铅毒性作用的重要靶组织。长期暴露于铅会抑制人体免疫系统的功能,降低机体对病原体的抵抗力,导致人易感染和免疫功能异常。

(6)对骨代谢的影响

铅可以干扰骨骼中钙的代谢,抑制钙的吸收和骨骼的形成,导致骨质疏松和骨骼畸形。

(7)对内分泌的影响

铅可以干扰内分泌系统的正常功能,干扰激素的合成和分泌,导致内分泌紊乱,可能引起生长发育异常、性早熟、生殖功能受损等问题。

(8)对消化系统的影响

铅能损伤交感神经节细胞而引起植物神经紊乱,使消化道平滑肌局部缺血、肠系膜血管发生痉挛,进而出现肠道溃疡、胃肠道出血、腹绞痛等症状。另外,慢性铅中毒还会造成胃肠无力,出现食欲不振、顽固性便秘等症状。

(9)生殖毒性、胚胎毒性、致畸和致癌作用

铅还具有生殖毒性和胚胎毒性,会对生殖系统和发育中的胚胎造成损害。铅还被认为是一种致畸物和致癌物,长期暴露于铅可能增加某些类型的癌症的发生风险。

3.控制食品中铅污染的措施

(1)加强环境保护,改变铅矿开采、冶炼、加工的工艺,减少含铅"三废"的排出。

(2)控制直接接触食品的容器、工具、器械和管道的卫生质量,严格控制使用镀锡、焊锡和上釉工艺的食品容器中铅的含量和溶出量。

(3)改进食品如松花蛋的生产工艺,降低铅含量。

(五)砷对食品安全的影响

1.食品中砷的来源

环境中的砷可以通过多种途径污染食品,继而经口进入人体造成危害。研究表明,食物和水是人体摄取无机砷的主要来源。食品中砷的来源主要包括如下几个。

(1)天然本底　几乎所有的生物体内均含有砷。自然界中的砷主要以二硫化二砷(As_2S_2)、三硫化砷(As_2S_3)及硫砷化铁(FeAsS,黄铁矿)等硫化物的形式存在。自然环境中的动植物可以通过食物链或以直接吸收的方式从环境中摄取砷。陆地动植物中的砷主要以无机砷为主,但含量较低,而海洋生物中的砷含量比陆地动植物高10倍左右。

(2)环境中的砷对食品的污染　有色金属熔炼、砷矿的开采冶炼、含砷化合物的应用(化工、制药等生产)所产生的大量含砷"三废"常造成砷对环境的持续

污染,从而造成食品的砷污染。含砷的废水、农药及烟尘会污染土壤,在土壤中累积并由此进入农作物组织中。

(3)含砷农药对食品的污染　防治植物病虫害的一些农药中含有砷元素,使用超标或未遵守使用规则会造成农产品中砷超标。

(4)食品加工过程中的砷污染　某些食品加工过程中使用的加工助剂中可能含有砷元素,这些砷元素有可能会残留食品中。

2.砷的代谢及危害

元素砷基本没有毒性,三价砷在体内的蓄积性和毒性均大于五价砷。长期低剂量摄入砷化物累积到一定剂量可导致慢性中毒。中毒的症状包括:

(1)一般的神经衰弱综合征,还有皮肤色素异常、皮肤过度角化、体重下降。

(2)胃肠障碍、结膜炎、多发性末梢神经炎,支气管、肺部疾患以及末梢血管循环障碍等。

(3)致癌性、致畸性和致突变性。

3.食品中砷污染的防控措施

(1)消除污染源　对饮水型砷中毒病区实施改进,使用安全的水源;对煤型砷中毒地区实行改灶(炉),杜绝使用含砷量超标燃煤,逐步推广使用天然气替代化石油气和电力。

(2)加强农药管理　按国家要求,逐步禁止使用含砷农药。

三、危害食品安全的有机物

(一)N-亚硝基化合物

1.概述

N-亚硝基化合物(N-nitroso compound)是对动物有较强致癌作用的一类化合物,它们的生产和应用并不多,但其前体物亚硝酸和二级胺及酰胺广泛存在于环境中,可在生物体外或体内形成 N-亚硝基化合物。

2.食品中 N-亚硝基化合物的来源

自然界存在的 N-亚硝基化合物不多,但它们可以由两类前体化合物即仲胺、酰胺(蛋白质的分解物)、硝酸盐(nitrate)和亚硝酸盐(nitrite)在人体内或体外适合的条件下化合而成。

(1)硝酸盐和亚硝酸盐的来源

①果蔬等植物中硝酸盐和亚硝酸盐的来源

自然合成:硝酸盐和亚硝酸盐广泛存在于环境中,是自然界中最普遍的含氮化合物。土壤和肥料中的氮在土壤中的硝酸盐生成菌的作用下,可转化为硝酸盐。果蔬等植物在生长过程中可从土壤中吸收硝酸盐,在植物体内酶的作用下将其还原为氨,并进一步通过光合作用合成的有机酸反应生成氨基酸、蛋白质、核酸等。如果光合作用不充分或施用的氮肥过多,植物体内可蓄积较多的硝酸盐。

生长与加工:新鲜果蔬中硝酸盐含量主要与作物种类、栽培条件(如土壤和肥料的种类)以及环境因素(如光照)等有关。果蔬的保存和处理过程对其硝酸盐和亚硝酸盐含量有很大影响,如腌制不充分的蔬菜、不新鲜的蔬菜中含有较多的亚硝酸盐。这是由于在蔬菜腌渍时,因为时间、盐分不够,腐败菌将硝酸盐还原为亚硝酸盐,导致腌菜中亚硝酸盐含量增高。

②动物性食品中硝酸盐和亚硝酸盐的来源

肉类食品加工:硝酸盐和亚硝酸盐用于肉类保藏,已有几个世纪的历史,常被用作腌制鱼、肉等动物性食品的发色剂和防腐剂,这是许多国家和地区的古老方法。起初人们用作防腐的物质主要是硝酸盐,其作用机制是硝酸盐先在细菌的作用下还原为亚硝酸盐,亚硝酸盐与肌肉中的乳酸作用生成游离的亚硝酸,亚硝酸有抑制许多腐败菌生长的特性,从而达到防腐的目的。后来在实践中发现,用少量的亚硝酸盐处理也能达到与较大量使用硝酸盐一样的效果,于是亚硝酸盐也被用于动物性食品的生产中。

亚硝酸盐同时还是一种发色剂。亚硝酸盐分解产生的 NO 可与肉类的肌红蛋白结合,形成亚硝基肌红蛋白,使鱼、肉等保持稳定的红色,从而改善此类食品的感官性状。此外,亚硝酸盐还能赋予香肠、火腿和其他肉制品一种诱人的腌肉风味。

(2)胺类物质的来源

含氮的有机胺类化合物是 N-亚硝基化合物的另一类前体物,该类物质也广泛存在于环境和食物中。胺类化合物是蛋白质、氨基酸、磷脂等生物大分子合成的原料,因此也是各种天然动物性和植物性食品的成分。另外,胺类也是药物、化学农药和二次化工产品的原材料(如大量的二级胺用作药物和工业原料)。

3. N-亚硝基化合物对健康的危害

(1)致癌作用　大量研究证明,N-亚硝基化合物对动物有很强的致癌作用,在已研究的 300 多种 N-亚硝基化合物中,大约有 90% 能诱发动物肿瘤。

目前,尚缺少 N-亚硝基化合物对人类直接致癌的资料,但许多国家和地区的流行病学调查资料表明,人类的某些癌症可能与接触 N-亚硝基化合物有关。

(2)致突变作用　亚硝基酰胺是一类直接致突变物,能引起细菌、真菌和多种哺乳类动物发生突变。

（3）致畸作用　亚硝基酰胺对动物具有致畸作用。

4. 防控 N-亚硝基化合物污染食品的措施

（1）防止微生物污染及食物霉变　微生物污染和食物霉变可能导致亚硝酸盐的形成。因此,在食品加工过程中,应采取适当的卫生措施,如保持食品加工与流通环节安全控制,通过分割清洗、冷链保存等方式严格控制微生物的污染,确保食品的新鲜和质量。

（2）控制食品加工中硝酸盐或亚硝酸盐用量　硝酸盐和亚硝酸盐是 N-亚硝基化合物的前体物质。在食品加工过程中,应根据需要合理控制使用硝酸盐或亚硝酸盐的量,避免过量使用。

（3）阻断亚硝胺的合成　利用阻断剂阻止食品中胺类与亚硝酸盐反应,以减少亚硝胺的合成。如维生素 C、大蒜和大蒜素可抑制胃内硝酸盐还原菌,使胃内亚硝酸盐含量明显降低,从而抑制亚硝胺的合成。

此外,维生素 E、维生素 A 可抑制亚硝胺的致癌性,其作用机理可能是两者能加强机体免疫能力,对微粒体混合功能氧化酶有抑制作用,从而阻断了亚硝胺致癌活性。因此,多摄入富含维生素 A 的乳和乳制品、猪肝、蛋、鲫鱼、鱼肝油等食物有利于预防肿瘤的发生。

（4）施用钼肥　钼是植物体内硝酸还原酶的辅酶,它能促进硝酸还原酶的活性,从而促进硝酸盐还原为氨基酸。施用钼肥可以提高硝酸还原酶的活性,加速硝酸盐的还原过程,从而减少植物体内硝酸盐的积累。

（5）改进食品贮藏及加工方法　肉类、鱼类、贝类含蛋白质丰富的易腐食品,以及含硝酸盐较多的蔬菜应尽量低温贮存,减少胺类及亚硝酸盐的形成;腌制蔬菜时,加入食盐量应≥4％,腌 1 个月后再食用;烘烤啤酒麦芽和干燥豆类食品尽量用间接加热方式,以减少亚硝胺的形成。

（6）加强卫生管理、监督与监测　政府监管部门要加强对食品的卫生管理及产品监测;加强宣传教育,广泛宣传亚硝酸盐的毒性,教育消费者正确选择、贮存和加工食物,注意饮食卫生。

（二）多环芳烃化合物

多环芳烃化合物（polycyclic aromatic hydrocarbons,简称 PAHs）是由多个苯环（芳环）组成的有机化合物。它们是一类含有两个以上苯环的化合物,通常由碳和氢组成。这些化合物的结构特征是由苯环的数目、排列方式和取代基等决定的。PAHs 具有一些共同的性质,例如高熔点、低挥发性、难溶于水而易溶于有机溶剂等。它们通常是无色的,但有些 PAHs 会呈现出浅黄色或棕色。

1. 食品中多环芳烃化合物的来源

(1)熏烤或高温烹调时被污染　在烧烤、烘烤、油炸等高温加热过程中,食物中的脂肪或蛋白质与烟熏、炭烤或油炸产生的烟雾中的多环芳烃接触,从而导致食物被多环芳烃污染。

(2)包装材料污染　油墨中含有炭黑,炭黑含有几种致癌性多环芳烃。有些食品包装纸的油墨未干时,炭黑里的多环芳烃可以导致食品污染。包装纸上的不纯液体石蜡也可以使食品被多环芳烃污染。

(3)意外污染　在食品加工过程中,如果机械设备或容器受到机油等污染物的污染,食品可能会被多环芳烃污染。

(4)环境污染　大气、水和土壤如果含有多环芳烃,则可污染植物。一些粮食作物、蔬菜和水果容易被污染。

2. 多环芳烃化合物对健康的危害

(1)致癌作用　多环芳烃化合物中的某些成员已被确认为致癌物质。它们可以通过与细胞的 DNA 结合,导致基因突变,从而促进肿瘤的发生。苯并[a]芘等多环芳烃被国际癌症研究机构(IARC)评为人类致癌物质,与肺癌、肝癌和膀胱癌等癌症的发生相关。

(2)致突变作用　多环芳烃化合物可以引起细胞的 DNA 损伤和突变。突变是基因组中的永久性改变,可能导致细胞功能异常、癌症和其他疾病的发生。

(3)光致毒效应　某些多环芳烃化合物对紫外线的敏感性较高,当暴露在阳光下时,它们可以吸收光能并产生活性氧自由基,从而引发细胞的氧化应激反应。这可能导致细胞损伤、炎症反应和光敏性皮肤病等情况的发生。

3. 防控多环芳烃化合物污染食品的措施

(1)减少环境污染　采取措施减少多环芳烃的排放和污染源,加强工业废气和废水的治理,控制机动车尾气排放等。

(2)改进食品加工方法　熏制和烘烤食品时,避免食品直接接触炭火,使用熏烟洗净器或冷熏液;防止润滑油对食品的污染。

(3)去毒　对已经被多环芳烃污染的食品,可采取去毒措施,如油脂可采用活性炭吸附去毒;蔬菜、水果可用清洗剂洗涤去除部分 PAHs 的污染;阳光和紫外线照射可使食品中 PAHs 含量降低。

(三)杂环胺类化合物

杂环胺类化合物指的是一类含有杂环(如噻唑、吡唑、咪唑等)结构的有机化合物。它们的结构包含一个或多个氮原子与碳原子形成杂环结构。杂环胺类化合物常见的代表包括苯并噻唑、苯并吡唑、苯并咪唑等。

1. 食品中杂环胺类化合物的来源

食品中的杂环胺类化合物主要产生于高温烹调加工过程,尤其是蛋白质含量丰富的鱼、肉类食品在高温烹调过程中更易产生。

2. 影响食品中杂环胺形成的因素

影响烹调中杂环胺生成的关键因素是烹调的温度和时间,随着反应温度和时间的增加,食品中杂环胺的含量将增加。

加工过程中加热温度越高、时间越长、水分含量越少,食品中产生的杂环胺越多。杂环胺类化合物主要通过摄入受污染的食品和饮水,或暴露于污染的环境中而进入人体。

3. 杂环胺类化合物对健康的危害

(1)致突变性 杂环胺类化合物有可能与细胞中的 DNA 结合,导致 DNA 突变,进而引发细胞突变。这种突变可能导致细胞功能异常,甚至引发癌症等疾病。

(2)致癌性 一些杂环胺类化合物已被证实具有致癌性。它们可以通过干扰 DNA 的修复和复制过程,导致基因突变和细胞发生恶性转化,最终导致癌症的发生。

(3)心肌毒性 某些杂环胺类化合物还具有心肌毒性。长期暴露于这些化合物可能会损害心肌细胞的结构和功能,引发心脏病变和心血管疾病。

4. 防控杂环胺类化合物污染食品的措施

(1)改变不良烹调方式和饮食习惯 烹调食物时,尽量避免高温烹饪,如煎炸、烤制等,因为这些方法易产生杂环胺类化合物。选择低温烹调方法,如蒸、煮、炖等,可以减少杂环胺类化合物的生成。

(2)增加蔬菜、水果的摄入量 蔬菜和水果中富含抗氧化物质和纤维素,可以帮助身体排除有害物质,减少杂环胺类化合物对身体的影响。因此,建议每天摄入足够的蔬菜和水果。

(3)增加亚油酸摄入降低杂环胺的诱变性 研究表明,适量摄入亚油酸可以降低杂环胺类化合物的诱变性。可以选择富含亚油酸的植物油,如花生油、葵花籽油等,在烹饪中代替动物油。

(四)丙烯酰胺

丙烯酰胺(acrylamide)是一种有机化合物,化学式为 C_3H_5NO,是一种无色晶体,可溶于水和许多有机溶剂,可在食品加热过程中,特别是高温烘烤和炸制过程中反应生成。

1.食品中丙烯酰胺的来源

一些富含淀粉的食物经油炸或高温烘烤时,会形成丙烯酰胺,除了油炸马铃薯和其他大众食物中含有丙烯酰胺,人们还在橄榄、梅汁等食品中发现了丙烯酰胺。

2.丙烯酰胺对健康的危害

丙烯酰胺对人体健康具有一定的危害性。研究表明,长期暴露于高浓度的丙烯酰胺可以引起神经毒性、生殖毒性和肿瘤发生。

(1)急性毒性　丙烯酰胺对小鼠、大鼠、豚鼠兔等的经口 LD_{50} 为 $100\sim150mg/kg$,属中等毒性物质。通过食品摄入的丙烯酰胺含量较低,因此在人体中较少表现出急性毒性。

(2)慢性毒性　经口长期给予实验动物丙烯酰胺,可以观察到腿脚无力等神经损伤表现。

(3)神经毒性　大量的动物实验研究表明,大剂量暴露于丙烯酰胺可以引起中枢神经系统的改变;而长期低水平暴露,则导致周围神经系统的病变,可能伴有中枢神经系统的损害。

(4)遗传毒性　丙烯酰胺被认为具有遗传毒性,可能会对 DNA 造成损伤,导致基因突变。

(5)致癌性　丙烯酰胺通过与 DNA 结合,可能引发细胞恶性转化,增加罹患癌症的风险。

(6)生殖发育毒性　实验研究显示,丙烯酰胺暴露可导致生殖系统的畸形和功能障碍,影响生育能力和胚胎发育。

3.预防丙烯酰胺污染食品的措施

(1)改变食品的加工烹调方法　在煎、炸、烘、烤食品时,尽量避免温度过高或加热时间过长,提倡采用蒸、煮、焯等烹调方法。在加工过程中使用柠檬酸、富马酸、苹果酸、琥珀酸、山梨酸、乙二醇、苯甲酸等有机酸降低马铃薯的 pH 值,抑制丙烯酰胺的产生;加入含巯基的氨基酸或小肽如半胱氨酸、同型半胱氨酸、谷胱甘肽等促进丙烯酰胺的降解;采用真空油炸,降低油炸温度。

(2)均衡饮食　合理搭配食物,摄入丰富的蛋白质、维生素和矿物质等营养物质,保持身体健康。对于可能产生丙烯酰胺的食物,如马铃薯和谷类制品,可适量食用,不过量摄入。

(3)加强监测与评估　加强对食品中丙烯酰胺含量的监测和评估工作,建立相应的监测体系,及时发现和处理被丙烯酰胺污染的食物。同时,加强对丙烯酰胺的研究,探索更有效的检测方法和防控措施。

(五)氯丙醇

氯丙醇(chloropropanol)是一种有机化合物,其化学式为 C_3H_7ClO。氯丙醇是无色液体,有刺激性气味。它是水溶性的,可溶于醇和醚等有机溶剂。氯丙醇被认为对人体健康有潜在的危害。一些研究表明,长期暴露于氯丙醇可能导致肝脏、肾脏和生殖系统等器官的损害。此外,氯丙醇还具有致突变性和致畸性,可能对胚胎和儿童的发育产生不良影响。因此,减少暴露于氯丙醇的风险对于保护人体健康至关重要。

1.氯丙醇的来源

食品中的氯丙醇主要是在食品加工中用盐酸水解工艺生产水解植物蛋白(hydrolyzed vegetable protein,HVP)而产生,是在用盐酸水解过程中由于脂肪被分解成丙三醇和脂肪酸后,丙三醇上的羟基被氯取代后所形成的污染物。

2.预防氯丙醇污染食品的措施

(1)严格原料管理 研究表明,蛋白质原料在盐酸水解过程中,甘油三酯是形成氯丙醇的前体产物。因此,严格控制原料中甘油三酯的含量可以从源头上杜绝产生氯丙醇的条件,是生产优质酸水解植物蛋白的物质保障。

(2)改进生产工艺 改良酸水解蛋白质的生产工艺,可以降低产品中的氯丙醇含量到安全可接受水平。

(3)加强对焦糖色素生产的监管 焦糖色素是引起酱油中氯丙醇类化合物超标的原因。因此,有必要改进焦糖色素的生产工艺,规范焦糖色素的使用。

(4)加强相关标准的制定与修订。

四、食品添加剂与食品安全

联合国粮农组织(FAO)和世界卫生组织(WHO)食品添加剂联合专家委员会(ECFA)对食品添加剂的定义是"食品添加剂是指本身不作为食品消费,也不是食品特有成分的任何物质,而不管其有无营养价值。它们在食品的生产、加工、调制、处理、充填、包装、运输、贮存等过程中,由于技术(包括感官)的目的,有意加入食品中或者预期这些物质或其副产品会成为(直接或间接)食品的一部分,或者是改善食品的性质。它不包括污染物或者为保持、提高食品营养价值而加入食品中的物质"。

我国在 GB 2760—2014《食品安全国家标准食品添加剂使用标准》中将食

品添加剂分为 22 类,共 2000 余种。

(一)食品添加剂的使用原则

使用食品添加剂须严格执行 GB 2760—2014《食品安全国家标准食品添加剂使用标准》和 GB 14880—2012《食品安全国家标准食品营养强化剂使用标准》,严禁将非食用物质作为食品添加剂使用。

(二)食品添加剂的安全性与管理

1.食品添加剂本身的安全性问题

有些食品添加剂本身有一定的危害性,由于还没有找到更好的替代品,仍然在使用。如发色剂硝酸盐、亚硝酸盐在达到一定的剂量时会对人体健康有害。

2.食品添加剂使用中存在的问题

食品添加剂可能的毒性除与它本身的结构和理化性质有关外,还与其有效浓度、作用时间、接触途径和部位、物质的相互作用与机体的机能状态等有关。主要存在以下问题:

(1)食品添加剂超范围使用。

(2)食品添加剂超限量使用。

(3)产品标识不符合《食品安全国家标准预包装食品标签通则》(GB 7718—2011)的规定:甜味剂、防腐剂、着色剂应标示具体名称,使用其他食品添加剂的应在产品上按 GB 2760 的规定标示具体名称或种类名称。

(4)违禁使用非法添加物。在食品中将化工原料或药物当作食品添加剂使用。如"三聚氰胺毒奶粉事件",辣椒酱及其制品、肯德基、红心鸭蛋等的苏丹红,工业用火碱、过氧化氢和甲醛处理水发食品,工业用吊白块用于面粉漂白。

3.食品添加剂的安全性管理

各国都采取一定的法规对食品添加剂进行管理。我国于 1981 年制定了食品添加剂使用卫生标准(GB 2760—1981),随着食品工业的发展和对食品安全的高度重视,对 GB 2760 进行了多次修订,修订后的标准充分借鉴和参照了国际食品添加剂法典标准的框架,无论是添加剂的使用原则、分类系统的设置,还是添加剂使用要求的表述,都尽可能与国际食品法典委员会(CAC)相一致。

五、食品加工的安全性

(一)油脂酸败对健康的影响

当油脂含有杂质或在不适宜条件下贮藏,发生的一系列水解或氧化而变质的化学变化称为油脂酸败。

油脂酸败后其感官性状发生改变,产生不愉快气味,如干酪中的油脂水解酸败产生肥皂样和刺鼻气味。这些改变将影响油脂的食用价值,并且对人体健康也有一定的影响。

油脂氧化的中间产物是过氧化物,它们在发生分解的同时也可能聚合生成有害的大分子二聚物、多聚物,被消化道吸收后,可以迁移至肝脏及其他器官而影响人体健康。

油脂酸败还可破坏食品中的营养成分,如油脂中的过氧化物及其分解产物与食物中的蛋白质、蛋氨酸、赖氨酸、组氨酸、胱氨酸等氨基酸,以及维生素 C、维生素 A、维生素 D、维生素 E 等发生反应,可影响人体的消化功能和食物的可口性。

因此,应当采取适当的措施延缓油脂酸败的发生。

第一,在油脂加工过程中应保证油脂的纯度,去除动植物残渣,避免微生物污染,并且抑制或破坏酶的活性。

第二,水能促进微生物繁殖和酶的活动,因此油脂水分含量应控制在 0.2％以下。

第三,高温会加速不饱和脂肪酸的自动氧化,而低温可抑制生物的活动和酶活性,从而降低油脂自动氧化,故油脂应在低温贮藏。

第四,阳光、空气对油脂的酸败有重要影响,因此油脂若长期贮藏应采用密封、隔氧、避光的容器,同时应避免在加工和贮藏期间接触金属离子。此外,使用抗氧化剂也可有效防止油脂酸败,延长贮藏期。

(二)反式脂肪酸对健康的影响

为了防止食品加工用油脂的酸败、延长油脂的保存期、减少油脂在加热过程中产生的不适气味及味道,常常将植物油脂或动物油脂予以部分氢化,即在油中加入氢气,使双键变为单键结构,该工艺亦称为硬化,同时会异构化产生反式不饱和脂肪酸,其一般占油脂总量 10％～12％。

植物油在精炼脱臭工艺中,由于高温(一般可达 250℃以上)及长时间(2h左右)加热,也可能产生一定量的反式脂肪酸。反式脂肪酸进入人体后,在体内代谢、转化,可以干扰必需脂肪酸(EFA)和其他脂质的正常代谢,对人体健康产生不利影响。主要影响有:

(1)增加患心血管疾病的危险。

(2)摄入反式脂肪酸可以显著增加患 2 型糖尿病的危险。

(3)导致必需脂肪酸缺乏。

(4)抑制婴幼儿生长发育。

第四节　各类常见食品安全

一、粮谷及粮谷类食品安全

(一)粮谷及粮谷类食品安全问题

1.概述

粮谷作物类主要是指稻谷、小麦、玉米、高粱、大麦、青稞等,尤以前两者为重要。以粮谷类为主要原料制成的食品形式,统称粮谷食品。常见的粮谷食品有饼干、面包、糕点、方便面(米)、方便粥以及一些谷物膨化食品等。

2.常见的粮谷及粮谷类食品安全问题

由于粮谷在种植、储存、运输、加工的过程中,受到温度、水分、氧气、地理位置、仓储条件、加工方法和接触器械和包装材料等影响,可能造成各类食品安全问题。

(1)生物污染

①粮谷原料:粮谷在种植、存储和加工过程中常有真菌、细菌、害虫以及杂质污染。

在农田生产期、收获及储藏过程中常见的霉菌包括曲霉、青霉、毛霉、根霉和镰刀菌等。这些真菌会分解粮谷的营养成分并可能产生真菌毒素,引起粮豆霉变而导致粮豆的感官性状发生改变,营养和食用价值降低。真菌毒素可侵害肝脏、肾脏以及神经系统等,造成人体毒性损伤。

粮谷在收割时容易混入毒麦、麦仙翁籽、毛果洋茉莉籽、槐籽、曼陀罗等植物种子。这些种子含有有毒成分,误食后对机体可产生一定的毒性作用。粮豆类在储存过程中,由于自身酶的作用,营养素发生分解,也会导致其风味和品质发生改变。

我国常见的仓储害虫有甲虫(大谷蟎、米象和黑粉虫等)、蟎虫(粉蟎)及蛾类(螟蛾)等50余种。当仓库温度在18～21℃、相对湿度65%以上时,害虫易在原粮、半成品粮谷上孵化虫卵、生长繁殖,使粮豆发生变质失去或降低食用价值;当仓库温度在10℃以下时,害虫活动则会减少。我国每年因储存不当造成的粮食损失巨大。

②粮谷类食品:粮谷类食品指以谷类加上豆类、薯类、油脂、糖、蛋等一种或

几种为主要原料,添加或不添加其他原料,经调制、成型、熟制等工序制成的谷物加工食品,包括面包、蛋糕、饼干等糕点类产品。由于面包、蛋糕、饼干等营养丰富、水分含量较高,如果生产和储存环境卫生不达标,会出现菌落总数、霉菌及大肠菌群超标现象。

（2）化学污染

①粮谷原料:农药直接或间接地施用到人们赖以生存的粮食、蔬菜、水果等农产品以及农田里,或多或少储留在其中,形成植物性食品的农药残留。一些农药在环境中相当稳定,残留期长,加上反复使用,在环境中积累增多,通过食物链的作用,富集在动物体内,形成动物性食品中的农药残留。食品中农药残留的常见种类为有机氯农药、有机磷农药、氨基甲酸酯农药和拟除虫菊酯农药。食用含有大量高毒、剧毒农药残留的食物会导致人、畜急性中毒事故。长期食用农药残留超标的农副产品,可能引起人和动物的慢性中毒,导致疾病的发生,甚至影响到下一代健康。工业废水和生活污水灌溉农田、菜地会造成汞、镉、铅、砷、铬和氰化物等污染的风险。这些污染物最后可通过膳食进入人体,引起食源性疾病。

②粮谷类食品:该类食品污染主要是违规添加和来自原辅材料的污染。为了延长糕点保质期,部分商家在糕点中违规添加食品添加剂或非许可范围内的化学品,如超量添加防腐剂、非许可的工业色素等,增加了糕点的安全质量隐患,食用后可能会对产品的安全性带来潜在风险。制作糕点添加的原辅材料安全指标不合格也会带来安全隐患,如使用被工业废水污染的小麦加工的产品则可能重金属含量超标。食品包装材料不符合规定要求也会导致食品安全问题产生,如包装印刷油墨、非食品级包装材料中有毒有害物质的迁移等。

（3）其他污染

仓储害虫、杂物及掺伪(掩盖霉变、增白、掺杂掺假或以低质量食物冒充高质量食物),粮谷采收时田地泥块、加工时铁屑等杂质混入粮谷中造成无机物、夹杂物污染。这类污染物不仅影响感官性状,并且还可对牙齿和胃肠道组织造成一定损害。粮谷类在储存过程中,由于自身酶的作用,营养素发生分解,从而导致其风味和品质发生改变。食品加工中,由于使用工具、设备或人员等不慎操作可能造成杂质污染。

（二）粮谷及粮谷类食品安全管理

1.概述

粮谷及粮谷类食品安全管理是指对粮谷及粮谷类食品进行安全管理和监

督的一系列措施。确保粮食安全是保障人民健康的重要工作,应通过预防和控制粮食生产、加工、运输、销售等环节中的各种安全问题,保障人民的身体健康和生命安全。

2.常见的粮谷及粮谷类食品安全管理

(1)生物污染控制

①粮谷原料:做到选择优质稻谷保证存储条件安全。入仓的粮食应选择生命力强、颗粒饱满、成熟度高、外壳完整的粮谷。控制粮食储藏环境的水分及温度,保持贮粮环境卫生。使粮食在储存时水分降至14%以下,粮库相对湿度小于70%,温度控制在10℃以下,可以有效地抑制真菌、细菌和仓储害虫的生长繁殖。粮谷制品感官上的变化能灵敏地反映出产品的新鲜度,如果发现有霉变、气味异常等情况的发生,则应严禁销售和食用。

②粮谷类食品:食品加工、经营人员应有相应的健康资质。生产场地应按生产工艺流程需要和卫生要求,有序、合理地布局,设置原料贮存、生产加工、半成品和成品贮存以及人员消毒与工器具清洗消毒等区域,避免原材料与半成品、成品之间交叉污染。加工工具、操作台、机器设备、包装材料等按要求清洁和消毒,如采用紫外线杀菌或其他有效的灭菌方式,确保包装材料表面无污染。饼店(面包坊)现制现售产品的包装物外包装应密封,避免包装物被污染。面包等醒发产品,醒发时应控制醒发温度、时间、湿度,并定期对醒发室进行清洗和消毒,防止杂菌污染。

(2)化学污染控制

①粮谷原料:粮谷种植地避免污水污染,水质符合《农田灌溉水质标准》(GB5084—2021),并根据作物品种掌握灌溉时期及灌溉量。粮谷储存时控制熏蒸剂、杀虫剂、杀菌剂的使用量和残留量。运粮应有清洁卫生的专用车以防止意外污染。装过毒品、农药或有异味的车船如果未经彻底清洗消毒,禁止用于装运粮谷。加强成品粮卫生管理,对不符合食品安全标准的粮谷不进行加工和销售。

严格遵守《农药管理条例》的规定,确定农药的最高用药量、合适的施药方式、最多使用次数和安全间隔期等,以保证粮豆中农药残留量不超过最大残留限量标准。粮食运输须用清洁卫生的专用车,并对运输工具经常消毒,防止化学污染。

②粮谷类食品:应建立防止化学污染的管理制度,分析可能的污染源和污染途径,制定适当的控制计划和控制程序。建立食品添加剂和食品工业用加工助剂的使用制度,按照 GB 2760 的要求使用食品添加剂。油炸产品应控制生产过程中的油温和油炸时间,监控油炸过程中油的品质状况,及时添加新油或更新用油,防止油脂品质劣化,确保产品符合相关标准的要求。不得在食品加工

中添加食品添加剂以外的非食用化学物质和其他可能危害人体健康的物质。生产设备上可能直接或间接接触食品的活动部件若需润滑，应当使用食用油脂或能保证食品安全要求的其他油脂。建立清洁剂、消毒剂等化学品的使用制度。除清洁消毒必需和工艺需要，不应在生产场所使用和存放可能污染食品的化学制剂。食品添加剂、清洁剂、消毒剂等均应采用适宜的容器妥善保存，且应明显标示、分类贮存，领用时应准确计量、作好使用记录。应当关注食品在加工过程中可能产生有害物质的情况，鼓励采取有效措施降低其风险。

（3）其他污染物控制

①粮谷原料：防止无机夹杂物和有毒种子污染，搞好运输卫生，在粮谷加工过程中安装过筛、吸铁、风旋等设备可有效去除无机夹杂物。加强选种、田间管理及收获后的清理可减少有毒种子污染。制定粮谷中各种有毒种子的限量标准并进行监督。

②粮谷类食品：应当关注食品在加工过程中可能产生有害物质的情况，鼓励采取有效措施降低其风险。建立防止异物污染的管理制度，分析可能的污染源和污染途径，并制定相应的控制计划和控制程序。通过采取设备维护、卫生管理、现场管理、外来人员管理及加工过程监督等措施，最大程度地降低食品受到玻璃、金属、塑胶等异物污染的风险。采取设置筛网、捕集器、磁铁、金属检查器等有效措施降低金属或其他异物污染食品的风险。当进行现场维修、维护及施工等工作时，应采取适当措施避免异物、异味、碎屑等污染食品。根据生产需要设置金属检测装置，并保持有效运作。采用挤压工艺的产品，应监控挤压设备的磨损情况，必要时及时更换。

二、豆类及豆类食品安全

(一)豆类及豆类食品安全问题

1.概述

豆类分为大豆类（黄豆、黑大豆等）及其他杂豆类（蚕豆、豌豆、绿豆、赤豆等），营养价值较高。豆类食品是以豆类为原料经加工制成的食品，包括非发酵豆制品和发酵性豆制品两大类。非发酵类豆制品包括豆腐类、豆腐干类等；发酵性豆制品包括腐乳类和豆豉等。

2.豆类及豆类食品安全问题

（1）生物类污染

豆类营养价值丰富，但本身含有的一些抗营养成分降低了大豆及其他豆类的生物利用率。豆类在田间生长、收获、贮存过程中的各环节都可能受到真菌污染。豆类中常见的真菌有曲霉、青霉、毛霉、根霉以及镰刀菌等。当环境湿度较大、温度较高时,真菌易在豆中生长繁殖,不仅会改变豆类的感官特性,降低其营养价值,还可能产生相应的真菌毒素,对人体健康产生危害。

豆制品富含蛋白质、脂肪、糖类,水分含量也高,为微生物生长繁殖提供了良好的条件。夏秋季,腐败菌可使豆制品在短时间内出现发黏、变色、酸味等腐败现象。

(2)化学污染

大豆在种植、加工、储存、运输等过程中也会有与粮谷食品类似的食品安全问题,采用的解决方法也类似。

大豆制品:我国豆制品生产中使用的食品添加剂有凝固剂、消泡剂、漂白剂等,若违规添加则会引起食品安全问题。①凝固剂,常用的传统凝固剂有卤水、石膏,在豆腐生产中如果使用工业石膏点制等,其质量不合格的可引起铅、砷、汞等重金属污染。②消泡剂,有些消泡剂使用的材料中存在油脂氧化超标问题。③漂白剂,粉丝加工过程中要使用硫黄熏蒸,其目的是使粉丝变得透明洁白,并起防腐作用。使用时应注意 SO_2 的残留量。

(3)其他污染

目前豆制品的掺假问题也较为严重,如豆浆掺假,包括在豆制品中添加非食用色素,豆腐制作时加米浆或纸浆,点制豆腐脑时加尿素,豆芽生长过程中使用尿素、硝酸盐等催发。这些都可产生多种污染物,人食用后会对机体带来潜在危害。

(二)豆类及豆类食品安全管理

1.概述

大豆种植、加工、储运等过程要遵守国家规定,用于生产豆制品的各种豆类原料应符合卫生质量要求。豆制品生产用水、添加剂等辅料应符合国家卫生标准。

2.豆类及豆类食品安全管理

(1)生物污染控制管理

原料使用前应仔细筛选,去除霉变、虫蚀等变质部分及混有的夹杂物和其他有害物质,要将大豆种子的水分含量降至12%以下。

豆类在经过加工以后可不同程度起到对抗营养因子的钝化作用。如采用常压蒸汽加热 30min 可破坏生大豆中的蛋白酶抑制剂;采用 95℃ 以上加热

15min,再用乙醇处理后减压蒸发可以钝化脂肪氧化酶;将大豆加工成豆制品以后,可以有效去除植物红细胞凝集素、致甲状腺肿素、甙类、植酸等抗营养因子。

豆制品生产加工场所应符合卫生要求,有防尘、防蝇、防鼠设施。生产加工场所、加工用具、容器、管道等应保持清洁卫生。发酵豆制品应密封保存,防止苍蝇污染,避免孳生蛆虫。豆制品应及时摊开散热,通风冷却。天热应贮存于低温环境,尽快食用。豆制品销售时盛器、工具和用具应清洁消毒。销售过程中豆制品应处于低温环境,以防止微生物大量生长繁殖。

发酵豆制品所使用的菌种应定期鉴定,防止污染和变异产毒。成品贮存应有防腐措施,逐步做到低温冷藏。

(2)化学污染控制管理

豆制品用水应符合《生活饮用水卫生标准》。豆制品添加剂使用应符合《食品添加剂使用卫生标准》之规定。生产车间建造及设施应符合卫生要求,生产过程中应注意个人卫生。使用的管道、容器、用具、包装材料及涂料等材料不得含有对人体有害的物质,且要经常保持清洁。生产管道、容器及用具(如豆腐屉、豆包布)等使用前应清洗消毒,如用热水洗净后,再通入蒸汽或直接煮沸消毒,做到生熟分开。使用的包装材料必须用食用级的,并符合相应的质量卫生标准和要求。

(3)其他污染控制管理

做好种植、加工、储运过程管理,通过筛选、水洗、吸铁等工艺除去原料杂质,加强生产环境和过程安全管理防止杂物混入。禁止使用尿素等化肥催发豆芽。

使用的包装材料必须用食用级的,并符合相应的质量卫生标准和要求。生产日期必须如实标注,不得提前或虚假标注。现制豆制品必须以销定产,当天加工当天销售,不得隔夜出售。

三、蔬菜水果类食品安全

(一)蔬菜水果类食品安全问题

1.概述

蔬菜和水果在居民膳食结构中占有重要地位,它们不仅为人体提供了丰富的维生素和矿物质,而且还可提供具有特殊生物学作用的植物化学物,如植物固醇、单萜类、硫化物、多酚等。随着我国社会经济的不断发展和科学技术的不断进步,人们的生活水平有了极大的提高。人们已不仅仅满足于温饱,而是开始追求更加健康的饮食,因此人们越来越重视食品安全问题,尤其对果蔬产品的质量安全日益关注。

蔬菜和水果的可食用部分多为根、茎、叶、花及果实等,其在生长过程中直接暴露在环境中,容易受到工业废水、生活污水、农药等有毒有害物质污染。

2.蔬菜水果类食品安全问题

(1)生物污染

新鲜蔬菜体表除了植株正常的寄生菌外,多数是来自环境的污染。蔬菜、水果在栽培过程中因施用人畜粪便和用生活污水灌溉而被肠道致病菌和寄生虫卵污染的情况较为严重。蔬菜、水果如果在运输、储藏或销售过程中卫生管理不当,也可受到肠道致病菌的污染。生吃红菱、茭白、荸荠等被姜片虫囊蚴污染的水生植物,可导致姜片虫病,出现腹痛、腹泻、食欲不振、消化不良等症状。严重时可发生营养不良、浮肿、贫血,甚至发育障碍。

(2)化学污染

蔬菜和水果在生长过程中或者采摘后有可能受到各种化学物质的污染。这些化学物质可以包括农药残留、重金属、塑料添加剂等。当我们摄入这些被污染的食物时,其可能会对我们的身体产生一定程度上的危害。长期摄入含有农药残留、重金属等化学物质的蔬菜和水果,可能导致肝脏、肾脏等器官受损。此外,一些农药还被认为具有致癌性或促进肿瘤生长的潜在风险。某些化学污染物还可能对人体的神经系统产生不良影响。例如,铅中毒可以引起儿童智力发育障碍;苯并芘是一种常见的多环芳烃类化合物,在高浓度暴露下可能导致癌症。此外,对于敏感人群来说,食用含有塑料添加剂的食品可能会引发过敏反应或其他健康问题。

①农药污染:为了保护作物免受病虫害侵害,在农业生产中广泛使用各种杀虫剂和除草剂。然而,这些农药可能会残留在蔬菜和水果上,并且随着我们食用它们而进入我们的身体。此外,一些近年来兴起的新型农药,如杀虫脒、氨基甲酸酯等也存在潜在的健康风险。

②重金属污染:由于工业污染以及土壤和水质污染等原因,一些蔬菜和水果可能含有过量的重金属如铅、镉、汞等。长期摄入这些重金属超标的食物可能对人体造成损害,尤其对儿童和孕妇更为危险。

③塑料添加剂污染:许多塑料容器或包装袋可能含有致癌物质或内分泌干扰物质,在与蔬菜和水果接触时可能会渗透到食品中。

(二)蔬菜水果类食品安全管理

1.概述

蔬菜水果水分含量高,组织娇嫩,容易发生损伤和腐败变质现象。为保持其食品安全,应注意防止其被肠道致病菌和寄生虫卵污染,严格遵守使用农药的规定,监控工业废水灌溉,以及采用合适的方法贮存果蔬类食品。

2.蔬菜水果类食品安全管理

(1)生物污染控制管理

①人畜粪便应经无害化处理后再施用,采用沼气池不仅可以杀灭致病菌和寄生虫卵,还可提高肥效、增加能源供给途径。

②生活或工业污水必须经过沉淀除去寄生虫卵和杀灭致病菌后才可用于农田灌溉。

③利用生物制剂,控制蔬菜水果类中的有害微生物产生。储存蔬菜、水果时,采用冷藏、气调等方法控制其呼吸作用和氧化作用,保证其安全性和品质。

④水果蔬菜在运输、销售时应剔除烂根残叶、腐败变质及破损部分,生食产品在食用前应清洗干净并消毒,以保证其安全性和品质。

(2)化学污染控制管理

①注意选择来源可靠、无农药残留和重金属超标问题的蔬菜和水果。购买有机产品时,要注意查看包装上是否标明通过了相关检测认证。

②摄入足够的维生素 C 和其他抗氧化剂,这些物质可以帮助我们的身体排除一部分有害物质。

③合理膳食结构和均衡饮食也是保持健康的重要因素。应多摄入新鲜水果和蔬菜,确保全面营养的摄入。多样化饮食可以减少单一农作物潜在污染暴露风险。

④清除污染,减少风险。在家中清洗水果和蔬菜时用流动水或专门的清洗剂来去除表面残留物质。

四、肉及肉类制品食品安全

(一)肉及肉类制品安全问题

1.概述

肉类是我们日常饮食中不可或缺的一部分,它提供了丰富的蛋白质和营养物质。然而,随着工业化和现代农业技术的发展,肉类食品也面临着一系列潜在的食品安全问题。如果肉及肉类制品存在安全问题,会带来食物中毒、疾病传播等风险。肉及肉类制品的安全问题包括生物污染、化学污染和物理污染。

2.肉及肉类制品食品安全问题

(1)生物污染

生物污染是指肉及肉类制品中存在的微生物,如细菌、病毒和寄生虫等。这些微生物可能会引发食物中毒和传染疾病。

（2）化学污染

随着工业化和现代农业技术的发展,肉类食品也面临着一系列潜在的化学污染问题。这些污染物可能来自多个渠道,包括养殖、加工和保存过程中使用的化学物质。存在于肉类中的常见化学污染物,包括农药残留、抗生素、激素、重金属等污染。食用受到化学污染的肉类食品可能会引发一系列健康问题。长期摄入含有存在农药残留的肉类可能增加罹患癌症、神经系统疾病等疾病的风险。抗生素残留不仅会导致人体对抗生素的耐药性增强,还可能引发过敏反应和肠道菌群失调等问题。激素滥用则可能干扰人体内分泌系统的正常功能,导致生育能力下降、性早熟等问题的产生。重金属积累在人体内会对神经系统、肝脏和肾脏造成损害。

①农药残留:农药残留是因为农业生产中广泛使用杀虫剂和除草剂所致。这些农药会残留在养殖动物的饲料中,并通过食物链进入人体。

②兽药残留问题:合理使用兽药可以降低动物的发病率,减少死亡率,改善动物的生长性能,提高动物食品的产出效率,增加经济收入。但是,如果滥用兽药和饲料添加剂,则会造成动物性食品中兽药残留,人体摄入后会产生危害。抗生素经常被用来预防禽畜疾病和促进生长,但滥用抗生素会导致抗生素在肉类中的残留。激素则是为提高养殖动物的生长速度和产量而使用的,但过多摄入激素会对人体内分泌系统造成干扰。

此外,重金属如铅、汞等也可能存在于肉类中,它们可能来自于土壤、水源以及工业废弃物排放等多种途径,这些重金属有毒性,并且可以积累在人体内造成长期危害。

（3）其他污染

肉及肉类制品在加工、储运、销售中处理不当可能有存在异物的风险,如金属片、玻璃、塑料等。这些异物可能会引起窒息、伤口和消化道刺激等问题。

（二）肉及肉类制品食品安全管理

1.概述

肉及肉类食品的化学污染对人体健康造成潜在危害。了解化学污染物的种类、来源及其对人体的影响是我们保护自己和家人健康的重要一步。通过加强监管、推广有机养殖方式以及选择优质食材,我们可以减少肉类食品化学污染带来的风险,享受更加安全和健康的饮食生活。

2.肉及肉类制品食品安全管理

（1）生物污染安全管理

坚持严格的屠宰和加工过程控制,确保卫生条件合格,避免交叉污染。定期进行微生物检测和监测,以及对肉及肉类制品的质量进行抽检和监管。

（2）化学污染安全管理

为了减少化学污染物对健康所带来的风险,首先要加强监管和检测,确保养殖业在使用农药、抗生素和激素时符合规定,并且严格控制其使用量。同时建立完善的农产品质量安全标准,加强重金属和致癌物的监测控制等。其次是推广有机养殖方式,避免使用化学物质来促进动物生长或防治疾病,鼓励消费者购买有机认证的肉类产品。此外,在日常饮食中选择新鲜、优质、可追溯的肉类产品也是一个有效的方法。

（3）其他污染

加强供应链管理,对供应商进行审核和把控,做好原料的质量检验、生产过程中异物的筛查和控制等,确保原材料的质量安全。

相关部门和单位也要做好消费者教育,提高消费者对肉及肉类制品安全的认知和意识,引导消费者合理选择和消费。

五、乳及乳类食品安全

（一）乳及乳类食品安全问题

1.概述

乳及乳类食品富含蛋白质、维生素和矿物质等营养成分,是人们日常饮食中重要的营养来源之一。然而,近年来有关乳及其制品的安全问题引起了广泛关注。乳及乳类食品中存在的食品安全问题对人类健康可能产生潜在危害。乳及乳类食品的安全问题类型包括生物污染、化学污染和物理污染。

2.乳及乳类食品安全问题

（1）生物污染

乳及乳类食品中可能存在微生物,如细菌、真菌和病毒等。这些微生物可能引发食物中毒、感染疾病等健康问题。原料乳中可能有沙门氏菌、金黄色葡萄球菌、芽孢杆菌、李斯特菌、大肠杆菌、酵母和霉菌等污染。微生物会导致产生病理性异常乳、生乳变质、人畜共患病等情况,影响食品安全。

乳中微生物污染的途径有:①来自乳畜体内（健康的乳牛的乳房内有细菌存在,牛乳头前端容易被细菌侵染）。②在挤奶环境中浸染。牛舍的空气、挤奶用具、容器、挤奶工人个人等都可能污染微生物。挤出的牛乳如果不及时过滤或冷藏也会使原来存在于鲜乳内的微生物数量增多。③乳加工过程中污染。生产场地卫生条件差、通风不良会造成空气污染,储奶罐、搅拌罐、输送泵、连接管道等清洗杀菌不彻底,会使残留的乳垢中积累大量微生物从而污染乳品。包装材料未经严格消毒其表面微生物也会污染成品。

(2)化学污染

乳制品中存在的化学物质包括农药残留、兽药残留、重金属,以及清洗剂残留等。这些化学物质可能对人体健康造成潜在的危害。长期摄入含有农药残留和药物残留的牛乳及其制品可能会对人体产生不良影响。首先是潜在的毒性作用:一些农药和抗生素被认为具有致癌、神经毒性以及内分泌干扰等风险。此外,还有一些人可能对特定的农药或抗生素有过敏反应。

①农药残留:农药残留主要来自农业生产过程中的使用,包括杀虫剂、除草剂和杀真菌剂等,主要有有机磷、有机氯、氨基甲酸酯、拟除虫菊酯等。这类农药具有药效高、见效快、用量少、用途广等特点,但可能会污染环境,易使有害生物产生抗药性,对人、畜产生安全风险。

②兽药残留:兽药包括抗生素类、激素类和驱虫类药物。常见的抗生素有四环素类、氯霉素类、硝基呋喃类等。抗生素滥用主要存在于养殖业中,有些场所为了促进牛奶产量和预防动物疾病,会滥用抗生素。滥用抗生素会导致急、慢性毒性,过敏,细菌耐药性增加,正常肠道菌群失调以及"三致"(致癌、致畸性、致突变)作用。

(3)其他污染

乳及乳类食品中可能有外来杂质污染,主要包括原料乳中带来的杂草、牛毛、乳块、泥土等,如果不控制会危害人体健康。乳及乳类食品也可能被不法人员掺伪、掺假。牛乳掺伪物质种类繁多,如掺水、掺尿素、三聚氰胺、防腐剂、胶体等。这些添加料不仅会降低乳品的营养价值,有些非法添加物还可能刺激甚至损伤消化道黏膜,导致急性、慢性中毒。

(二)乳及乳类食品安全管理

1.概述

乳及乳类食品化学污染问题引起了人们广泛关注。农药残留和抗生素滥用导致的化学污染物存在于牛乳中,并可能对人体健康产生潜在危害。为了保障自身健康与安全,我们需要选择可靠的供应商和品牌,并在食用前进行适当的处理和烹调。同时也要倡导生产者科学合理使用农药和抗生素,以降低这些化学污染物对环境和人类健康带来的不良影响。

2.乳及乳类食品安全管理

(1)生物污染控制管理

要严格进行奶牛养殖和饲养管理以及加工和生产过程控制,保证防控养殖疫病、乳牛健康管理、乳品加工过程卫生控制,避免交叉污染。相关从业人员应保持良好的个人安全,遵守有关安全制度,定期健康检查,取得健康合格证后方可上岗。对传染病及皮肤病病人应及时调离工作岗位。挤出后的生乳应在 2 小时内降温至 0~4℃,尽快将生乳运送到收奶站或乳品加工厂。生乳要采用密封性良好的不锈钢乳桶或带有保温层的不锈钢乳罐车运输。为保证乳类食品安全,对鲜乳采用灭菌处理。乳品加工过程中各生产工序必须连续生产,防止原料和半成品积压时微生物繁殖而导致产生变质。酸乳生产的菌种应纯正、无害。

(2)化学污染控制管理

为防止乳及乳制品化学性污染,应控制乳牛抗生素的使用,包括用药品种、时间、剂量等,在乳牛用抗生素治疗乳房炎期间所产乳为病理异常乳,不能用于正常乳类食用与加工。不使用农药残留量大的饲料喂养畜禽,根据农药的性质严格控制使用范围,严格掌握用药浓度、用药量、用药次数等,严格控制作物收获前最后一次施药的安全间隔期,使农药进入农副产品的残留尽可能减少。原料乳验收抗生素反应阴性,重金属、农药等符合国家相应标准。

(3)其他污染控制管理

需要加强管理、规范操作,要做好原料质量检验、生产过程中异物的筛查和控制等,防止毛发、牛舍中饲料的漂浮物等落入奶桶。生乳在收集到贮存罐内前,要经过在线过滤,将生乳中的大部分颗粒滤除。

六、蛋及蛋类制品安全

(一)蛋及蛋类制品食品安全问题

1.概述

蛋通常指禽类动物生产的卵,包括鸡蛋、鸭蛋、鹅蛋和鸽蛋等。蛋制品则是以各种鲜禽蛋为原料,以加工方式生产的制品,包括再制蛋品、冰蛋制品和脱水蛋制品等。蛋是人们日常饮食中常见且重要的食品之一。它含有丰富的营养物质,如蛋白质、维生素和矿物质,对人体健康具有重要作用。然而,近年来关于蛋及其制品存在化学污染的报道也逐渐增多,引发了公众对其安全性的担忧。

2.蛋及蛋类制品食品安全问题

长期摄入有食品安全问题的蛋类食品可能对人体造成损害。一些研究发现,这些残留物质与癌症、神经系统问题以及生殖系统问题之间存在一定关联性。此外,部分激素的滥用会导致消费者摄入过多激素,并可能引起内分泌紊乱等健康问题。

(1)生物污染

禽蛋含有丰富的有机物、无机物和维生素,当微生物侵入蛋内后,在适当的环境条件下会迅速生长和繁殖,把禽蛋中丰富的营养物质分解为有机物和无机物,在这一过程中,禽蛋发生腐败变质。

鲜蛋的主要卫生问题是致病性微生物(沙门氏菌、金黄色葡萄球菌)和引起腐败变质的微生物污染。腐败变质的微生物主要有葡萄球菌、链球菌、大肠埃希菌、变性杆菌、假单胞菌属、沙门菌属等,霉菌种类主要有曲霉菌、青霉菌、毛霉菌、地霉菌和白霉菌等。蛋品微生物污染途径主要来自蛋形成、贮存、流通保藏等过程。禽蛋的腐败变质大致可分为细菌性腐败变质和霉菌性腐败变质两类。

(2)化学污染

不规范地使用抗生素、激素等,也会对禽蛋造成污染。其中最常见的是农药残留和激素滥用。加工皮蛋时,氧化铅会给皮蛋带来特殊花纹,而这却会使皮蛋的含铅量增高。

在不正确使用或超量使用农药时,残留在土壤、水源以及动植物体内的农药就会被转移到人们所摄入的食物中。这些农药可能会通过水源、土壤等途径进入蛋禽鸡体内,并最终残留在其产下的蛋里。而激素滥用一般是指禁止使用的激素被不法分子添加到饲料或者注射给家禽,以达到加速生长和增加产蛋量的目的。

(二)蛋及蛋类制品食品安全管理

1.概述

虽然蛋及蛋类制品污染问题引发了公众对其安全性的担忧,但通过加强监管和消费者自我保护意识的提高,我们可以减少污染对人体健康造成的潜在威胁,让每一顿餐桌上的蛋都更加可靠、健康。

2.蛋及蛋类制品食品安全管理

(1)生物污染控制管理

防止蛋及蛋类制品微生物污染的措施包括保持环境清洁和采用安全标准控制蛋及蛋类制品的安全质量。①饲养条件卫生管理:加强禽类饲养条件的卫生管理,保持禽体及场所的卫生。②新鲜禽蛋安全控制:控制温度和湿度。鲜蛋贮存在 $1\sim5℃$,相对湿度 $87\%\sim97\%$ 的条件下,一般可保存 $4\sim5$ 个月。鲜蛋自冷库取出时应先在预暖室内放置一段时间,防止因产生冷凝水而造成微生物对禽蛋的污染。③蛋制品安全控制：制作蛋制品时不得使用腐败变质的蛋。制作冰蛋和蛋粉时应严格遵守有关的卫生制度，采取有效措施防止沙门氏菌的污染，如打蛋前预先洗净蛋壳并消毒，工具容器也应消毒。直接参加生产的工人，就业前和每年都应经健康检查。每日上班前，应洗手至肘部并用75％的酒精消毒。

（2）化学污染控制管理

①控制饲料安全：制定规章重视饲料质量检测，控制农药、兽药、重金属等残留。②改进加工工艺：如制作皮蛋时注意铅含量，采用加锌工艺法代替传统工艺，降低皮蛋中的铅含量。

七、水产品安全

水产类食品是人们饮食结构中重要的组成部分，因此其安全问题的解决对人们的健康至关重要。水产品种类众多，常见的包括鱼类、贝类、虾类、蟹类等。每种水产品都有其特定的营养价值，水产品是蛋白质的良好来源，提供人体所需的必需氨基酸。水产品富含多种不饱和脂肪酸，如 ω-3 脂肪酸，对心血管健康有益。水产品含有丰富的维生素 D、维生素 B_{12}、维生素 A 和矿物质如钙、铁、锌等。相较于肉类，大部分水产品的脂肪含量较低，且不含胆固醇。大部分水产品热量较低，适合控制体重的人群食用。水产品中含有一些重要的微量元素，如碘、硒、铜等，有助于保持身体健康。

（一）水产品食品安全问题

1.概述

水产及水产制品的食品安全问题包括生物污染、化学污染和物理污染。

2.水产品食品安全问题类型

（1）生物污染

这是指水产及水产制品中存在的微生物，如细菌、寄生虫和病毒等的污染。这些微生物可能引发食物中毒、感染疾病等健康问题。

（2）化学污染

这是指水产及水产制品中存在的化学物质，如重金属、农药残留和致癌物等的污染。这些化学物质可能对人体健康造成潜在的危害。

（3）其他污染

水产及水产制品中存在的异物，如塑料、玻璃碎片等。这些异物可能对消费者的身体造成物理伤害。

(二)水产品安全食品安全管理

1.概述

水产及水产制品生物污染安全管理主要包括水产养殖环境的卫生控制、水产养殖过程中疫病防控、产品收集和运输过程的卫生控制等。

2.水产品食品安全管理

(1)生物污染控制管理

强化养殖管理,包括饲料管理、水质调控、疫病防控等,确保水产养殖过程中的生物安全。定期进行水产及水产制品的检测和监测,包括对微生物和化学物质的检测,以及对水产类制品的质量进行抽检和监管。加强供应链管理,对水产及水产制品的供应商进行审核和把控,确保原材料的质量安全。

(2)化学污染控制管理

加强生产和加工过程的卫生控制,包括鱼类捕捞、养殖水产产品的收集和运输,以及加工过程等的卫生控制。

第五节　食源性疾病及预防

一、概述

视频 4-3　食品安全与
食源性疾病

食物链是描述生物之间食物关系的概念。它标示了一个生态系统中各个生物之间的食物关系和能量传递路径。食物链由不同的生物组成,包括植物、草食动物、食肉动物和食腐动物等。它们按照它们在食物网络中的角色被划分为不同的级别,包括生产者、消费者和分解者。疾病会通过食物链传播,即病原体通过食物污染或感染了动物或植物,然后再通过人类摄入这些受感染的食物而传播给人类。世界卫生组织(WHO)认为,凡是通过摄食进入人体的各种致病因子引起的,通常具有感染性的或中毒性的一类疾病,都称之为食源性疾患,即指通过食物传播的方式和途径致使病原物质进入人体并引发的中毒或感染性疾病。1984 年 WHO 将"食源性疾病"(foodborne diseases)一词作为正式的专业术语。

食源性疾患可以有病原,也可有不同的病理和临床表现。食源性疾病的分类方式较多,可根据引起发病的食物种类、致病因子、发病机制和临床症状进行分类。

1. 按发病机制分类

按发病机制不同,食源性疾病可分为食源性感染和食源性中毒。

食源性感染:指经食物摄入人体内的活的细菌、病毒或寄生虫所引起的一类感染性疾病。如食物被细菌感染引起人的腹泻,产气荚膜梭菌释放毒素导致人中毒。

食源性中毒:摄入已受到某种毒物污染的食品所引起的一类中毒性疾病。如金黄色葡萄球菌毒素、亚硝酸盐、河豚鱼毒素等引起的中毒都属于这一类。

2. 按致病因子分类

按引起食源性疾病的致病因子,可以分为食源性细菌感染、食源性病毒感染、食源性寄生虫感染、食源性化学中毒、食源性真菌毒素中毒、动物性毒素中毒、植物性毒素中毒等。

食源性疾病的发病率居各类疾病总发病率的前列,是当前世界上最突出的卫生问题,它不仅可以导致食物中毒、感染疾病等健康问题,严重时可能威胁生命,食源性疾病的暴发也会导致食品安全危机,对经济和社会造成重大影响。因此需要加强食品卫生监督管理,倡导合理营养,控制食品污染,提高食品卫生质量,有效地预防食源性疾患的发生。

二、食源性疾病类型

(一)细菌性感染疾病

1. 特点

细菌性食源性疾病通常是食用了含有大量活菌或被细菌毒素污染的食品所引起的。细菌性食源性疾病在食物中毒中最常见,有些致病菌感染导致的病死率较高。细菌性食物中毒的临床表现以急性胃肠炎为主,主要表现为恶心、呕吐、腹痛、腹泻等。葡萄球菌食物中毒有明显呕吐,呕吐物含胆汁甚至有时带血和黏液,腹泻频繁,多为黄色稀便和水样便。沙门氏菌等引起的食物中毒,有发热、腹部阵发性绞痛和黏液脓血便等现象。

2. 致病因子

沙门氏菌、志贺菌属、副溶血性弧菌、致泻性大肠埃希菌、小肠结肠炎耶尔森菌、空肠弯曲菌、单核细胞增生李斯特菌、金黄色葡萄球菌、肉毒梭菌、蜡样芽孢杆菌、布鲁氏菌、霍乱弧菌、克罗诺杆菌属(阪崎肠杆菌)、变形杆菌、椰毒假单胞菌酵米面亚种、产气荚膜梭菌、创伤弧菌、嗜水气单胞菌、河弧菌等均可引起食源性疾病。沿海地区副溶血性弧菌引起的食物中毒已位居第一位。

（二）食源性病毒感染

1.特点

病毒性食源性疾病通常是食用了被病毒污染的食品和饮用水所引起的。被感染者会突然发病,出现发热、腹泻、呕吐和脱水等症状,有时伴有低热、头痛、乏力及食欲减退现象。一般为自限性,可完全恢复,但当婴儿营养不良或已有脱水症状时,若不及时治疗,会导致婴儿的死亡。具体发病症状与所感染的病毒类型有关。

2.致病因子

食源性病毒感染致病因子如轮状病毒、诺如病毒可引起急性胃肠炎,甲肝病毒、戊型肝炎可引起肝炎,其他如星状病毒、札幌病毒、肠道腺病毒、细小病毒等也可引起胃肠炎。污染的水、贝类(毛蚶)和沙拉是引起甲肝爆发最常见的食物。

（三）寄生虫感染疾病

1.特点

肉类、水产品等食物携带有寄生虫病原体。因生食或半生食含有感染期寄生虫的食物而感染的寄生虫病,称为食源性寄生虫病。被感染患者常见腹痛、腹泻、便血、消瘦、贫血等症状。严重感染的患儿可出现脱肛、贫血、营养不良和体重减轻等症状。当虫体寄生在身体不同部位时,可引起严重的并发症,如胆道蛔虫病、肠梗阻、肠穿孔和腹膜炎等。

2.致病因子

食源性寄生虫感染的致病因子包括植物源性寄生虫和动物源性寄生虫。

①植物源性

姜片虫病,是布氏姜片虫感染所引起的肠道寄生虫病。主要是因人生食附有姜片虫囊蚴的菱、茭白等水生食物而感染。

②动物源性

鱼源性:包括肝吸虫、异尖线虫、阔节裂头绦虫、棘腭口吸虫等。华支睾吸虫病,又称肝吸虫病,是由华支睾吸虫寄生在人的肝胆管内所引起的肝胆病变为主的一种人兽共患寄生虫病,是当前我国最严重的食源性寄生虫病之一。

肉源性:肉源性寄生虫包括旋毛虫、猪带绦虫、牛带绦虫、弓形虫等。绦虫病,是由于人吃了未煮熟的、含有囊虫的猪肉或牛肉,绦虫进入体内所引起的疾病。

淡水甲壳动物源性:养殖吸虫病,是寄生于人体内各脏器(以肺部为主)的养殖吸虫(肺吸虫)引起的慢性寄生虫病。

螺源性:广州管圆线虫病,是由于广州管圆线虫的幼虫侵入人体脑部,引致嗜酸性粒细胞增多性脑膜脑炎或脑膜炎,简称"酸脑"。

两栖类(青蛙)和爬行类(蛇)源性寄生虫,如裂头蚴等。

(四)真菌毒素中毒

1. 特点

真菌毒素中毒通常是食用了被真菌毒素(真菌含有的毒素或真菌代谢中产生的毒素)污染的食品。引起中毒的食品有些从外观上能看出已经霉变,有些难以辨别,但即使食品上的霉斑、霉点被擦掉了,但是真菌毒素还是留在食品中,也有可能造成食物中毒。一般来说,急性真菌性食物中毒潜伏期短,先有胃肠道症状,如上腹不适、恶心、呕吐、腹胀、腹痛、厌食、偶有腹泻等(镰刀霉菌中毒较突出)。以后依各种真菌毒素的不同作用,发生肝、肾、神经、血液等系统的损害,出现相应症状,如肝脏肿大、压痛,肝功能异常,出现黄疸(常见于黄曲霉菌及岛青霉菌中毒),蛋白尿,血尿,甚至尿少、尿闭等(纯绿青霉菌中毒易发生)。有些真菌(如黑色葡萄穗状霉菌、岛青霉菌)毒素会引起中性粒细胞减少或缺乏,血小板减少等。有些真菌(如棒曲霉菌、米曲霉菌)中毒易发生神经系统症状,而有头晕、头痛、迟钝、躁动、运动失调,甚至惊厥、昏迷、麻痹等。患者多死于肝、肾功能衰竭或中枢神经麻痹,病死率可高达 $40\% \sim 70\%$。慢性真菌性食物中毒除引起肝、肾功能及血液细胞损害外,有些真菌毒素可以引起癌症。

2. 致病因子

引起真菌毒素中毒的主要是某些野蕈(野蘑菇,我国有毒蘑菇180多种,其中毒性较大的有 10 多种)含有的蕈毒素(有毒伞肽、鹿花菌素、毒蝇碱、毒蝇母、鹅膏氨酸、光盖伞素等),各种霉菌毒素(黄曲霉毒素、镰刀菌毒素、赭曲霉毒素、杂色曲霉素、展青霉素、3-硝基丙酸等)。

(五)动物性毒素中毒

1. 特点

动物性毒素中毒一般是误食了有毒动物及其组织或食入因加工、烹调不当而未去除有毒的动物成分的食品而引起。根据毒素的生物效应,动物毒素可分为神经毒素、细胞毒素、心脏毒素、出血毒素、溶血毒素、肌肉毒素或坏死毒素等。不同动物的毒素种类和生物效应均不相同,如河豚毒素是自然界中所发现的毒性最强的神经毒素之一,该毒素对肠道有局部刺激作用,被吸收后迅速作用于神经末梢和神经中枢,可高选择性和高亲和性地阻断神经兴奋膜上钠离子通道,阻碍神经传导,从而引起神经麻痹而致死亡。鲭鱼毒素无法通过加热或罐藏杀菌而被破坏,食用含鲭鱼毒素的鱼类30分钟后病情即会发作,持续时间3小时至几天。疾病症状包括尖利或辛辣的味觉、身体上部皮疹、血压下降、经常头痛、皮肤发痒,症状可发展为恶心、呕吐、腹泻等。

2.致病因子

动物性毒素包括河豚毒素、鲭毒素(主要成分为组胺)、贝类毒素(麻痹性、腹泻性、神经性、失忆性等贝类毒素)和西加毒素(冈比毒素为其前体)等。

(六)植物性毒素中毒

1.特点

一般是误食了本身含有天然毒素的植物(有些蔬菜、野菜、果子、种子和植物油)或烹调加工方法不正确、没有把毒素去掉的植物。如豆浆未煮熟时就食用,可引起胃肠炎症状的食物中毒。蚕豆种子中含有巢菜碱苷,如果烹制不当,人食用这种物质后,可引起急性溶血性贫血(蚕豆黄病)。

2.致病因子

某些植物性食品本身所含有的有毒成分可引起中毒性疾病,如四季豆所含的皂苷,鲜黄花菜所含的秋水碱,野芹中的生物碱和毒芹素,银杏(白果)、桃仁、李子仁和枇杷仁中的氰苷、银杏酚、银杏酸等。

(七)食源性化学性中毒

1.特点

通常是在食品生产、加工、运输、储存、制作和供应中过程中意外或人为污染各种有毒有害化学物质引起,包括工业化学污染物(汞、铅、铬、多氯联苯)、农业化学污染物(有机磷、瘦肉精、毒鼠强)、食品加工用化学污染物(硝酸盐、甲醇)等。如汞中毒以慢性为多见,以精神—神经异常、齿龈炎、震颤为主要症状。有机磷对人畜的毒性主要是对乙酰胆碱酯酶的抑制,中毒者口腔及呼吸道较多带"蒜臭"味的分泌物,严重者出现肺水肿,表现为呼吸困难,不能平卧,甚至可发生呼吸衰竭、脑水肿、急性肾功能衰竭、急性心力衰竭等症状。

2.致病因子

常见于有毒化学物直接污染食品,或者食用了已经吸收有毒化学物质的动物和植物。

①食用喷洒农药(有机磷农药、氨基甲酸酯类农药)不久的蔬菜和水果;

②误将盛装化学毒物或被污染的容器来盛装食品或饮料;

③误将化学毒物作为调味剂(亚硝酸盐、毒鼠强、有机氟、砷化物、醋酸铅

等)或食品添加剂；

④滥用或恶意添加(投毒)有毒化学物,例如甲醇经勾兑后作为白酒销售,养殖猪肉中添加盐酸克伦特(瘦肉精)；

⑤存放不当,例如磷化锌(灭鼠药)被儿童误食。

三、食源性疾病预防和控制

(一)日常生活中进行食源性疾病预防和控制措施

(1)妥善保管各类有毒有害物质,明确标识,并严格与食品分开存放。

(2)食品原料选购应符合食品卫生要求,选择新鲜和安全的食品。

(3)养成良好的饮食卫生习惯和食品生产加工操作行为。

(4)食品应当烧熟煮透。

(5)已经烹制的食品应尽快食用。

(6)熟食应妥善(低温冷藏、防虫防蝇等)保存。

(7)保存的熟食食用前应充分加热。

(8)避免生熟食品交叉污染。

(9)食用清洁卫生的水;不吃或少吃生的食品。

(10)加工制作食品要勤洗手。

(11)厨房设备、环境应保持清洁卫生。

(12)食品应防止被昆虫或啮齿动物叮咬。

(二)污染食品的控制处理措施

(1)停止销售尚未出售的污染食品,并销毁。

(2)公告或追回已销售有毒有害食品。

(3)临时封存可疑食品等。

思考题:

1.常见的食品中毒原因有哪些? 如何预防食物中毒?

2.食品添加剂在食品安全中起到什么作用? 消费者应该如何辨别合格的食品添加剂?

3.什么是食品过敏? 常见的食物过敏原有哪些? 如何预防和管理食物过敏?

4.如何正确存储和处理食物,以防止食品变质和细菌滋生?

5.蔬菜水果如何保证其安全性？如何正确清洗和处理蔬菜水果以去除农药残留和细菌？

6.肉类和禽类如何保证其安全性？如何正确烹饪和储存以杀灭细菌和寄生虫？

7.乳制品和蛋类的安全有何重要性？如何选择和处理乳制品和蛋类以防止食源性疾病？

8.海鲜和水产品如何保证其安全性？如何判断新鲜度和正确烹饪以防止食源性疾病？

9.什么是食物链传染疾病？如何预防和控制食物链传染疾病的传播？

10.在农业生产中,如何控制和预防动物和植物疾病对食品安全的威胁？

11.食品加工和餐饮行业中,如何确保食品的卫生和安全？

12.如何提高公众对于食品安全的意识和教育？

第五章 饮食与慢性疾病预防

随着人们生活水平的提高,人们日常饮食的质量也随之改善,某些慢性疾病与饮食习惯之间存在的关联性备受关注。某些饮食习惯可能会对慢性疾病的发生起到延缓或促进作用;或慢性退行性疾病发生后,患者需要对自己的饮食习惯进行调整。本章主要介绍了营养与相关疾病的关联性,以及通过饮食改善这些疾病的方法,以达到改善症状或延缓疾病发展作用。

第一节 营养缺乏性疾病与食疗

一、概述

人体必须从食物中获得足够能量以满足机体的需要。食物中的碳水化合物、蛋白质和脂肪三大产能营养素在体内被氧化释放出能量,以维持机体新陈代谢、呼

视频 5-1 强化食品与特殊人群食品

吸、循环、肌肉收缩等功能。如果能量摄入量长期超过需要量,将导致超重、肥胖和相关慢性病;而如果能量摄入量少于需要量,机体则会动员储存的肝糖原、肌糖原甚至消耗自身组织来满足生命活动的需要。能量长期严重不足,可出现疲乏无力、生长发育迟缓、皮下脂肪消失、皮肤干燥松弛、消瘦等现象甚至可能导致死亡。

(一)概念

营养缺乏症是由于长期摄入营养不足或营养吸收不良导致的一种疾病,表现为身体无法获得足够的营养物质,从而引发一系列的健康问题。

(二)类型

常见的营养缺乏症包括营养不良、缺铁性贫血、佝偻病、维生素 A 缺乏症等。不同类型的营养缺乏症会导致不同的症状和健康问题。

营养缺乏症可以通过临床症状、体格检查和实验室检查来进行诊断。一般来说,医生会根据患者的症状和生化检查结果来判断是否存在营养缺乏症。

(三)营养缺乏控制

预防和控制营养缺乏症的方法包括以下几个方面。

1. 均衡膳食原则

(1)均衡饮食 确保膳食中包含适量的蛋白质、碳水化合物、脂肪、维生素、矿物质和纤维等营养物质。

(2)多样化饮食 尽量摄入不同种类的食物,以获得更多种类的营养物质。根据个体的需要,还可以适当通过口服补充剂来补充缺乏的营养物质。

(3)多食新鲜食材 尽量选择新鲜的水果、蔬菜、肉类和海鲜等食材,以获得更多的营养价值。

2. 健康生活方式

保持适当的体重、良好的睡眠质量、充足的运动和合理的压力管理,均有助于预防和控制营养缺乏症。适量的运动有助于促进新陈代谢和身体健康,可以增加食欲和吸收营养物质的能力。

3. 其他

避免暴饮暴食和过度节食,保持良好的饮食习惯和生活规律,减少压力和焦虑等因素对食欲和营养吸收的负面影响。

(四)营养缺乏食疗处方原则

针对不同类型的营养缺乏症,可以采取不同的食疗处方来改善症状和补充营养物质。

(1)维生素缺乏症:增加摄入含有丰富维生素的食物,如新鲜水果、蔬菜和谷类等。

(2)矿物质缺乏症:增加摄入含有丰富矿物质的食物,如海产品、坚果和豆类等。

(3)蛋白质缺乏症:增加摄入富含蛋白质的食物,如瘦肉、鱼类、禽类和乳制品等。

在制定营养缺乏的食疗处方时,应考虑个体的特殊情况和需求,同时建议咨询营养师或遵照医生的指导,以确保食疗的安全和有效性。

二、蛋白质—能量营养不良

(一)概述

1. 概念

营养不良是一种慢性的营养缺乏性疾病,也称为蛋白质—能量营养不良

(protein-energy malnutrition,PEM)。它是指膳食中蛋白质和能量摄入不足，导致体内蛋白质和能量储备不够的一种病理状态。PEM患者常表现为消瘦、水肿、精神萎靡、疲乏、头晕、畏寒、注意力不集中、记忆力减退、易感染等。

2.类型

蛋白质—能量营养不良可分为两种类型。

蛋白质不足型：主要是膳食中蛋白质摄入不足，导致体内蛋白质合成不足，引起蛋白质代谢紊乱。

能量不足型：主要是膳食中能量摄入不足，导致体内能量供应不足，引起代谢和功能障碍。

3.危害

蛋白质—能量营养不良会导致体重下降、肌肉消耗、免疫力下降、营养吸收障碍等一系列健康问题，严重时可导致生命危险。

4.诊断

蛋白质—能量营养不良的诊断主要基于临床表现、体重变化、营养摄入情况和相关检查（如血液检查、体成分分析等）。体质指数（body mass index，BMI）<18.5即可诊断为PEM。体质指数判定方法见本章第二节内容。

(二)蛋白质—能量缺乏控制

治疗PEM的方法主要遵循以下几个原则。

1.食疗原则

(1)增加蛋白质摄入：摄入富含优质蛋白质的食物，如肉类、鱼类、乳制品、豆类等，以满足蛋白质的需求。

(2)增加能量摄入：摄入富含能量的食物，如谷类、油脂、坚果等，以满足能量的需求。

(3)均衡摄入：确保膳食中包含适量的碳水化合物、脂肪、维生素、矿物质等营养物质，以保持营养平衡。

2.运动

适量进行运动可以促进食欲和膳食摄入，增加能量消耗，同时有助于肌肉的合成和增加体重。

3.其他

保持良好的饮食习惯和生活规律，避免压力和焦虑等因素对食欲和营养吸收的负面影响。如有必要，可进行营养补充和辅助治疗。

(三)营养缺乏食疗处方

1.推荐食物

维生素缺乏症:新鲜水果、蔬菜、全谷类食物、坚果等含有丰富维生素的食物。

矿物质缺乏症:海产品、坚果、豆类、绿叶蔬菜等含有丰富矿物质的食物。

蛋白质缺乏症:瘦肉、鱼类、禽类、乳制品、豆类等富含蛋白质的食物。

2.禁忌食物

针对特定的疾病和个体情况,禁忌食物可能会有所不同。例如,对于高血压患者,需要限制高盐、高脂肪和高胆固醇的食物摄入。

在制定营养缺乏的食疗处方时,应考虑个体的特殊情况和需求,同时建议咨询营养师或遵照医生的指导,以确保食疗的安全和有效性。

三、缺铁性贫血

(一)概述

1.概念

缺铁性贫血是指体内铁储备不足或铁利用障碍,导致红细胞内血红蛋白合成减少,从而引起贫血的一种疾病。

2.类型

缺铁性贫血可分为原发性和继发性两种类型。原发性是由于膳食中铁摄入不足或吸收不良引起的,继发性则是由其他疾病引起的铁摄入或吸收障碍所致。

3.危害

缺铁性贫血会导致疲劳、气短、心悸、头晕等贫血症状,严重时还可能影响生活质量和工作能力,甚至引起心脏和免疫系统的功能障碍。

4.诊断

缺铁性贫血的诊断主要基于血液检查,如血红蛋白、红细胞计数、血清铁、铁蛋白等指标的检测。

(二)缺铁性贫血控制

1.食疗原则

(1)补充富含铁的食物:摄入富含铁的食物,如动物肝脏、红肉、蛋黄、豆类、黑芝麻等,以增加铁的摄入量。

(2)搭配维C食物:维C有助于铁的吸收和利用,可摄入富含维C的食物,如柑橘类水果、番茄、绿叶蔬菜等。

（3）避免摄入影响铁吸收的食物：避免摄入影响铁吸收的食物，如咖啡、茶、红酒等。

2.运动

适量进行有氧运动，如散步、慢跑、游泳等，可以提高心肺功能和血液循环，有助于氧气和营养物质的输送。

3.其他

保持良好的生活规律，注意休息和减轻压力，避免过度劳累，有助于提高身体的吸收和利用铁的能力。

（三）缺铁性贫血食疗处方

1.推荐食物

动物肝脏：猪肝、牛肝等动物肝脏富含铁和维生素 B_{12}，是补充铁的良好食物来源。

红肉：牛肉、羊肉、猪肉等红肉含有易于吸收的血红素铁。

蛋黄：蛋黄中富含铁和维生素 B_{12}，可作为补充铁的食物之一。

豆类：黑豆、红豆、绿豆等豆类含有丰富的非血红素铁。

黑芝麻：黑芝麻富含铁和维生素 E，是一种营养丰富的食物。

2.禁忌食物

咖啡和茶：其中的鞣酸和咖啡因会影响铁的吸收，应避免与富含铁的食物同时摄入。

红酒：红酒中的多酚类化合物也会影响铁的吸收，应适量饮用或避免摄入。

食疗处方仅作为参考，具体的饮食调整应根据个体情况和医生的建议进行。同时，应注意避免过度依赖食物补铁，如有必要还需考虑铁剂的补充和其他治疗措施。

四、佝偻病

（一）概述

1.概念

佝偻病是由于维生素 D 缺乏或代谢障碍引起的一种骨骼疾病，主要表现为骨骼发育不良和钙磷代谢异常。

2.类型

佝偻病可分为成人型和小儿型两种。

成人型佝偻病:主要发生在成年人,常由长期维生素 D 缺乏引起。

小儿型佝偻病:主要发生在儿童,常由维生素 D 摄入不足、吸收不良、代谢异常等导致。

3.危害

佝偻病会导致骨骼畸形、生长发育迟缓、肌肉无力、免疫功能下降等一系列健康问题,严重时可影响生活质量和身体健康。

4.诊断

佝偻病的诊断主要基于临床表现、血液检查、骨密度测量等相关检查。

(二)佝偻病控制

1.食疗原则

补充维生素 D:增加维生素 D 的摄入,可以通过日晒、食物和补充剂来补充,以满足维生素 D 的需求。

补充钙和磷:摄入富含钙和磷的食物,如奶制品、豆类、鱼类等,以促进骨骼的健康发育。

2.运动

适度进行运动可以促进骨骼的发育和强化,提高肌肉力量和骨骼密度。适当进行户外活动,经常暴露于阳光下,能够帮助合成维生素 D,促进钙的吸收和利用。

3.其他

遵循健康的生活习惯,保持良好的饮食结构,避免不良的生活方式和营养不良。

(三)佝偻病食疗处方

1.推荐食物

高钙食物:奶制品(牛奶、酸奶、奶酪)、豆类(豆腐、豆浆)、鱼类(鲫鱼、鲑鱼)等。

富含维生素 D 的食物:油脂类食物(鱼肝油、鱼油)、蛋黄、猪肝等。

2.禁忌食物

高糖食物:含有大量糖分的食物,如糖果、甜点、含糖饮料等。过度摄入糖分会干扰钙和磷的吸收和代谢,应避免摄入过多的糖类食物。

高盐食物:含有大量盐分的食物,如咸菜、泡菜等,过量的盐分会增加钙的流失,应限制盐的摄入。

在制定佝偻病的控制方案时,应根据个体的特殊情况和需求,结合医生或营养师的指导,制定适合的饮食和运动计划,以确保营养的补充和骨骼的健康。

五、维生素 A 缺乏症

(一)概述

1. 概念

维生素 A 缺乏症是由于长期摄入不足或吸收不良导致的维生素 A 不足所引起的一种疾病,主要影响眼睛、皮肤和免疫系统等。

2. 类型

维生素 A 缺乏症可分为眼部症状型和非眼部症状型两种。

眼部症状型:主要表现为夜盲、干眼症和角膜溃疡等眼部症状。

非眼部症状型:主要表现为皮肤干燥、毛发变薄、免疫力下降等非眼部症状。

3. 危害

维生素 A 缺乏症会影响视力、皮肤健康,增加感染风险,严重时可能导致失明和免疫力下降。

4. 诊断

维生素 A 缺乏症的诊断可以通过临床症状、血液检查和眼部检查等方法来确定。

(二)维生素 A 缺乏症控制

1. 食疗原则

补充维生素 A 食物:增加摄入富含维生素 A 的食物,如动物肝脏(猪肝、鸭肝)、鱼肝油、胡萝卜、菠菜等。

合理搭配营养:均衡摄入其他营养素,如蛋白质、维生素 C 等,以提高维生素 A 的吸收利用。

2. 运动

适量进行户外活动,增加阳光暴露,有助于维生素 A 的合成和吸收。

3. 其他

遵循健康的生活习惯,避免暴饮暴食、过度饮酒等不良生活方式,保持良好的饮食结构和生活习惯。

(三)维生素 A 缺乏症食疗处方

1. 推荐食物

动物肝脏:猪肝、鸭肝等。

鱼肝油：鳕鱼肝油、鲭鱼肝油等。

蔬菜：胡萝卜、菠菜、南瓜等。

2.禁忌食物

维生素 A 缺乏症并没有特殊禁忌食物，但应避免高糖、高盐和高脂肪的食物，以保持营养均衡。

在制定维生素 A 缺乏症的控制方案时，应根据个体的特殊情况和需求，结合医生或营养师的指导，制定适合的饮食和运动计划，以确保维生素 A 的补充和身体健康。

第二节 肥胖

一、概述

(一)概念

肥胖是指体内脂肪积累过多，超过正常水平，导致体重过重的一种病理状态。

视频 5-2　正确认识肥胖(1)

(二)类型

肥胖可分为原发性和继发性两种类型。

(1)原发性肥胖：主要由于饮食、生活习惯、遗传等因素导致体内能量摄入超过消耗，引起脂肪堆积。

视频 5-3　正确认识肥胖(2)

(2)继发性肥胖：由其他疾病或因素引起的肥胖，如内分泌失调、药物副作用等。

视频 5-4　控制肥胖的膳食策略

(三)危害

肥胖与多种健康问题相关，包括心血管疾病(高血压、冠心病等)、糖尿病、脂代谢紊乱、骨关节疾病、睡眠呼吸暂停等。

(四)诊断

肥胖的诊断通常以 BMI 为指标，BMI 计算公式为体重(kg)除以身高(m)的平方。根据 BMI 值可以判断是否肥胖，评估肥胖程度。BMI≥28 为肥胖。

在诊断肥胖时，还需考虑其他因素，如腰围、体脂率、脂肪分布等，以综合评估个体的肥胖程度和健康风险。此外，还需要排除其他疾病引起的体重增加，确保准确诊断。如果怀疑存在继发性肥胖,需要进一步进行相关检查和评估,寻找潜在的病因。

二、肥胖控制

(一)食疗

控制热量摄入,选择低糖、低脂、高纤维的食物,调整饮食结构,合理分配三大营养素,并养成健康的饮食习惯。

(二)运动

增加身体活动量,进行有氧运动和力量训练,增加能量消耗,促进脂肪燃烧和肌肉发展。

(三)其他

合理控制饮食节奏,避免暴饮暴食和长时间空腹,保持充足的睡眠,减少压力和焦虑等。

三、肥胖食疗处方

(一)推荐食物

蔬菜:芹菜、黄瓜、菜花等,富含纤维,低热量。

水果:苹果、柚子、蓝莓等,富含维生素和纤维,有助于控制食欲。

粗粮:燕麦、糙米、全麦面包等,富含膳食纤维,有助于增加饱腹感。

瘦肉:鸡胸肉、鱼肉等,富含优质蛋白质,有助于维持肌肉量。

坚果:核桃、杏仁等,富含健康脂肪和蛋白质,有助于增加饱腹感。

(二)禁忌食物

高糖食物:糖果、巧克力、软饮料等,高糖摄入容易导致能量过剩。

高脂食物:油炸食品、油腻肉类等,高脂摄入易导致脂肪堆积。

高盐食物:咸菜、腌制品等,高盐摄入易导致水潴留和血压升高。

在制定肥胖的控制方案时,应根据个体的特殊情况和需求,结合医生或营养师的指导,制定适合的饮食和运动计划,以实现减肥的目标并保持身体健康。

第三节 高血糖

一、概述

视频 5-5 糖尿病的营养治疗

(一)概念

高血糖是指血液中的血糖浓度超过正常范围,是糖尿病的主要表现之一。

(二)类型

高血糖可分为两种类型。

空腹高血糖:指空腹状态下血糖浓度超过正常范围(正常值 3.89~6.11mmol/L)。

餐后高血糖:指进食后血糖浓度超过正常范围(≥11.1mmol/L,餐后 2 小时)。

(三)危害

高血糖会导致多种并发症,如心血管疾病、肾脏疾病、视网膜病变等,对身体健康造成严重威胁。

(四)诊断

高血糖的诊断可以通过空腹血糖、餐后血糖和糖化血红蛋白等指标来确定。

二、高血糖控制

(一)食疗

控制碳水化合物的摄入,选择低糖、低脂、高纤维的食物,避免过度饮食,合理分配三大营养素,并养成健康的饮食习惯。

(二)运动

增加身体活动量,进行有氧运动和力量训练,有助于降低血糖并提高胰岛素敏感性。

(三)其他

保持充足的睡眠,减少压力和焦虑,遵循医生的治疗方案,定期检查血糖和相关指标。

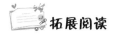**拓展阅读**

与糖尿病相关的饮食

1. 全谷物

全谷物有助于降低或延缓血糖应答,与 2 型糖尿病存在负相关。与很少食用全谷物的人群相比,每天摄入 48~80g 全谷物可使 2 型糖尿病发病风险降低 26%。因此,在日常饮食中应鼓励用全谷物代替部分精制谷类食用。

2. 蔬菜与水果

绿色叶菜的摄入可降低糖尿病的发病风险,且剂量反应关系显著。水果与蔬菜的营养价值相似,增加水果的摄入量对许多慢性病有一定预防的作用。

3. 畜肉

大量摄入畜肉可提高血清胆固醇以及低密度脂蛋白胆固醇的水平,使多种慢性疾病的发病风险增加。

4. 酸奶

酸奶不仅保留了牛奶的健康功效,还具备一些独特的优点,如改善乳糖不耐症、便秘和幽门螺杆菌的感染等。近些年有研究指出,酸奶对一些慢性病如代谢性疾病、心血管疾病等都有良好的预防作用。每天摄入 200g 酸奶,其糖尿病的发病风险可降低 22%。

5. 含糖饮料

含糖饮料指在饮料中人工添加糖(包括单糖和双糖,但不包括多糖),乙醇含量不超过质量分数 0.5% 的饮料,如果汁饮料、运动饮料、碳酸饮料等。最新的研究显示,与每月饮用少于 1 次或不饮用含糖饮料者相比,每天饮用 1~2 次者发生 2 型糖尿病的风险增加。

6. 茶

茶叶富含儿茶素、茶多酚等植物化学物,具有抗癌、抗诱变和抗氧化的生物活性作用,与人类健康密切相关。饮茶有利于 2 型糖尿病风险人群的血糖控制,改善胰岛素敏感性、降低空腹血糖和糖化血红蛋白浓度。每天饮茶≥16g 相对于不饮茶者可以降低 16% 的 2 型糖尿病发病风险。

7. 咖啡

咖啡中的咖啡因可以加速人体新陈代谢,使人保持头脑清醒。绿原酸具有抗氧化、抗炎、抗菌、抗病毒等生物特性,在慢性病防治中具有重要作用。目前有研究显示,与不饮用咖啡者相比,每日饮用咖啡可降低糖尿病的发病风险,并且咖啡的这种保护作用无地区、性别和种族差异。

8.素食

素食饮食是一种不包含动物性食物的膳食模式。与含动物性食物的杂食饮食相比，素食饮食中胆固醇、总脂肪、饱和脂肪酸以及钠的含量较低，而与人类健康效应密切相关的植物化学物、抗氧化剂以及膳食纤维的含量丰富。根据近些年已有的研究结果，素食饮食与 2 型糖尿病的发病风险呈显著负相关。素食饮食可能通过增加胰岛素敏感性和调节血糖代谢，进而降低 2 型糖尿病的发病风险。需要注意的是，虽然素食饮食具有多种有利的健康效应，但不能忽略搭配不合理的素食饮食带来的一些不良影响，如 B 族维生素和 n-3 多不饱和脂肪酸摄入不足、铁和锌元素缺乏等。

三、高血糖食疗处方

(一)推荐食物

蔬菜：苦瓜、芹菜、菠菜等，富含纤维和维生素，有助于降低血糖。

水果：苹果、橙子、蓝莓等，富含维生素和纤维，有助于控制血糖。

粗粮：糙米、全麦面包、燕麦等，富含膳食纤维，有助于控制血糖。

鱼类：鳕鱼、三文鱼、鲈鱼等，富含优质蛋白质和健康脂肪，有助于控制血糖。

坚果：核桃、杏仁等，富含矿物质、膳食纤维，但是坚果含脂肪较多需控制摄入量。

第四节　高脂血症

一、概述

(一)概念

视频 5-6　健康饮食与心脑血管疾病预防

高脂血症是指血液中的脂质含量超过正常范围，包括胆固醇和甘油三酯等。

(二)类型

高脂血症可分为两种类型。

高胆固醇血症：指血液中总胆固醇含量超过正常范围（正常值为 3.50～6.07mmol/L）。

高甘油三酯血症:指血液中甘油三酯含量超过正常范围(正常值为 0.4～1.8mmol/L)。

(三)危害

高脂血症增加心血管疾病、脑血管疾病和胰腺炎的风险,对身体健康造成严重威胁。

(四)诊断

高脂血症可以通过检测血液胆固醇和甘油三酯的水平来诊断。

二、高脂血症控制

(一)食疗

控制饱和脂肪酸和胆固醇的摄入,选择富含不饱和脂肪酸的食物,增加摄入膳食纤维,限制糖和酒精的摄入。

(二)运动

增加身体活动量,进行有氧运动和无氧运动,有助于降低脂质水平。

(三)其他

保持适当的体重,戒烟限酒,遵循医生的治疗方案,定期检查脂质水平和相关指标。

三、高脂血症食疗处方

(一)推荐食物

鱼类:鳕鱼、三文鱼、鲈鱼等,富含不饱和脂肪酸。

坚果:核桃、杏仁、腰果等,富含健康脂肪,有助于降低胆固醇。坚果有一定膳食纤维,增加饱腹感,但其本身油脂含量较高需控制每日摄入量。

蔬菜:芹菜、菠菜、西兰花等,富含纤维和维生素,有助于控制脂质水平。

水果:蓝莓、柠檬、橙子等,富含维生素和纤维,有助于降低脂质水平。

第五节　高血压

一、概述

(一)概念

高血压是指动脉血压持续升高的病症,常见的是收缩压超过 140mmHg

和/或舒张压超过 90mmHg。

(二)类型

高血压分为原发性高血压和继发性高血压两种类型。

原发性高血压:原因不明,是最常见的高血压类型。

继发性高血压:由其他疾病或药物引起的高血压,如肾脏疾病、内分泌紊乱、药物副作用等。

(三)危害

高血压会增加心血管疾病、脑血管疾病、肾脏疾病等的风险,对身体健康造成严重威胁。

(四)诊断

高血压的诊断可以通过血压测量来确定,需要多次测量以确认。

二、高血压控制

(一)食疗

限制盐的摄入,选择低盐食物,增加摄入富含钾、镁和钙的食物,如水果、蔬菜、全谷类食物。

(二)运动

进行适度的有氧运动,如快步走、慢跑、游泳等,有助于降低血压。

(三)其他

保持适当的体重,戒烟限酒,避免长时间久坐,定期测量血压并按医生建议服药。

三、高血压食疗处方

(一)推荐食物

水果:香蕉、柑橘、苹果等,富含钾,有助于降低血压。

蔬菜:菠菜、芹菜、西兰花等,富含纤维和维生素,有助于控制血压。

全谷类食物:燕麦、全麦面包、糙米等,富含纤维和维生素,有助于降低血压。

低脂乳制品:低脂牛奶、酸奶等,富含钙和维生素 D,有助于降低血压。

(二)禁忌食物

高盐食物:如腌制品、罐头食品、方便面等,含盐量高,应尽量避免。

高脂食物：如油炸食品、肥肉、糖果等，含高脂肪和高热量，对血压不利，应限制摄入。

第六节　痛风

一、概述

(一)概念

视频 5-7　高尿酸血症的营养治疗

痛风是一种由尿酸代谢异常引起的疾病，主要表现为关节炎和尿酸结晶沉积。尿酸是一种由体内嘌呤物质代谢产生的化学物质，当体内尿酸过多或排泄不畅时，就容易导致痛风的发生（尿酸正常值为 $150\sim420\mu mol/L$）。

(二)类型

痛风分为原发性痛风和继发性痛风。原发性痛风是由尿酸代谢异常引起的，继发性痛风则是由其他疾病或药物引起的。

(三)危害

痛风发作会导致关节疼痛、红肿、发热等症状，严重的痛风可以导致关节破坏和功能障碍。长期痛风还可能引起尿酸结晶在肾脏等器官的沉积，导致肾功能损害。

(四)诊断

痛风的诊断主要依据临床表现、血尿酸水平和关节液检查等确定。

二、痛风控制

(一)食疗

控制饮食是痛风治疗的重要措施。建议限制摄入高嘌呤食物，如内脏、海鲜、红肉和啤酒等；增加摄入低嘌呤食物，如蔬菜、水果和全谷物等。此外，保持适当的体重、补充足够的水分也有助于控制痛风。

(二)运动

适度的运动可以帮助减轻体重、促进代谢和改善关节功能。建议选择适合自己的有氧运动，如散步、游泳和骑车等。

(三)其他

避免过度劳累和长时间保持同一姿势，戒烟限酒，保持良好的生活习惯和心理健康，都有助于控制痛风。

三、痛风食疗处方

（一）推荐食物

低嘌呤食物，如蔬菜（尤其是绿叶蔬菜）、水果、全谷物、低脂乳制品、豆类和坚果等。

（二）禁忌食物

高嘌呤食物，如内脏（肝、心等）、海鲜（虾、蟹、鳗鱼等）、红肉、啤酒和酒精等。

在控制痛风的过程中，除了饮食控制外，还应结合药物治疗和个体情况进行综合治疗。

第七节　痤疮与黄褐斑

一、概述

视频 5-8　皮肤健康的饮食调理策略

（一）概念

痤疮是一种常见的皮肤病，通常表现为毛囊及其附属结构的慢性炎症反应，主要发生在青春期，但也可能在成年期出现。黄褐斑是皮肤上出现的一种色素沉着，通常与紫外线照射、荷尔蒙变化和遗传等因素有关。

（二）类型

痤疮分为痤疮丘疹型、痤疮丘疹囊肿型等不同类型；黄褐斑可分为表浅型、深部型等不同类型。

（三）危害

痤疮可能导致面部、胸部和背部出现疼痛、瘢痕和精神压力等问题；黄褐斑可能影响个人形象和心理健康。

（四）诊断

痤疮和黄褐斑的诊断通常通过临床表现和皮肤病理学检查来确定。

二、痤疮与黄褐斑控制

（一）食疗

调整饮食可以帮助控制痤疮和黄褐斑。建议增加摄入富含维生素 A、维生素 C 和锌等营养物质的食物,如胡萝卜、芒果、柠檬和海鲜等。同时,减少摄入含糖、油脂和刺激性食物,如巧克力、油炸食品和辛辣食物等。

(二)运动

适度的运动可以促进新陈代谢,增强身体免疫力,有助于改善痤疮和黄褐斑。建议选择适合自己的运动方式,如跑步、瑜伽、游泳等。

(三)其他

保持良好的生活习惯,如规律作息、充足睡眠和避免压力等,可以对痤疮和黄褐斑的控制起到辅助作用。

三、痤疮与黄褐斑食疗处方

(一)推荐食物

胡萝卜、柠檬、芒果、绿叶蔬菜、鱼类、贝类、瘦肉、豆类、全谷物等富含维生素 A、维生素 C 和锌的食物。

(二)禁忌食物

巧克力、油炸食品、辛辣食物、高糖食品和酒精等刺激性食物和不健康的食品。

在控制痤疮和黄褐斑的过程中,除了食疗外,还应结合其他治疗方法和个体情况进行综合治疗。

第八节　视疲劳

一、概述

视频 5-9　视疲劳的饮食调理策略

(一)概念

视疲劳是指长时间使用眼睛或用眼过度引起的疲劳和不适感。现代社会中,由于长时间使用电子设备等原因,视疲劳的发生率逐渐增加。

(二)类型

视疲劳可分为近视疲劳和远视疲劳。近视疲劳主要出现在进行近距离工作时,如阅读、写字、使用电脑等。远视疲劳则主要出现在长时间进行远距离视觉工作时,如开车、看电视等。

(三)危害

长期视疲劳会导致眼部干涩、疼痛等不适感,甚至引起头痛等。严重的视疲劳还可能导致眼睛疲劳性斜视、眼睑下垂等并发症。

(四)诊断

视疲劳的诊断主要依据临床症状和眼部检查。如果出现眼部不适感和相关症状,应及时就医进行诊断。

二、视疲劳控制

(一)食疗

视疲劳的控制中,饮食调节是一个重要的方面。建议摄入富含维生素 A、C、E 和锌等营养物质的食物,如胡萝卜、柑橘类水果、坚果和鱼类等。同时,避免长时间空腹,保持饮食均衡,有助于改善眼部健康。

(二)运动

适度的眼部运动可以缓解视疲劳。建议每隔一段时间进行眼部休息运动,如闭目轻轻按压眼球、远离电子设备、凝视远处等。

(三)其他

保持良好的用眼习惯,避免长时间连续用眼,保持适当的阅读距离,使用合适的照明条件等。此外,保持良好的姿势,避免长时间低头等不良习惯也有助于控制视疲劳。

三、视疲劳食疗处方

(一)推荐食物

富含维生素 A、C、E 和锌的食物,如胡萝卜、柑橘类水果、坚果、鱼类、蔬菜、全谷物等。

(二)禁忌食物

没有特定的禁忌食物,但建议避免食用过于油腻、辛辣、刺激性食物,以免加重眼部不适感。

在控制视疲劳的过程中,除了饮食调节外,还应注意休息、保持良好的用眼习惯和环境等。如果视疲劳症状持续严重,建议及时就医进行诊断和治疗。

第九节　肠道菌群失调

一、概述

视频 5-10　肠道微生态平衡与健康

(一)概念

肠道健康是指肠道内微生态平衡良好,肠道菌群多样性高,且对身体健康起到积极作用。肠道微生态是指人体肠道内存在的各种微生物,包括有益菌、中性菌和有害菌。肠道菌群是指肠道中各种微生物的群落。

(二)肠道菌群失调对健康的影响

肠道微生态在人体健康中起到重要作用,它们参与营养物质的消化吸收、免疫调节、代谢调节等多种生理功能。肠道菌群的失调与多种疾病的发生发展密切相关,如肠道生态失调肠道内有害细菌生长可能会引起胃肠道慢性炎症,导致细胞毒害、胰岛素抵抗、血脂异常、免疫紊乱等,进而引发一系列疾病。它可能会导致消化道症状,如便秘、腹泻、胀气等肠易激综合征,以及肥胖、糖尿病、高血脂、癌症、心脑血管疾病、抑郁、焦虑、衰老等其他系统的疾病。

二、肠道菌群失调控制

(一)食疗

肠道菌群的平衡受到饮食的影响。建议摄入富含膳食纤维的食物,如全谷物、蔬菜、水果和豆类等,有助于维持肠道菌群健康。此外,摄入发酵食品如酸奶、酸菜等含有有益菌的食物也有助于调节肠道菌群。

(二)运动

适度的体育锻炼有助于促进肠道蠕动,改善肠道功能,维持肠道菌群的平衡。建议每天进行适度的有氧运动,如散步、跑步、游泳等。

(三)其他

保持良好的生活习惯,如规律作息、充足睡眠和减少精神压力等,都能对肠道菌群的平衡起到积极作用。

三、调节肠道菌群食疗处方

（一）推荐食物

富含膳食纤维的食物，如全谷物（糙米、燕麦、全麦面包等）、蔬菜（菠菜、西兰花、芹菜等）、水果（苹果、香蕉、橙子等）和豆类（黑豆、红豆、黄豆等）。此外，发酵食品如酸奶、酸菜、红酒等含有益生菌食物也推荐食用。

（二）禁忌食物

没有特定的禁忌食物，但建议避免食用过多的高脂肪、高糖和加工食品，以免影响肠道菌群平衡。

肠道菌群的平衡对身体健康至关重要，除了饮食调节外，还应注意运动、生活习惯等方面的调节。

思考题：

1.为什么蛋白质—能量营养不良是最常见的营养缺乏性疾病之一？它有哪些危害？

2.缺铁性贫血会引发哪些不良影响？如何通过饮食改善缺铁性贫血？

3.佝偻病是由于什么营养素缺乏引起的？如何控制佝偻病的发生？

4.维生素A缺乏症会导致哪些健康问题？如何防止维生素A缺乏症的发生？

5.肥胖的定义是什么？有哪些常见原因导致肥胖？

6.肥胖会导致哪些疾病？肥胖控制的原则是什么？有哪些常用方法可以控制肥胖？

7.高血糖有什么危害？有哪些常用方法可以帮助降低血糖水平？

8.有哪些常用方法可以帮助降低血脂水平？

9.高血压对人体有哪些危害？有哪些常用饮食对血压水平有帮助？

10.请列举适用于痛风患者的食疗处方。

11.痤疮与黄褐斑是什么？它们的形成原因有哪些？

12.青少年为什么会容易长痤疮？有哪些常用方法可以帮助改善皮肤状况？

13.你遇到过视疲劳情况吗？如果再遇到视疲劳的情况，你会怎样应对？

14.什么是肠道健康？肠道菌群不平衡会导致哪些问题？有哪些常用方法可以帮助维持肠道健康？

第六章　中医食疗与营养

第一节　中医食疗学的概念、起源与发展

一、中医食疗学的概念

食疗属于中医营养学的范畴。中医食疗学是在中医药理论指导下，研究饮食治疗疾病的一门学科。它从学术思想之萌芽、发展到学科体系的形成，经历了一个漫长的历史过程。食物疗法是中医食疗学用以维护健康、防治疾病的方法，它和药物疗法有很大的不同。前者主要是利用食物，并以饮食的形式运用的；后者主

视频 6-1　药膳学的中医理论与药性理论

视频 6-2　药膳制作的基本技能与工艺

要是用药物，并以药剂的形式运用的。前者适应范围较广泛，主要针对健康人群，其次才是用于患者，作为药物或其他治疗措施的辅助手段；后者适应范围较局限，主要针对病人，是治疗疾病和预防疾病的重要手段；前者是随着日常饮食生活比较自然地被接受的，后者则不是这样。应用食物疗法不仅能达到保健强身、防病治病的目的，而且还能给人感官上、精神上的享受。这种自然疗法与服用苦口的药物相比迥然不同，易为人们接受。当然，由于食物疗法和药物疗法各有所长，故在防病治病的过程中二者都是不可缺少的，应用其所长，相互配合。

二、中医食疗学的起源与发展

古人说："民以食为天。"也就是说，食物是人们生活必不可少的东西。人的生命活动必须依靠摄取食物来维持。人类为了生活与健康，必须寻找食物，并进一步认识食物，探索食物维护健康以及防治疾病的作用。从这一点说，自从有了人类，"食疗"就已经在自觉或不自觉地探索之中了。

远古时期，人类在生存与繁衍的过程中，发现并总结出许多既可饱腹充饥，又能治疗疾病的食物，并将食物中具有显著治疗作用者分离出来，称为药物，故

有"药食同源"之说。燧人氏钻木取火,炮生为熟,令人无复腹疾,有异于禽兽。火的应用是人类的一大进步,由生食到熟食,缩短了食物消化的过程,减少了胃肠道疾病;扩大了食物的范围,使人们能够得到更多的营养素,增强了体质,促进了智力的发展,还治愈了许多疾病。

殷商时期,宰相伊尹著有《汤液经》一书,记录了采用烹调技术制药疗疾的过程。《吕氏春秋·本味》记载伊尹与商汤谈及:"调和之事,必以甘、酸、苦、辛、咸,先后多少,其齐甚微,皆有自起。"其"阳朴之姜,招摇之桂"不仅阐述了烹调技艺,还指出姜、桂既是食物,又是药物,不仅为调味佳品,还可辛温发散风寒、宣通阳气、温胃止呕。

周代,生产力得到较快发展,各行各业的分工逐步细化。据《周礼·天官》记载,医生又称医工,分为 4 种,即食医、疾医、疡医、兽医等。食医的任务是根据当时帝王的身体状况,随时调配膳食,选用珍禽异兽、鲜果时蔬,与各种滋补药物一起,烹饪制成色香味俱美的佳肴,供帝王食用。

随着食疗经验和知识的积累,食疗理论也产生了。战国时期我国第一部医理论著《黄帝内经》(包括《素问》《灵枢》两部分),对食疗就有不少正确的论述。如《问素·脏气法时论》说:"毒药攻邪,五谷为养,五果为助,五畜为益,五菜为充,气味合而服之,以补精益气。"它既说明了用药的同时辅以食疗的重要性,又说明了各类食物都需要摄取,和现代平衡膳食的观点基本上是一致的。

东汉产生了我国第一部药物专著《神农本草经》。该书十分注意收载能补益强身、防老抗衰的食物,如薏苡仁、枸杞、大枣、茯苓、藕、莲子等。著名的医家张仲景更把食物很好地用于医方,发明了当归生姜羊肉汤等。

晋代葛洪的《肘后备急方》所记载的许多简、便、验方中,属于食疗性质的不少,对饮食卫生与禁忌的记载也较详细。南朝陶弘景著的《本草经集注》,充分注意了食物的特殊性。在分类上,他把果、菜、米等类食物与草、木等并列。

唐代的中医食疗学有了长足的发展,如孙思邈著的《备急千金要方》中已有"食治"专篇,明确提出:"夫为医者,当须先洞晓病源,知其所犯,以食治之;食疗不愈,然后命药。""安身之本必资于食,食能排邪而安脏腑,悦神爽志,以资血气,若能用食平疴,释情遣疾者,可谓良工。"孟诜在孙思邈《备急千金要方·食治》的基础上,著成《食疗本草》,为我国第一部食疗专著。

宋代以食物防治疾病已很普遍。如《太平圣惠方》《圣济总录》均专门设有"食治"门。陈直的《养老奉亲书》则专门记述了老年疾病的食物疗法。

元代的食疗有了新的发展。除专著除吴瑞的《日用本草》、贾铭的《饮食须知》外,尤以朝廷饮膳太医忽思慧的《饮膳正要》最有价值。该书十分注意日常食物的合理调配和添加适当的药物,以达到健康强身、防病治病的目的。

明代李时珍的《本草纲目》在食疗学方面有突出贡献:一是罗列的食物资料丰富;二是保存了不少有关食疗内容的佚文;三是收集了大量的食疗方法。

清代食疗已得到医家的普遍重视,著述亦多。如沈李龙的《食物本草会纂》、王士雄的《随息居饮食谱》、章穆的《调疾饮食辨》、袁枚的《随园食单》等。

中医食疗学从古至今已有三千年以上的历史,内容十分丰富。除见于有关文献外,还广泛流传于民间。近年来,随着我国人民生活水平的不断提高和中医药事业的发展,食疗也逐渐兴旺起来,并已在国际上引起了重视。而中医食疗学随着社会的发展,也亟待发掘、整理和提高。目前,在中医药学的领域中已基本上确立了中医食疗学这一学科,并在科研、临床、教学等方面取得了一定成绩。许多医药学家、营养烹饪工作者都投身于食疗的科学研究,使中医食疗进一步科学化、现代化。

第二节　中医食疗原则

一、整体性原则

中医认为人体的各个部分是有机地联系在一起的,即认为人体是一个有机整体,构成人体的各个组成部分之间,在结构上是不可分割的,在功能上是相互协调、相互为用的,在病理上是相互影响的;同时,也认识到人类生活在自然界中,人体的生理功能和病理变化必然受到自然界的影响。这种思维方式体现于中医学理论和实践的各个方面,包括食疗方面。中医学认为食疗是协调整体、促使机体与自然保持和谐的重要方面。整体思维成为食疗养生的基础思维方式,也是中医营养学的特点之一。

(一)调整阴阳

机体阴阳双方的协调统一,维系着人体正常的生理活动。疾病的发生和演变,归根结底是阴阳的相对平衡受到破坏。调治的途径,须遵循《黄帝内经》所说"谨察阴阳所在而调之,以平为期"。即审清阴阳的虚实盛衰所在,恰当地施用药食,以恢复阴阳的平衡。具体原则是:"有余者损之",如阴盛的实寒证必须驱寒以泻阴,阳盛的实热证必须泻热以救阴;"不足者补之",如阴虚的虚热证当补阴以除虚热,阳虚的虚寒证当温补阳气以祛内外之寒等。

(二)协调脏腑

脏腑之间、脏腑与躯体之间是一个统一的整体。脏腑病变可以反映到躯体某一局部,局部病变可以体现某一脏腑病变。一个脏腑发生病变,会影响其他脏腑的功能。食疗时应协调脏腑之间、整体与局部之间的关系,恢复机体相互间的生理平衡。如头痛耳鸣、面红目赤,烦躁易怒,肝阳上亢的病证,既可食菊花饮、芹菜粥等以清肝潜阳;也可食山药粥、益脾饼等以护中土,以免木旺克脾;又可食桑椹膏、猪肾羹等滋肾水以涵肝木;或食竹叶粥等泻心火,以达实则泻其子的目的。

二、三因制宜原则

"三因"制宜是指"因人、因时、因地"制宜。人有男女、老幼、壮衰的不同,对病邪的抵抗力、病后恢复的能力等均存在明显差异。时序有四时寒暑的变更,在时序的这些变化中,人体的阴阳气血随之变化,在病理过程中对病邪的抗御能力亦不同。地理的南北高下,环境的燥湿温凉,也使人体的正气产生很多变数。由于这些差异的存在,对同一病症的施膳就不能千篇一律,必须根据各自的不同状态,制订相应的适宜措施,才能达到良好的调治效果。

三、辨证施食原则

辨证施食强调个体有着诸多的生理差异,须借助"因人制宜"的针对方法加以解决,故可称作为"个体营养学"。所谓"辨证",就是将诊所收集的资料症状和体征,通过分析、综合,辨清疾病的原因、性质、部位以及邪正之间的关系,概括判断为某种性质的"证"。"施食"则是根据辨证的结果,确定相应的食疗方案方法。同样,辨证是决定食疗方案的前提和依据,施食则是实施该食疗方案以治疗疾病的手段方法之一。《普济方》记载"若食气相恶,则伤精也,形受味以成也,若食味下调,则损形也",凸显了因人配膳的重要性。

(一)同病异食

同病异食是指相同的疾病,因证不同而食用不同的饮食。如胃脘痛,因病因、体质、生活环境、治疗经过的不同,可表现为不相同的证,选择的膳食也就有区别。饮食所伤,应食山楂糕、萝卜粥等以消食和胃;寒伤胃阳,应食高良姜粥、豆蔻鸡等温胃止痛;肝气犯胃,应食梅花粥、饮佛手酒、玫瑰花茶等疏肝和胃;脾胃虚寒,宜食鲫鱼羹、大麦汤等健脾温胃;胃阴不足,宜食沙参粥、益胃汤等养阴益胃。又如麻疹,系小儿感受麻毒后的常见传染病,随着病理的演变过程,出现初、中、末三期不同证的变化,饮食也应辨证配制。初期证见麻疹未透,宜食干葛粥等发表透疹;中期证见肺热壅盛,宜食石膏粥等清热解毒;后期余热未尽,肺胃阴伤证,宜饮甘蔗茅根汁等养阴清热。

（二）异病同食

异病同食是指不同的疾病,如果出现相同的证,可选择相同的饮食。如患久泻、脱肛、便血、崩漏、子宫下垂等,这些不同疾病,在各自发展过程中,可出现同一病理过程,表现为相同的中气下陷证,就都可选食参苓粥、归芪鸡等提升中气。

同病异食与异病同食,是辨证论治在食疗学上的体现,它们都是根据疾病的本质,有针对性地选择饮食,故辨证施食是提高食疗效果的基本原则。

四、平衡膳食原则

平衡膳食原则,即在可能的情况下,尽可能食用多种食物,而使种类齐全,数量充足,比例适当,避免偏食。嗜食某种食物可致使体内某些营养物质缺乏,谷物、肉类、蔬菜、水果,在膳食中均应尽可能占有适当比例,以保证机体的需求。在日常生活中,经常可见到因为饮食偏嗜而引发的疾病,如过食辛辣温热性食物,可造成口渴咽干、腹痛便秘等。尽管食物都有营养机体的作用,但因其性能不同,偏嗜不仅起不到营养作用,反而会导致脏腑功能失调,阴阳乖戾,危害健康,滋生疾病。

第三节 中医食疗常用方法及应用

选择具有不同功能的食物,或通过食物与中药配伍,经过烹调加工,可以制成体现中医汗、下、温、清、和、补、消等不同治疗法则的饮食。主要食疗法则有汗法、化痰止咳法、清热法、理气法、补气健脾法、补血滋阴法、补肾益精法和益阴生津法。中医食疗的应用包括中医内科病症、外科病症、妇科病症、儿科病症、男科病症、皮肤科病症、眼科病症、耳鼻喉科病症的食疗等,鉴于本章节篇幅有限,此处不一一介绍,仅列举较为常见病症的中医食疗应用。

视频 6-3 食物类药膳原料

视频 6-4 药物类药膳原料

一、中医食疗常用方法

(一)汗法

汗法主要适用于表证,亦可用于麻疹初起,疮疡初起,浮肿兼见表证者。表证是指六淫之邪侵入肌表,病位尚浅,症见恶寒发热、头痛、身痛、脉浮等。辛温解表法具有散寒解表、宣肺止咳等作用。辛凉解表法具有清肺解表、止咳等作用。

(二)化痰止咳法

化痰止咳法是宣肺化痰法与止咳平喘法的总称。宣肺化痰法具有宣肺温化寒痰或清化热痰的作用。止咳平喘法是宣肺化痰平喘与益气润肺平喘的总称。宣肺化痰平喘法具有宣肺化痰、止咳平喘的作用。益气润肺平喘法具有健脾补肾、益气润肺、平喘降逆的作用。

(三)清热法

清热法是清热泻火法与清热解毒法的总称。清热泻火法具有清热、泻火、除烦、生津、止渴的作用。清热解毒法具有清邪热、解热毒的作用。

(四)理气法

理气法是疏肝理气法与健胃行气和中法的总称。疏肝理气法具有疏肝解郁、理气宽中的作用。健胃行气和中法具有理气健脾、燥湿化痰的作用。

(五)补气健脾法

补气健脾法是补气法与健脾法的总称。补气法具有补肺气、益脾气、增强脏腑功能、强壮体质等作用,适用于气虚体质和气虚证患者。健脾法具有健脾除湿、益气升降等作用,适用于脾虚体质或表现为脾虚证的患者。

(六)补血滋阴法

补血滋阴法是补血法与滋阴法的总称。补血法具有增强生血功能、补充血液不足和补心养肝、濡养身体等作用,适用于营血生化不足,久病血虚及各种失血后之血虚证。滋阴法具有滋补阴液、濡养筋骨、涵敛阳气等作用,适用于阴虚体质或热病久病后阴液不足的患者。

(七)补肾益精法

补肾益精法具有补肾气、充元阳、填精髓、强筋骨等作用,适用于肾气不足、精髓亏虚所致的发育迟缓、早衰或遗精不育等症。

(八)益阴生津法

益阴生津法是益胃生津法与润燥生津法的总称。益胃生津法具有益胃阴、生津液的作用,适用于津液不足、口干唇燥、便秘等症。润燥生津法具有润肺燥、生津液的作用,适用于肺燥津伤、咳嗽咽干等症。

二、中医食疗的应用

(一)感冒

1.风寒型感冒

(1)临床表现:恶寒发热、头痛、身痛、关节酸痛。

(2)饮食原则:宜清淡素食,忌荤腥生冷食品。

(3)食物疗法。

①葱姜茶汁:葱白7根,鲜生姜20克,洗净切片捣烂取汁。茶叶5克,用开水冲泡数分钟即加入葱姜汁,趁热服下。

视频 6-5 保健养生类药膳
——健美减肥药膳

②苏叶汤:鲜紫苏叶15克,鲜生姜10克切片,水煎汤加入食盐2克,趁热服下。每日煎服2次。每日1剂,服2~3日。

2.风热型感冒

(1)临床表现:发热怕风,头痛咽痛、咳嗽,有时黄痰。

视频 6-6 保健养生类药膳
——润肤养颜药膳

(2)饮食原则:多食易消化食物,忌辛辣甜食。

(3)食物疗法。

菊花饮:菊花10克,金银花15克,薄荷5克,桑树根皮(去外层栓皮留下白皮)10克切成丝,加水煎煮取汤饮服。每日1剂,每日煎服2~3次,连服2~3天。

视频 6-7 保健养生类药膳
——延年益寿药膳

3.胃肠型感冒

(1)临床表现:发热头胀,脘腹疼痛,恶心呕吐或腹泻食呆。

(2)饮食原则:宜清淡素食、忌动物脂肪性食物。

(3)食物疗法。

视频 6-8 保健养生类药膳
——益智健脑药膳

藿香姜枣汤:鲜土藿香15克,橘子皮6克,鲜生姜10克。均洗净切碎,加入红枣5个,水煎服2次。每日1剂,连服3天。

(二)咳嗽

1.肺寒咳嗽

(1)临床表现:咽痒咳嗽,咯痰色白清稀多泡沫。

(2)饮食原则:宜食富含营养的食品,忌食辛辣生冷。

(3)食物疗法。

①葱白粥:带须根葱白20克,与大米50克同煮粥,分1~2次服完,连服3天。

②三汁饮:鲜生姜20克,萝卜100克,梨1只。将它们去皮切丝捣烂取汁。分2次服(也可加入开水温服)。每日1剂,连服5天。

2.肺热咳嗽

(1)临床表现:咽燥痒痛,咯痰色黄或夹血,口干喜饮。

(2)饮食原则:物含盐分稍低,忌辛辣荤腥食品。

(3)食物疗法。

①梨贝饮:梨1只,去核,川贝母10克研粉置梨内,再加上适量冰糖置碗内,隔水蒸1小时左右,取出,分2次饮汁。每日1剂,咳减或痊愈为止。初咳有外邪者忌用。

②四汁饮:荸荠20个,萝卜200克,梨1只,鲜藕300克(若痰中无血也可不用藕)。将此四物分别去皮,锉碎,用纱布包压汁。将汁分2次服用,每日1剂,连服3~5天。

3.肺虚咳嗽

(1)临床表现:咳嗽日久,气短气喘,活动后加重,痰少,多汗。

(2)饮食原则:宜清淡素食及瘦肉、鱼、蛋类,忌甜食过多,严禁烟酒。

(3)食物疗法。

①百合木耳粥:先将百合100克,大米100克共煮八成熟,然后将黑木耳15克,洗净加入,再同煮熟,加入冰糖适量搅匀。此粥分2次服完,每日1剂,连服7~10天。

②银杏粥:将银杏(又名白果)50粒,去壳、去皮,与大米100克煮成粥,再加入100毫升豆浆,烧开。分2次服完,每日1剂,连服7~10天。

(三)胃部疾病

1.胃热痛

(1)临床表现:胃部灼痛、痛急、泛酸,口干、口苦。

(2)饮食原则:以少食多餐为宜,忌醋、辣、浓茶等刺激性强的食物以及煎炸硬固性食物。

(3)食物疗法。

①胡萝卜荸荠饮:胡萝卜250克,荸荠250克,洗净去皮去尖,分别切成小块,同煮汤饮用,常饮之。

②肉松番茄汤:水烧开后加入肉松 20 克,番茄 50 克,再烧沸即可,加适量味精、麻油、食之。可常服。

2. 胃寒痛

(1)临床表现:胃痛突发,有冷感,喜温之,泛吐清水。

(2)饮食原则:以软、热、烂、少量多餐为宜,忌荤腥生冷食品。若伴有溃疡出血,量少者进流质,如牛奶、藕粉、粥汤、烂面条等;量多者应禁食,出血停止 24 小时后,才可以给少量流质。胃病饮食调养至少维持 2 个月。

(3)食物疗法。

①红糖姜茶:鲜生姜 20 克,洗净切碎,加入适量红糖,开水冲茶服。每日 1 剂,服 2~3 日。

②椒枣汤:红枣 10 枚,洗净煮汤,取汤加白胡椒末 5 克,红糖适量,搅匀,1 次服下。每日 2 次,连服 2 日。

(四)急性肠炎

1. 寒湿泻

(1)临床表现:腹泻稀溏或水样,腹痛、肠鸣、食欲减退,或兼寒热,头痛,身痛。

(2)饮食原则:宜清淡食物,忌生冷瓜果及高脂肪食物。

(3)食物疗法。

①萝卜姜茶汁:生萝卜 200 克,鲜生姜 30 克,去皮切片捣汁,取汁,茶叶 5 克,泡浓茶去茶渣,加入萝卜生姜汁,和匀,分次乘热服用,每日 1~2 剂,连服 3 日。

②焦米汤:粳米 200 克,洗净,晾干后用文火炒至深黄色(与饭锅巴色类似),取出加水煮沸 20 分钟,将汤倒出,分次频服;亦可用焦锅巴 100 克,加水煮后取汤服。每日服数次,1 日 1 剂,连服 3 日。

2. 湿热泻

(1)临床表现:腹痛,泄泻之物色黄而臭,肛门有灼热感,小便也黄赤。

(2)饮食原则:宜无油少渣半流质食物,忌生冷瓜果及脂肪性食物。

(3)食物疗法。

①马齿苋粥:鲜马齿苋 200 克,洗净,切碎待用,大米 50 克,煮粥,接近熟时加入马齿苋、盐适量,食用。每日 1~2 剂,连服 3~5 日。

②冬瓜薏米粥:冬瓜 200 克,去皮去籽洗净切小块待用,薏米(薏苡仁)50 克,洗净,浸泡 2 小时,大米 100 克,洗净,同煮至半熟时加入冬瓜,煮成粥,分 2 次食用。每日 1 剂,连服 3~5 日。

(五)肾盂肾炎、膀胱炎

1.急性发作期

(1)临床表现:尿频尿急不爽,尿道有灼热疼痛感,且伴有血尿,有时也有蛋白尿。

(2)饮食原则:宜清淡素食,多饮茶水,忌烟酒。

(3)食物疗法。

①荠菜汤:鲜荠菜 300 克,洗净,沸水烫煮,其汤代茶饮(或煮汤食用)。每日 1 剂,连服 3 日。

②绿豆汤:绿豆 50 克,洗净,加水煮沸 15 分钟,以汤代茶饮。每日 1 剂,连服 3 日。

2.慢性期、缓解期

(1)临床表现:尿时灼热疼痛减轻或消失,有尿频尿急现象,腰部酸痛感,尿液检查红细胞、白细胞明显下降,甚至消失。

(2)饮食原则:可进富含营养的食品,忌辛辣刺激品。

(3)食物疗法。

①猪腰汤:猪腰 2 只,剖开后去白色筋膜,漂洗干净,加水及葱、姜、酒、盐适量,文火煮烂,连汤食之。亦可将腰子切成腰花,加佐料炒熟食之。可经常服用猪腰汤。

②猪脬汤:猪膀胱 1 只,洗净,加黄芪 50 克,同煮熟,喝汤。此疗法多用于尿频症状缓解较慢者。

(六)胆囊炎、胆石症

1.临床表现

急性胆囊炎、胆石症多突然发病,右上腹绞痛或剧痛,并向右肩部放射,恶心呕吐,伴恶寒发热、黄疸等症。若久延不愈,反复发作,可转为慢性胆囊炎、胆石症。而慢性胆囊炎,胆石症往往因多食油脂、受凉劳累、情绪郁怒等而诱发。

2.饮食原则

多吃蔬菜、水果,少食油脂类食物;忌动物脂肪、动物内脏、辛辣烟酒等。

3.食物疗法

(1)猪蹄汤:猪脚蹄 1 只,生葱 250 克。猪蹄去毛洗净,在沸水中煮几分钟捞出再洗净,加入生葱,煨烂后,将汤喝下,连服 3 天,对排石有利。

(2)萝卜香菇汤:萝卜 200 克,洗净,切成条状或块状,香菇 30 克,浸泡洗净,瘦肉 250 克。先用瘦肉煮汤,再入萝卜、香菇,待萝卜烂后再加盐、味精、麻油适量。分数次服用。可经常食之。

(七)眩晕

1.肝阳上亢型眩晕

(1)临床表现:阳亢风动,风火上扰、眩晕耳鸣、头痛且胀、恼怒加重、面色潮红、少寐多梦。

(2)饮食原则:忌食烟酒,食物无特殊禁忌,但要避免精神刺激。

(3)食物疗法。

①天麻鸡蛋汤:天麻 15 克,水煎 1 小时后去渣,加入打匀的鸡蛋 1~2 只,隔水蒸熟,食之。每日 1 剂,连服 10 天。

②菊花茶:白菊花 10 克,开水冲泡代茶饮。每日 1 剂,连服 10~15 天。

2.气血两亏型眩晕

(1)临床表现:久病不愈,耗伤气血,或失血之后,虚而不复,或思虑劳倦,使脾胃虚弱而气血生化乏源,以致气血两虚,气虚则清阳不展,血虚则脑失所养,皆能导致眩晕。眩晕发作,面色苍白,唇甲乏华,心悸失眠,神倦懒言,饮食减少,活动则加剧。

(2)饮食原则:宜食富有营养且易消化食物,如肉、鱼、蛋、奶等,且避免过劳。

(3)食物疗法。

①母鸡黄芪汤:母鸡宰杀去毛、去肠杂洗净,且尽量去除腹部及皮下脂肪,加入黄芪 100 克,当归 50 克,菊花 40 克,荷叶 50 克。先将鸡和黄芪文火煮至 8 成熟,再加入当归、菊花、荷叶共煮熟。喝汤吃鸡肉。2~3 日服完,连吃 3~5 只鸡。

②芝麻胡桃泥:黑芝麻 100 克,文火炒熟,胡桃肉 100 克,鲜桑叶 100 克(去叶脉络),共捣烂如泥,加入蜂蜜适量调匀。每次服 10 克(约 1 大匙),每日服 2~3 次。连续 1~2 个月。

3.肾精不足型眩晕

(1)临床表现:眩晕、耳鸣、精神萎靡、失眠、多梦、健忘、腰膝酸软,五心烦热,但肢却不温,男子可能有遗精症状。

(2)饮食原则:宜食营养丰富而易于消化的食物,忌烟酒、节制房事。

(3)食物疗法。

①木耳汤:木耳 20 克,桑椹子 50 克,水煎汤,喝汤吃木耳。每日 1 剂,连服 10 日。

②天麻菊花枸杞粉:天麻 50 克,菊花 50 克,枸杞 30 克,共研末。每次服 10 克,每日 2 次,开水送服。连服 7 日。

4.痰浊中阻型眩晕

(1)临床表现:眩晕,头重如蒙,胸闷,恶心,食少多寐,疲倦少神等。

(2)饮食原则:少食肥腻之品,戒除烟酒,加强体育锻炼,并做到持之以恒。

(3)食物疗法。

①天麻白术汤:天麻20克,白术15克,生姜10克,大枣5枚,煎汤服。每日1剂,连服7日。

②橘皮竹青(竹茹)汤:橘皮10克、鲜竹三节,刮去外皮,刮取二青、茯苓20克,三物用水煎汤服。每日1剂,连服7日。

(八)高血压

1.临床表现

临床上以头痛头晕、面赤升火、心慌、手足麻木、心情烦躁、易怒易忧为主证。

2.饮食原则

宜清淡素食,少食动物脂肪及高胆固醇食物,每餐不宜过多过饱,禁辛辣烟酒。

3.食物疗法

(1)糖醋大蒜:将大蒜头用糖、醋、盐各适量腌透,每天早晨空腹吃1~2个。连服7~10日。

(2)竹笋木耳豆腐汤:竹笋250克,豆腐150克,木耳30克。将木耳漂洗干净备用,先把竹笋加水烧熟,后加入豆腐、木耳、盐、味精、麻油食用。可经常吃,既可单独吃,也可搭干饭吃。

(九)高脂血症、动脉硬化、冠心病

1.临床表现

高脂血症是促使动脉硬化,形成冠心病主要因素。早期基本无症状,或有头昏乏力,常累及脑、冠状动脉,发生冠状动脉、脑动脉硬化,引起冠心病、心绞痛;中期胸闷隐痛、心悸、头昏、怕冷,唇舌暗紫;后期胸闷如塞,心痛,甚至痛及左肩臂,全身乏力,食欲减退,发展严重者会引起脑血管痉挛、脑栓塞、脑溢血等病变,从而危及生命。

2.饮食原则

饮食以植物油、瘦肉、鱼、豆类、蛋白质、新鲜水果、蔬菜为主,忌食动物脂肪及高胆固醇食物,禁食辛辣、咖啡、浓茶刺激品。

3.食物疗法

(1)海参鸡汤:母鸡一只,宰杀去毛、去肠杂,加佐料煨汤,取鸡汤500毫升,加入洗净的海参200克、蘑菇100克,冬笋100克,同煮煨汤。喝汤吃鸡。2～3天吃一只鸡。

(2)蘑菇鸡蛋汤:蘑菇100克,洗净,加水煮汤,再将鸡蛋2只,打匀入汤,加盐、麻油食用。每日1剂,连服10日。

(3)竹笋肉片汤:竹笋150克,笋根500克,黑木耳15克,瘦肉片50克。先将笋根文火煮1小时,取出笋根,加入竹笋、黑木耳、肉片、葱、姜、盐,烧汤服用。经常食之。

(4)莲子红枣汤(粥):莲子20克,红枣30个,洗净,浸泡,加水煮烂。或将莲子煮至半熟,加入红枣、大米100克,共煮成粥,再加糖适量食用。每日1剂,或隔1～2日1剂,连服1～2个月。

(5)松子红枣粥:松子仁30克,红枣30个,大米100克。先将大米、红枣煮成粥,再加入松子仁、糖适量,和匀服用。每2日1剂,连服1～2个月。

(6)银耳红枣粥:银耳50克,红枣30个,大米50克。将银耳泡开洗净,煮烂,再将大米、红枣煮成粥,加入和匀烧沸,加糖适量,分早晚服之。每日1剂,连服数日。

(7)山楂茶:鲜山楂(干者亦可)10个,红茶5克,清晨开水冲泡,代茶频饮。晚间不宜再泡饮,以免失眠。每日1剂,连服1～2个月。

(十)中风

1.中经络

(1)临床表现:一般无神志改变,不经昏仆而突然发生口眼歪斜,语言不利,口角流涎,半身不遂。兼症中有发热恶寒、头痛身痛、肢体麻木不仁,或头晕目眩,面红烘热,失眠多梦,心悸虚烦,腰膝酸软。

(2)饮食原则:宜少油半流质或软饭,如瘦肉、鱼、蛋类,豆制品等营养食品,忌辛辣、烟酒。

(3)食物疗法。

①虾仁脊髓汤:虾仁30克,猪脊髓1条,洗净,切小段加葱、姜、酒煮汤,入盐少许食用。经常吃。

②黄鳝汤:黄鳝200克,去内脏,洗净,切成小段,加葱、姜、酒煮汤。亦可划成鳝丝炒食,亦可红烧吃。3日1次,连服1～2个月。

③虾仁烧海参:海参100克,洗净,切成条状,加入虾仁60克,共煮,加葱、姜、酒、盐适量,煮熟食用。可经常食用。

④蹄筋汤:猪蹄筋(或牛蹄筋)100克,水发,洗净,加姜、葱、酒、盐适量,文火

煨烂,加入笋尖、虾仁,青菜头适量,烧熟食用。2日1剂,连服1个月。

⑤山药粥:鲜山药150克,去皮洗净切片,加入红枣30克,大米50克,共煮粥食之。每日1剂,连服20~30克。

2.中脏腑

(1)临床表现:中脏腑者,病位较深,病情较重。每因恼怒、烦躁、用力过度而诱发。其主要表现为突然昏倒、肢体强痉等。兼症有小便不通、大便秘结、面色潮红、烦躁不安、气粗口臭、手足温热,或痰涎壅盛、静卧不烦、面白唇暗、四肢欠温。重者发为脱症。阴阳不相维系,表现为机体功能活动极度衰竭,目合口开、手撒鼻鼾、肢冷汗多、呼吸低微、二便失禁、四肢不收、舌体萎软、脉微欲绝、生命垂危。

(2)饮食原则:宜流质饮食,营养丰富而清淡,避免肥甘油腻及刺激性食物,多饮水,多食水果。

(3)食物疗法。

昏迷清醒后,可先进素半流质饮如菜粥、菜面、蛋汤等,逐渐增加适量的瘦肉、腰子、鱼丸等,但全天饮食还以素食为多。

(十一)心悸

1.气血两虚

(1)临床表现:心悸不安,胸闷气短,则更甚,善惊易恐,坐卧不宁,少寐多梦,头晕目眩,健忘,神倦自汗、盗汗、疲劳乏力等。

(2)饮食原则:宜补养、忌辛辣、烟酒、浓茶、咖啡之类。

(3)食物疗法。

①红枣母鸡汤:母鸡1只,宰杀洗净,放入姜、葱、盐煮汤,去沫加酒适量,再加入红枣,文火煨烂,食用。3日内分次服完,1个月内服3~5只鸡。

②烧猪心:猪心1只,洗净切块,加佐料红烧至熟,切片食用。经常服之。

③菠菜猪肝汤:猪肝100克,洗净,切成薄片,菠菜200克,洗净待用。先将一碗水烧开,入葱、姜、盐,加入猪肝及黄酒少许,再加入菠菜,煮沸后加入麻油、味精即可食用。可经常食之。

④桂圆莲子汤:莲子20克,浸泡2小时,加水文火煮烂,再加入去壳桂圆10个,同煮食用。每日1剂,连服1~2个月。

2.痰火上扰

(1)临床表现:心悸时发时止,受惊易发作,胸闷烦躁,失眠、痰多、头晕、无力、心神不安等。

（2）饮食原则：少食咸、辣、炙、炸之食品，多吃清淡易消化的食物。

（3）食物疗法。

①竹笋萝卜海带汤：竹笋 100 克，萝卜 250 克，海带 30 克。分别洗净切碎，同煮汤，加盐、味精、麻油食用。每周服 2～3 次，连服 2 个月。

②百合莲子汤：百合 30 克，莲子 30 克，洗净，浸泡 2 小时，先烧莲子，待烂，加入百合共煮烂，加糖食用。每日 1 剂，连服 1～2 个月。

③百合鸡蛋汤：百合 30 克，洗净，加水煮熟，鸡蛋 1 只，打入碗中搅匀，加入百合汤煮沸，加糖或盐适量，食用。每日 1 剂，连服 1～2 个月。

（十二）失眠（不寐）

1.临床表现

就寝时难以入睡或时睡时醒，或寐后易醒，或醒后难寐，甚至彻夜难眠。白天头晕头胀，胸闷心烦，食欲下降，甚至耳鸣、健忘，大便不爽，小便不利等。

2.饮食原则

睡前不宜喝浓茶、咖啡、西洋参、红参类补品，也应忌烟酒。睡前要少说话、少思考，让大脑放松，才易入睡。

3.食物疗法

失眠者食疗一般在晚上临睡前 1 小时食用，更为有效。

（1）酸枣仁粥：酸枣仁 20 克，柏子仁 15 克，大米 50 克。将酸枣仁、柏子仁先用水煎汤，取汤加入大米煮成粥。每晚服。每日 1 剂，连服 7 日。

（2）红枣桂圆汤：红枣 20 个，桂圆 10 个，加水煮熟，连汤服下。每晚 1 剂，连服 7 日。

（十三）呕吐

1.胃寒呕吐

（1）临床表现：呕吐多为清水痰涎，脘闷不食，头眩、心悸，还可能出现恶寒发热，头身疼痛，四肢不温等。

（2）饮食原则：少吃多餐，勿食生冷瓜果等物。

（3）食物疗法。

①生姜砂仁汤：鲜生姜 100 克，砂仁 5 克，将鲜姜洗净，切片捣烂为泥，用纱布包好挤汁备用；砂仁加水烧半小时，去渣加入姜汁。1 次服下或分次服。每日 1 剂，连服 3 日。

②苏叶生姜汁：鲜紫苏叶 30 克，鲜生姜 30 克。将 2 者洗净捣碎，纱布包好挤汁，取汁用温开水送下。

③山楂生姜饮:山楂 10 克,鲜生姜(干者亦可)10 克,酱油 15 毫升。水煎汤代茶饮。每日 1 剂,连服 3 日。

④土豆生姜橘汁:橘子 1 只,土豆 1 只,生姜 5 克。将橘子去皮,土豆、生姜洗净去皮,共同捣烂,取汁,饭前服 1 匙(约 20 毫升),每日 3 次,连服 3 日。

⑤青竹生姜汤:青竹 1 节,切片,加鲜生姜 20 克,水煎汤,再加鲜苏叶 10克,煮沸即可,取汤服用。每日 1 剂,煎 2～3 次服,连服 3 日。

⑥生姜藕汁:鲜生姜 50 克,鲜藕 250 克,分别洗净去皮捣烂如泥,或锉碎,用纱布包好挤汁,分 2～3 次服完。每日服 1 次,连服 3 日。

2. 胃热呕吐

(1)临床表现:呕吐反复发作,时作干呕,或食毕即呕,口燥咽干,似饥而不欲食,或大便燥结等症。

(2)饮食原则:多食易消化的食物,忌食肥甘厚腻、辛辣烟酒等物。

(3)食物疗法。

①青竹甘蔗汁:青竹用刀削去头部,然后将竹弯曲接近地面插入瓶中(瓶子用绳扣在竹子上),过夜,让竹汁滴入瓶中即竹汁待用。甘蔗去皮去节洗净榨汁。取竹汁 5 毫升、甘蔗汁 50 毫升,加入开水 50 毫升,和匀,温服。每日 1～2次。连服 3～5 日。

②芦根和白茅根汤:芦根 100 克,白茅根 50 克(鲜者为佳),洗净切段,水煎汤服。每日 1 剂,连服 3 日。

③陈皮竹茹汤:橘皮(陈皮)15 克,竹茹(青竹二青)15 克,水煎服。每日 1剂,连服 3 日。

(十四)水肿

1. 临床表现

(1)风湿外袭,邪克肺腑:眼睑浮肿,继则全身浮肿,来势迅速,皮肤绷紧光亮,小便不利。或见恶风、发热、口干、喉痛等。

(2)疮毒内陷,热毒伤肾:咽喉肿痛或身患疮毒,眼睑浮肿,延及全身,小便不利,恶风发热等。

(3)脾不制水,肾虚水泛:面浮身肿,腰以下为甚,按之凹陷不起,腰痛酸重,面色少华,神倦肢冷,尿量减少等。

2. 饮食原则

多食清淡易消化的食物,忌盐、生冷、肥甘油腻食品,戒酒等。

3. 食物疗法

(1)浮萍荷叶散:浮萍 500 克晒干(约得 100 克),荷叶 200 克晒干(约得 100

克），共研细末。每次服 5 克，米汤送服，每日 3 次，连服 7～10 日。

（2）葫芦散：苦葫芦瓢 50 克，敲碎，微炒、研末。每次服 3 克，每日 3 次，连服 5 日。

（3）冬瓜散：大冬瓜 1 只，切盖去瓢，以赤小豆填满，煨至水尽，取出切片，同豆焙干，研末，每次服 10 克，冬瓜籽汤送服。每日 2 次，服完为止。

（十五）便秘

1.临床表现

大便干结，小便短赤，或腹中胀满而痛，欲便不得，或大便艰涩，排出困难，腹中冷痛，四肢不温，或习惯性便秘等。

2.饮食原则

宜多食新鲜蔬菜、瓜果（如多纤维的菠菜、芹菜、苋菜等）与果仁（芝麻、核桃仁、松子仁）；忌食辛辣刺激性食物，如大蒜、辣椒、酒等。

3.食物疗法

（1）淡盐开水：开水 200 毫升，加食盐少许，每日早晨空腹饮 1 次。

（2）泻叶茶：番泻叶 6 克，生大黄 6 克，开水泡茶饮。每日饮数次，每日 1 剂，连服数日。

（3）韭菜汁：韭菜叶捣取汁，取 15 毫升（约 3 匙），用开水送服。每日服 2～3 次，连服数日。

（4）豆油蜜炒鸡蛋：豆油 50 克，鸡蛋 1～2 只，炒熟后加蜜 50 克，1 次服下。每日 1～2 次，连服数日。

（5）白萝卜汁：鲜白萝卜 250 克，洗净去皮，锉碎，纱布挤汁，加蜂蜜适量。每日清晨空腹服。

（6）芝麻松子糊：黑芝麻粉 500 克，松子仁 500 克，蜂蜜 250 克，糯米粉 500 克，白糖适量。将松子仁压碎，与其他各物共放入锅中，加水适量，烧成糊状。每次服 50～100 克，每日 2 次，服完为止。

（7）木耳菠菜汤：黑木耳（或白木耳）20 克，洗净烧熟后加入菠菜 200 克，加食盐、味精适量，烧熟后加入麻油 30 克，分 2～3 次服或 1 次服下。连服数日。

（十六）糖尿病（消渴）

1.燥热炽盛

（1）临床表现：烦渴多饮，消谷善饥，尿频量多，口干舌燥。

（2）饮食原则：控制饮食及含糖量高的食物；忌辛辣烟酒。

（3）食物疗法。

①荞麦片粥:荞麦片 50 克,加水煮粥。早晚各服 1 次。连服 10～20 日。

②萝卜山药粥:萝卜 250 克,鲜山药(干者亦可)250 克,大米 50～100 克。将山药洗净蒸熟去皮切片,萝卜去皮切片,待用,先将大米煮粥,煮至 8 成熟后,加入山药,萝卜,共煮成粥,代食充饥。

③萝卜排骨汤:萝卜 500 克,排骨 250 克。先将排骨洗净。加葱、姜、酒、水煮汤。排骨熟后,再加萝卜,盐适量,萝卜熟后食用。可以经常服。

④煮南瓜:南瓜 500 克,去皮(也可以不去皮)切块,加水煮熟后,加入盐适量。代食充饥。

⑤河蚌冬瓜汤:河蚌肉 500 克,洗净,蚌肉周围用刀背敲松,加姜、葱、酒,在油锅内煸炒后加水煮烂,再加入冬瓜 1000 克,盐适量,烧熟食用,经常食之。

2.气阴两虚

(1)临床表现:病人饮水多而口渴,自汗,气短,尿频量多,大便不实或干。

(2)饮食原则:少食含糖量高的食物,以含糖量低的食物充饥,多食清爽而富有营养的食物,如瘦肉、猪腰、鱼、豆制品等。

(3)食物疗法。

①百合山药粥:百合 100 克,鲜山药 100 克(干者亦可),大米 50 克。百合浸泡 2 小时后与大米共煮至八成熟,将山药洗净蒸熟去皮切片加入粥中,共煮熟,食用。经常食之。

②葛根糊:葛根研磨成粉,每次取 50 克,水煮成糊状代食充饥。经常食用。

③芡实山药粥:芡实 200 克,山药 200 克,各浸泡 2 小时,与大米 50 克,共煮成粥,食用。

④黄芪猪腰汤:黄芪 100 克,煎汤去渣,猪腰 250 克,山药 100 克,洗净,切片,加入黄芪水,煮熟,加食盐少许,分 2～3 次吃完。每周服 2～3 剂。

⑤蘑菇瘦肉汤:鲜蘑菇 100 克,洗净,放油锅内煸炒加水煮沸后,加入瘦肉丝 50 克,葱、姜、盐适量,煮熟食之。每周吃 2 次。

(十七)痛经

1.临床表现

伴随月经周期出现小腹疼痛,一般多发生在经期前 1～2 日或行经第 1 天,随后逐渐减轻以至消失。疼痛程度有轻有重,疼痛部位多在下腹部,亦可波及全腹或腰骶部作痛、或下腹坠痛。疼痛性质有绞痛、刺痛、灼痛、掣痛、拒按,或隐痛、坠痛喜按,严重疼痛可出现恶心、呕吐、面色苍白、冷汗淋漓,甚至昏厥。经量少或行经不畅,经色暗有块,经质稠,经血排出疼痛可减,经净后疼痛自消。

痛经伴随月经周期出现,疼痛一般无腹肌紧张或反跳痛,无发热现象,疼痛呈阵发性,经血排出后即可缓解,经净后疼痛消失。以此可与阑尾炎、十二指肠溃疡、子宫肌瘤、卵巢恶性肿瘤、直肠癌等疾病引起的腹痛相区别。

2.饮食原则

在月经期间忌食生冷及刺激性食物。

3.食物疗法

(1)生姜葱白茶:鲜生姜 20 克,葱白连根 5 根,红糖 50 克,胡椒粉 5 克。将鲜生姜、葱白洗净压碎,放入锅内,加水 500 毫升,煮开后加红糖再烧 5~8 分钟,去渣盛汤,加胡椒粉,趁热服下。每日 3 次,连服 5~8 日。

(2)生姜艾叶茶:鲜生姜 20 克,艾叶 10 克,小茴香 10 克,红糖 50 克。将三味药加水共煎,加入红糖,趁热服。每日 1 剂,煎服 2 次,连服 5~8 日。

(3)山楂葵籽饮:山楂(去核)40 克,向日葵籽(去壳)20 克,同炒熟,捣烂,加水煎成浓汁,再加红糖 30 克,趁热服。每日 1 剂,连服数日。

(4)佛手陈皮茶:佛手 10 克,陈皮 5 克,洗净,沸水冲泡代茶饮。连服数日。

(十八)产后大便秘结

1.临床表现

产后大便秘结、临床上较常见。产后大便干燥,数日不解,或解时艰涩难下,但腹无胀痛,饮食正常。

2.饮食原则

除荤食外,适当增加蔬菜,尤其菠菜、芹菜为佳。忌食生冷水果、辛辣食物。水果隔水温后用亦可。

3.食物疗法

(1)大黄汤:炒大黄 10 克,枳实 10 克,当归 15 克。每日 1 剂,煎服 2,连服 3~4 日。

(2)番泻叶茶:番泻叶 3 克,大黄 3 克,陈皮 2 克。空腹泡茶喝。每日饮数次,连服 3~5 日。

(3)芝麻粥:芝麻炒熟压碎,粥煮好后将芝麻拌入粥中加适量红糖,食用。每日 1~2 次,连服 3~5 日。

(4)核桃豆浆:核桃 2 只,敲破去壳取仁,捣碎,冲入煮沸的豆浆 250 毫升。每日 1 次,连服 3~5 日。

(5)芝麻核桃松子泥:黑芝麻炒熟,核桃敲碎去壳取仁,松子仁。三味等量,共研碎如泥,加红糖适量拌匀。每次 1 匙,每日数次,连服 7~10 日或更长时间。

(6)蜂蜜饮:蜂蜜 50 毫升,温水冲服。每日 2 次,早晚空腹服之。连服数日。

(十九)产后乳少

1. 临床表现

产后哺乳,乳汁缺乏或全无,不够喂养婴儿,乳房无胀感而柔软,乳汁清稀,或平时乳汁正常,突然七情所伤后,乳汁骤减质稠,乳房胀硬而痛。全身症状则面色少华、神倦乏力,食欲不振或精神抑郁,胸胁胀痛,或形体肥胖,食多乳少,大便溏泻等。

2. 饮食原则

增加营养,尤其要富含蛋白质类食物和新鲜蔬菜,以及充足的汤水。但要视脾胃功能的强弱而选择饮食,避免肥甘厚味,以免反伤脾胃,造成气血不足而乳少。

3. 食物疗法

(1)鲤鱼通草汤:鲤鱼 1 条,通草 15 克,黄豆芽 50 克。鲤鱼宰杀去鳞及肠杂,放入锅中油煸后,加通草、黄豆芽及水、盐、姜、葱适量,煮汤。喝汤吃鱼。每日 1 剂,连服 3～5 日。

(2)豆浆海带汤:海带 100 克,漂洗干净,切片或丝,加入豆浆 300 毫升,共煮汤,服之。每日 1 剂,分 2 次服,连服 3～5 日。

(3)猪蹄路路通汤:猪蹄 2 只(约 1000 克)漂洗干净,加路路通 20 个,加水同煮,加葱、姜、盐、酒适量,文火煨烂,喝汤食肉。每日 1 剂,分 2 次服,连服 5～10 日。

(4)猪爪黄豆汤:猪爪 2 只,漂洗干净,加入黄豆 100 克,加水同煮,加葱、姜、酒、盐适量,文火煨烂食用。每日 1 剂,分 2 次服,连服 3～10 日。

(5)母鸡木通汤:母鸡 1 只,宰杀去毛,去肠杂洗净,加木通 20 克,王不留行子 15 克,加水同煮,放入葱、姜、盐、酒适量,文火煨烂。喝汤吃鸡,分数次服完。可连续服 3～5 只鸡。

(6)酒酿鸡蛋汤:酒酿 100 克,鸡蛋 2 只。先将鸡蛋打开,入沸水中煮至半熟,捞出。再将酒酿烧温,加入鸡蛋,红糖,服用。每日 1～2 次,连服 3～5 日。

(二十)更年期综合征

1. 临床表现

月经紊乱,如月经周期缩短或延长,月经过多或淋漓。由于阴血耗损,常见头晕耳鸣,心悸失眠,烦躁易怒,烘热汗出,或自汗、或盗汗等。上述症状可三三两两出现,轻重也因人而异。

2. 饮食原则

不宜食辛辣刺激之品,多食有营养易消化及蔬菜水果之类食品。

3.食物疗法

(1)小麦红枣甘草汤:浮小麦 50 克,红枣 10 枚,甘草 10 克。上三味加水共煎,去渣取汤,温服。每日 1 剂,煎服 2 次,连服数日。

(2)小麦灵芝糯米粥:浮小麦 50 克,灵芝 50 克(干品要浸泡 2 小时),糯米 50 克。将小麦、糯米洗净,灵芝切成丝或条状用纱布包好,一起放入锅内,加水适量煮粥,煮至九成熟时去灵芝袋,加入白糖 30 克,调匀,续煮片刻即可。温服。每日 1 剂,连服 5～7 日。

(3)枸杞萸肉糯米粥:枸杞 15 克,山萸肉 10 克,糯米 50 克。将枸杞、山萸肉洗净用纱布袋包好,与糯米同放入锅中,加水煮成稠粥即可,去枸杞、萸肉袋,加红糖适量,温服之。于每日早晨起床后空腹时服更佳,每日 1 次,连服 10 日。

(4)合欢益智粥:合欢花 30 克(鲜品 50 克),益智仁 6 克,糯米 50～100 克。合欢花洗净,益智仁研碎,一起用纱布袋装好,待糯米粥煮至八成熟时投入,续煮粥熟。或将合欢花益智仁煎汤,至糯米粥八成熟时将汤加入粥中共煮。温服,每日早晚各 1 次,连服 5～10 日。

思考题:

1.中医食疗的基本概念是什么?

2.中医食疗的原则有哪些?

3.中医食疗常用的方法有哪些?

4.什么是"五味"在中医食疗中的作用?

5.中医食疗注重的是什么样的饮食习惯?

6.中医食疗如何根据个体体质进行调理?

7.中医食疗如何应对消化不良的问题?

8.中医食疗如何应对血虚的问题?

9.中医食疗如何应对湿热体质的问题?

10.中医食疗如何应对气虚体质的问题?

参考文献

[1] Ayurvedic R S. Science of Food and Nutrition[M]. New York: Springer, 2014.

[2] Coveney J, Booth S. Critical Dietetics and Critical Nutrition Studies[M]. Cham,Switzerland: Springer,2019.

[3] Eastwood M. Principles of Human Nutrition[M] Manhattan: Wiley-Blackwell, 2013.

[4] Gerald J K, Watson R R, Preedy V R. Nutrients, Dietary Supplements, and Nutriceuticals[M]. Totowa,NY: Humana,2011.

[5] Ghosh SK, Sanyal T, Bera T. Antiproliferative and Apoptotic Effect of Methanolic Extract of Edible Mushroom Agaricus Bisporus Against Hela, MCF-7 and MDA-MB-231 Cell Lines of Human Cancer and Chemoprofile by GC-MS[J]. Plant Cell Biotechnology and Molecular Biology,2020,21 (39-40):109-122

[6] Jiang X, Hao J, Liu ZJ, et al. Anti-obesity Effects of Grifola Frondosa through the Modulation of Lipid Metabolism Via Ceramide in Mice Fed a High-fat Diet[J]. Food & Function,2021,12(15):6725-6739.

[7] Kadnikova IA, Costa R, Kalenik TK, et al. Chemical Composition and Nutritional Value of the Mushroom Auricularia Auricula-judae[J]. Journal of Food & Nutrition Research,2015,3(38):478-482.

[8] Kochhar S, François-Pierre M. Metabonomics and Gut Microbiota in Nutrition and Disease[M]. London: Springer,2015.

[9] LeBlanc DI, Villeneuve S, Beni L H, et al. A National Produce Supply Chain Database for Food Safety Risk Analysis[J]. Journal of Food Engineering,2015,147:24-38.

[10] Lentle R G,Janssen P W M. The Physical Processes of Digestion[M]. New York: Springer International Publishing,2014.

[11] Meng M,Zhang R,Han R,et al,2021. The Polysaccharides from the *Grifola frondosa* Fruiting Body Prevent Lipopolysaccharide/D-galactosamine-induced Acute Liver Injury Via the miR-122-Nrf2/ARE Pathways[J]. Food & Function,2021,12(5):1973-1982.

[12] Pee S D, Taren D, Bloem M W. Nutrition and Health in a Developing World[M]. Cham,NY:Humana,2017.

[13] Preedy V R, Hunter L, Patel V B. Diet Quality:An Evidence-based Approach. Volume 2[M]. New York:Humana Press,2013.

[14] Preedy V R, Hunter L, Patel V B. Diet Quality[M]. Totowa,NY:Humana,2013.

[15] Rademacher C. The Three Dimensional Food Pyramid[J]. Ernahrungs-Umschau,2008;55:44-51.

[16] Rippe J M. Nutrition in Lifestyle Medicine[M]. New York:Springer International Publishing,2017.

[17] Rippe J M. Nutrition in Lifestyle Medicine[M]. New York:Springer International Publishing,2017.

[18] Semba R D, Bloem M W, Piot P. Nutrition and Health in Developing Countries[M]. Totowa,NY:Humana,2008.

[19] Song X L, Sun W X, Cui W J, et al. A polysaccharide of PFP-1 from Pleurotus Geesteranus Attenuates Alcoholic Liver Diseases Via Nrf2 and NF-κB Signaling Pathways[J]. Food & Function,2021,12:4591-4605.

[20] Song X L, Zhang J J, Li J, et al. Acetylated Polysaccharides from Pleurotus Geesteranus Alleviate Lung Injury Via Regulating NF-κB Signal Pathway[J]. International Journal of Molecular Sciences,2020,21(8):2810-2810.

[21] Tarabella A, Burchi B. Aware Food Choices:Bridging the Gap Between Consumer Knowledge About Nutritional Requirements and Nutritional Information[M]. New York:Springer International Publishing,2016.

[22] Tomas-Hernandez S, Blanco J, Garcia-Vallvé S, et al. Anti-inflammatory and Immunomodulatory Effects of the *Grifola frondosa* Natural Compound *o*-Orsellinaldehyde on LPS-challenged Murine Primary Glial Cells. Roles of NF-κβ and MAPK[J]. Pharmaceutics, 2021,13(6):806-806.

［23］ Uribarri J，Vassalotti J A. Nutrition，Fitness，and Mindfulness［M］. Cham，Switzerland：Humana，2020.

［24］ Uribarri J，Vassalotti J A. Nutrition，Fitness，and Mindfulness［M］. Cham，Switzerland：Humana，2020.

［25］ Xiao C，Jiao CW，Xie YZ，et al. *Grifola frondosa* GF5000 Improves Insulin Resistance by Modulation the Composition of Gut Microbiota in Diabetic Rats［J］. Journal of Functional Foods，2021，77：104313.

［26］ Yang WW，Wu J，Liu WM，et al. Structural Characterization，Antioxidant and Hypolipidemic Activity of *Grifola frondosa* Polysaccharides in Novel Submerged Cultivation［J］. Food Bioscience，2021，42：101187.

［27］ Yanniotis S，Taoukis P，Stoforos N G，et al. Advances in Food Process Engineering Research and Applications［M］. New York：Springer International Publishing，2013.

［28］ 百万个为什么. 为什么说驼峰里装的不是水［J］. 科学大观园，2003 (12)：29.

［29］ 蔡圆圆，林丹，山若青，等. 2016—2017 年温州市市售蔬菜中有机磷农药残留监测结果分析及膳食暴露风险评估［J］. 中国卫生检验杂志，2019(22)：2792-2794，2801.

［30］ 陈力嘉，洪洁，宁光. 断食疗法的研究现状及前景展望［J］. 中华内分泌代谢杂志，2018，34(12)：1072-1076.

［31］ 陈万超，杨焱，于海龙，等. 七种干香菇主要营养成分与可溶性糖对比及电子舌分析［J］. 食用菌学报，2015，22(1)：61-67

［32］ 陈惜燕，蒲鹏，康靖全，等. 8 种食用菌游离氨基酸的组成及含量比较［J］. 西北农林科技大学学报(自然科学版)，2017，45(5)：183-190.

［33］ 崔保威，李梦璐，宋京城，等. 肉制品加工中有害物监控技术研究进展［J］. 食品工业科技，2020，41(19)：369-373，379.

［34］ 戴若平，王霞. 食品加工中的杀菌技术应用研究［J］. 食品加工与包装，2022，(1)：130-133.

［35］ 丁晓雯，柳春江. 食品安全学［M］. 2 版. 北京：中国农业大学出版社，2016.

［36］ 杜鹏，霍贵成. 传统发酵食品及其营养保健功能［J］. 中国酿造，2004，132 (3)：6-9.

［37］ 段夏菲，曾雅，李映霞，等，2020. 食品安全指数法评估广州市海珠区果品中有机磷类农药残留的风险［J］. 中国卫生检验杂志，2020，30(1)：87-90.

［38］高兴岗,李霞,王文亮,等.人类膳食结构的变迁及其影响因素[J].农产品加工·学刊,2009(2):64-66.

［39］葛宇.食品安全检测技术概论[M].北京:中国质检出版社,2015.

［40］顾佳升.牛奶加工单元操作(一)牛奶的标准化[J].中国乳业,2016(169):67-69.

［41］顾佳升.牛奶加工单元操作(二)乳脂肪的分离[J].中国乳业,2016(170):70-73.

［42］郭姣.健康管理学[M].北京:人民卫生出版社,2020.

［43］郭利亚,赵广英,武旭芳,等.牛奶主要热处理工艺对比分析[J].中国乳业,2016(170):70-73.

［44］国家心血管病中心,中国医师协会,中国医师协会高血压专业委员会,等.中国高血压临床实践指南[J].中华心血管病杂志,2022,50(11):1050-1095.

［45］国家质监总局,中国国家标准化管理委员会.中华人民共和国国家标准:糖果分类(GB/T23823-2009)[S].北京:中国标准出版社,2009.

［46］韩建东,万鲁长,杨鹏,等.刺芹侧耳菌渣对肺形侧耳(秀珍菇)生长和营养成分的影响[J].菌物学报,2014,33(2):433-439.

［47］韩兴鹏,张强,李洋洋,等.猴头菇药理活性及生物活性物质的研究进展[J].食用菌,2018(1):1-5,8.

［48］贺学,张瑶,康龙丽.格陵兰岛因纽特人饮食和气候适应性的遗传特征[J].国外医学(医学地理分册),2016(3):283-285.

［49］胡海云.无糖饮料热量少就可以畅饮吗?[J].知识就是力量,2017(7):95.

［50］胡小松,廖小军,陈芳,等.中国果蔬加工产业现状与发展态势[J].食品与机械,2005,21(3):4-10.

［51］黄燕,刘力,王小健,等.肉制品卫生质量调查研究[J].中国动物检疫,2010,27(3):19-20.

［52］蒋爱民,赵丽芹.食品原料学[M].南京:东南大学出版社,2007.

［53］蒋钰,杨金辉.美容营养学[M].2版.北京:科学出版社,2023.

［54］蒋云升.烹饪卫生与安全学[M].北京:中国轻工出版社,2020.

［55］劳拉·罗.食物信息图[M].王尔笙,译.北京:北京联合出版公司,2017.

［56］蕾切尔·劳丹.美食与文明[M].杨宁,译.北京:民主与建设出版社,2021.

［57］李娟,黄木花,燕一波,等.植物油中掺煎炸动物油的近红外快速无损检测[J].食品与机械,2020,36(6):99-102.

[58] 李明华.食品安全概论[M].北京:化学工业出版社,2014.

[59] 李明杨,牛希跃,许倩,等.新疆传统腌制对烤羊肉食用品质及杂环胺含量的影响[J].食品科学,2021,42(1):115-123.

[60] 李增宁.健康营养学[M].北京:人民卫生出版社,2019.

[61] 林江.食物简史[M].北京:中信出版集团,2020.

[62] 林忠宁,陈敏健,刘明香,等.双孢蘑菇菇脚氨基酸含量的测定及营养评价[J].氨基酸和生物资源,2011,33(4):20-23.

[63] 刘昭纯.国民饮食变化的特点与对策[J].扬州大学烹饪学报,2007(1):31-34.

[64] 鲁静,周催,孙娜,等.丙烯酰胺生殖和发育毒性及其生物标志物的研究进展.食品安全质量检测学报,2014(2):457-462.

[65] 鲁煊.N—亚硝基化合物对人体的危害及防治措施研究[J].食品研究与开发,2014,35(2):128-130.

[66] 吕国英,陈建飞,刘世柱,等.三种猴头菇不同生长阶段的营养成分分析[J].食药用菌,2019,27(3):177-179.

[67] 马志敏,王吉云.饮食与心血管疾病预防中的热点问题研究[J].中国全科医学,2016,19(36):4423-4427.

[68] 玛尔塔·萨拉斯卡.食肉简史[M].陆俊迪,译.海口:海南出版社,2020.

[69] 孟洋,白淼,戚红卷,等.驻京部队食品安全风险监测结果分析[J].中国消毒学杂志,2020,37(2):126-128,131。

[70] 牛玉蓉,宋爽,刘宇,等.野生与人工栽培的金针菇营养成分比较[J].食药用菌,2016,24(6):413-415.

[71] 帕克(Park R).食品科学导论[M].2版.江波,等译.北京:中国轻工出版社,2007.

[72] 潘琦,李琰华.不同的饮食模式在防治疾病中的应用[J].中国乡村医药,2022,29(11):72-76.

[73] 青远.当前市场上乳制品的种类和特性[J].中国药品监督,2004(1):62.

[74] 阮征,吴谋成.我国果蔬贮藏保鲜产业的现状与发展对策[J].食品与发酵工业,2002,28(5):60-64.

[75] 食品伙计.阿特金斯减肥法[J].食品与生活,2017(9):76.

[76] 宋婷婷,范丽军,冯伟林,等.不同水稻品种的稻草栽培双孢蘑菇比较试验[J].食药用菌,2020,28(4):268-271.

[77] 宋小亚,刘德云,路新彦,等.特色猴头菇菌株"丽猴1号"的综合评价研究

[J].中国食用菌,2021,40(7):25-29.

[78] 苏光路.脂肪——因纽特人的健康密码[J].科学养生,2013(11):44-45.

[79] 苏扬,陈云川.泡菜的风味化学及呈味机理的探讨[J].中国调味品,2001 (4):28-32.

[80] 孙亮,陈江,章荣华.食源性疾病检测知识[M].杭州:浙江工商大学出版 社,2021.

[81] 孙若玉,任亚妮,张斌.生物性污染对食品安全的影响[J].食品研究与开 发,2015,36(11):146-149.

[82] 孙恬,姚松君,刘凤松,等.我国四大产区香菇的营养成分比较[J].现代食 品科技,2021,37(12)97-103,293.

[83] 孙玉军,江昌俊,任四海.秀珍菇多糖对D-半乳糖致衰老小鼠的保护作用 [J].食品科学,2017,38(5):251-256.

[84] 孙长颢.营养与食品卫生学[M].北京:人民卫生出版社,2017.

[85] 田凤美,刘丽丹,高玉霞,等.老年性痴呆病的饮食研究[J].护理研究, 2009,23(6):1509-1510.

[86] 王翠翠,崔成伟,陈屏,等.金针菇化学成分及药理活性研究进展[J].菌物 研究,2021,19(3):207-216.

[87] 王德志,马传国,王高林.专用油脂在食品工业中的应用[J].中国油脂, 2008.33(4):7-12.

[88] 王国红,马怀良,律凤霞,等.黑木耳多糖的生物活性研究进展[J].中国林 副特产,2:88-92.

[89] 王际线.食品安全学[M].北京:中国轻工业出版社,2018.

[90] 王琦.茶饮料混浊的形成原因及解决办法[J].湛江海洋大学学报,2001, 21(2):83-87.

[91] 王青云,2023.成人"三高"和青少儿生长迟缓食养指南发布[J].中医药管 理杂志,(2)(3):59.

[92] 王帅.酒量大小和什么有关[J].肝博士,2022(3):47.

[93] 王思维.油炸食品丙烯酰胺生成及其感官评价方法研究[D].大连:大连工 业大学,2018.

[94] 王卫国,张仟伟,李瑞静,等.金针菇多糖的生理功能及其应用研究进展 [J].河南工业大学学报(自然科学版),2016,37(1):120-128

[95] 王振平.因纽特人饮食的秘密[J].知识就是力量,2013(7):40-41.

[96] 魏新哲,商淑菲,李娜,等.饮食模式与癌症发生的关系研究进展[J].预防

医学情报杂志,2020,36(1):62-70.

[97] 吴翠珍.医学营养学[M].北京:中国中医药出版社,2017.

[98] 吴圣进,吴小建,陈雪凤,等.不同栽培原料对双孢蘑菇子实体品质的影响[J].食用菌,2018,40(5):68-70.

[99] 夏文水.食品工艺学[M].北京:中国轻工出版社,2018.

[100] 夏延斌,钱和.食品加工中的安全控制[M].北京:中国轻工出版社,2005.

[101] 谢梦洲,朱天民.中医药膳学[M].3版.北京:中国中医药出版社,2016.

[102] 徐朝晖,姜世明,付培武.双孢蘑菇子实体多糖的提取及其对癌细胞的抑制[J].中国食用菌,1997,16(4):5-7.

[103] 徐孟云,章家清,王怡文.城镇居民饮食消费结构变化影响因素分析——江苏省为例[J].现代商贸工业,2014(8):40-42.

[104] 寻之庆.人类食物百科[M].何霜,译.北京:电子工业出版社,2020.

[105] 雅克·阿塔利.食物简史[M].吕一民,应远马,朱晓罕,译.天津:天津科学技术出版社,2021.

[106] 杨菊林.基础营养学[M].杭州:浙江大学学出版社,2022.

[107] 尤玉如.食品卫生学[M].北京:中国轻工业出版社,2015.

[108] 查锡良.生物化学[M].7版.北京:人民卫生出版社,2010:109-113.

[109] 张兵,杨月欣.中国营养问题及对策思考[J].营养学报,2015,37(1):7-12.

[110] 张东杰.重金属危害与食品安全[M].北京:人民卫生出版社,2011.

[111] 张洁,刘作功.饮食镁、钾与心血管疾病的风险因素[J].国外医学地理分册,2004,25(4):156-158.

[112] 张立实,吕晓华.基础营养学[M].北京:科学出版社,2018.

[113] 张利鹏.探讨地沟油中苯并[a]芘的测定[J].石化技术,2020(4):303,316.

[114] 张小莺,殷文政.食品安全学[M].北京:科学出版社,2012.

[115] 张旭,阎金生.糯玉米速冻及罐头加工工艺[J].天津农业科学,2006,12(4):58-59.

[116] 张燕坤.饮食与老年痴呆关系研究进展[J].中国民康医学,2012,24(5):587-588,609.

[117] 赵晋府.食品工艺学[M].2版.北京:中国轻工出版社,2012.

[118] 郑丹丹,胡扬扬,王琦.双孢蘑菇活性成分研究进展[J].食用菌学报,2016,23(2):94-103.

［119］郑乃辉,王振康,章细英.我国茶饮料生产概述［J］.茶叶科学技术,2003
(1):5-8.

［120］郑艺,何亚红,何计国,等.油脂对油炸食品中反式脂肪酸含量的影响
［J］.食品科学,2020(6):58-63.

［121］中国血脂管理指南修订联合专家委员会.中国血脂管理指南(2023 年)
［J］.中国循环杂志,2023,38(3):237-271.

［122］中国中西医结合学会风湿类疾病专业委员会.痛风及高尿酸血症中西医
结合诊疗指南［J］.中医杂志,2023,64(1):98-106.

［123］中华医学会糖尿病学分会.中国 2 型糖尿病防治指南(2020 版)［J］.中华
糖尿病杂志,2010,27(3):317-411.

［124］周芸.临床营养学［M］.6 版.北京:人民卫生出版社,2022.

［125］朱礼学,陈永富,陈斌.微量元素、饮水与健康［J］.四川地质学报,2002,
29(3):156-158.

［126］邹慧芳,渠畅,吴昊,等.发酵蔬菜风味形成机制及其分析技术的研究进
展［J］.中国食品学报,2014,14(2):217-225.

参考答案

绪论思考题参考答案

1.饮食溯源是指人类最早的饮食方式和现代的饮食方式的起源。最早的饮食方式是采集和狩猎,而现代的饮食方式则包括农业、畜牧业和工业化食品加工等。它们的不同在于采集和狩猎是通过捕捉野生动物和采集植物来获取食物,而现代饮食则更依赖于农业和工业化生产。

2.饮食与健康之间存在密切关系。食物对身体健康有着重要影响,不同的营养素和化合物可以对身体产生不同的影响。例如,蔬菜和水果富含维生素和抗氧化剂,可以增强免疫系统和预防慢性病。通过均衡饮食、选择新鲜、天然的食物以及控制摄入量,可以改善健康状况。

3.食疗是指通过食物来预防疾病和促进康复。食物中的特定营养素和化合物可以对身体产生特定的效果。例如,姜可以用于缓解胃痛和消化不良,蜂蜜可以用于喉咙疼痛和咳嗽恢复。食物的选择和准备方法在食疗中非常重要,不同的烹饪方法和配料可以影响食物的功效。

4.食物的选择和准备方法反映了不同文化之间的差异。不同文化对食物的喜好、禁忌和烹饪方式都有所不同。食物也成为文化交流的一部分,通过食物,人们可以了解其他文化的习俗、信仰和价值观。例如,中国的传统饺子是春节的重要食物,它象征着团圆和吉祥。

5.快餐和加工食品的普及给饮食文化和健康带来了负面影响。快餐通常富含高热量、高脂肪和高盐的食物,长期摄入会增加肥胖、心血管疾病等慢性病的风险。加工食品则常常含有大量的添加剂和人工成分,对身体健康有潜在危害。平衡现代生活的快节奏与健康饮食的需求可以通过选择健康的快餐选项、自己烹饪健康的食物,并培养良好的饮食习惯来实现。

6.在全球化的背景下,不同国家和地区的饮食文化之间存在交流与融合。随着人们的移民和旅行,各种文化的食物被引进到不同的国家和地区。例如,日本的寿司和墨西哥的卷饼就是跨文化融合的食物。这些食物融合了不同文化的烹饪技术和食材,并创造出独特的口味和风格。这种融合使人们更加容易接触和体验其他文化背景下的美食。

第一章思考题参考答案

1.葡萄糖是自然界分布最广且最为重要的一种单糖,它是活细胞的能量主要来源和新陈代谢中间产物,即生物的主要供能物质。葡萄糖是糖在血液中的运输形式,中枢神经系统几乎全部依赖血液中的葡萄糖作为能源,人体无法承受血糖浓度的大幅波动。葡萄糖聚合而成的淀粉是植物重要的能量储存形式,在进化过程中,为了与食物的组成相适应,人体消化道内有专门针对淀粉降解的酶系,肠道内分布着大量用于葡萄糖转运的酶类,因此葡萄糖也是最容易吸收的糖类物质。糖原是葡萄糖的多聚体,包括肝糖原、肌糖原和肾糖原等,是糖在体内的储存形式,它的供能比其他产能营养素更加快捷。以葡萄糖为基础,借助无氧酵解、有氧氧化、磷酸戊糖途径、糖醛酸途径、多元醇途径,葡萄糖不仅能够提供能量,还可以被转化为其他营养物质。

2.脂肪具有疏水性,也就是说在体内储存脂肪不结合水分,储存 1g 脂肪只占有 1.2mL 体积,远比储存 1g 糖原占有的 4.8mL 体积小。而且甘油三酯氧化分解产生的能量是同等重量的糖的 2.25 倍。因此,储存同样多的能量,糖原所占体积是脂肪的整整 10 倍。所以脂肪能量大又不占地方,是浓缩高效的储能形式。此外,在能量供应不足的时候,如果同时伴随水的供应不足,由于脂肪中含有较多的氢,在脂肪氧化过程中,代谢产生的水量,远高于碳水化合物。

3.如果考虑国际供应链的情况,耕地资源有限的发展中国家,可以发展适合自己的产业,借助贸易来满足自身的粮食需求。如果不考虑跨国粮食贸易,单纯从营养素供应的角度来看,在不适合耕作的土地上发展畜牧业,并省下一部分粮食来发展养殖业,做法是可取的。生物体在成长过程中,需要将营养物质转化为蛋白质并存储起来,人体的转化效率非常低。由于常见谷物蛋白质的氨基酸组成与人体需求不一致,即限制氨基酸的缘故,单纯食用谷物的人群,必须加大摄入量才能满足人体需求。而常见家禽家畜的食物转化率远高于人类,且能食用一些人类无法食用的植物,而动物蛋白的营养价值也优于谷物蛋白。因此,饲养一些家禽家畜,作为蛋白质供应来源是可取的。

4.三大宏量营养物质是指糖类、蛋白质和脂肪,它们通过食物来获取,一方面提供能量维持自身机体的正常运转,另一方面也参与机体组织的合成与代谢等。三大营养素的功能不同,它们之间无法完全相互替代。如果单纯食用脂肪,脂肪酸不能彻底氧化而产生过多的酮体危害健康,但是在碳水化合物存在情况下,酮体就可以氧化代谢掉。三大产能营养素合理的供能比为:碳水化合物占一日总热量的 50%～65%;脂肪占一日总热量的 20%～30%;蛋白质占一日总热量的 12%～15%。

5.第一是我们人体内的脏器,可以储存一部分维生素,脂溶性维生素和维生素 C,都可以在肝脏中储存,短时间内不摄入,不会明显缺乏,单次大量补充,多余部分可以储存起来。第二是 B 族维生素一般在体内充当的代谢所需酶的辅酶或辅基,B 族维生素一般无法在体内长期储存,但人体内的代谢路径不止一条,某些维生素缺乏时,人体会选择其他代谢路径维持生命,故维生素缺乏症不会立刻显现。第三是人体内的肠道微生物,可以代谢产生维生素供人体所需,例如维生素 K,在肠道菌群健康的情况下,人体一般不会出现维生素 K 的缺乏症。

6.饮水时主要关注三个点,分别是来源、总量和频率。首先是来源,要选择安全的饮水,如烧开后的自来水,或经过过滤、膜分离净化以后的包装饮用水。避免用含糖饮料代替水。从总量上讲,《中国居民膳食指南》建议健康成人饮水量为每日 1500～1700 毫升,这一饮水量还要结合运动量调整,如果是夏季出汗较多或运动量较大时,还应增加饮水量。第三是喝水频率,杜绝口渴了再喝水的现象,一般应小口慢速喝水,即使洗完澡或者运动过后,失水速度过快,也需要小口慢速地补充水分。在大量排汗后身体还会随之丢失一部分盐分,可以适当饮用一些淡盐水或者运动型饮料。

7.一般情况下,人类进行饮食时,伴随能量的摄入,往往会同时摄入一些维生素、矿物质和蛋白质。所谓空卡路里(空热量)指含有高热量,却只含有少量或基本不含维生素、矿物质和蛋白质的食物,也就是说除了热量,这种食物不能提供任何其他的营养素。酒精就属于这种类型的食物。

8.有些酶在细胞内合成或初级释放时只是酶的无活性前体,必须在一定的条件下,这些酶的前体水解开一个或几个特定的肽键,致使构象发生改变,表现出酶的活性,这就是所谓的无活性酶原。酶原可以贮存在其合成部位而没有引起细胞或组织自我消化(水解)的危险,待细胞需要时再被激活。胰腺细胞分泌的酶,在激活状态下有降解生物细胞或组织的能力,如果在胰腺中,就产生了活性,就会对胰腺细胞造成损伤,出血性胰腺炎的发生就是由于蛋白酶原在未进小肠时就被激活,激活的蛋白酶水解自身的胰腺细胞,导致胰腺出血、肿胀。

9.过于精细的饮食,由于消化吸收率高,食物残渣较少,每天产生的粪便体积减小,排便次数会减少。精细食物中缺乏膳食纤维,使粪便黏滞度增加,在肠内运动缓慢。膳食纤维有很好的持水性,缺乏膳食纤维时,粪便中的水分会过量被吸收而导致便秘。

10.慢性病主要指以心脑血管疾病(高血压、冠心病、脑卒中等)、糖尿病、恶性肿瘤、慢性阻塞性肺部疾病(慢性气管炎、肺气肿等)、精神异常和精神病等为代表的一组疾病,具有病程长、病因复杂、健康损害和社会危害严重等特点。很多慢性疾病都需要控制饮食,健康的饮食习惯是预防慢性疾病发生、缓解发病进程的手段之一。但是,即使是需要控制饮食的慢性疾病,其发病原因也并非单纯饮食因素,很多与老龄化相关的慢性疾病,是人在进入老年以后的一种生理状态,无法通过饮食治愈。

第二章思考题参考答案

1.膳食结构所导致的营养缺陷,其作用机制是长期的,其效用发挥也是长期的。营养物质长期不能满足人体需求或者营养物质的长期过剩,可能在慢性代谢疾病发生中起到了重要作用。营养物质对健康状态的影响也不是孤立的,某些营养物质是多任务分子,在细胞代谢中具有一个或多个辅酶或辅基的作用,在某些营养素缺乏的情况下,多任务营养物质会优先考虑发挥已缺乏的营养素的作用,强化某些代谢路径,以确保短期生存需求,其代价可能是牺牲长期健康。因此,某些因营养素缺乏或过剩造成的系统损伤,在损伤初期,并不表现出生理指标的失常。对于个体而言,生理指标的健康并不意味着膳食结构就是合理的,营养供应就是充足的,要预防慢性退行性疾病的发生,合理膳食应当在生理指标还能保持健康时做起。

2.膳食模式(结构),是指膳食中各食物的品种、数量及其比例和消费的频率。中国营养学会为我国居民设计的饮食结构是平衡膳食模式,遵循这种模式,能最大程度满足不同年龄段、不同能量水平的健康人群的营养与健康需要。中国地大物博,人口众多,各地饮食习惯差异很大,学生可以根据自己所在地区的特点,对照《中国居民膳食指南》,提出自己的见解。

3.蛋白质能量过剩导致的营养不良,与饮食上缺乏自制力有一定关系,但是不能完全归咎于缺乏自制力。社会因素在其中也起到了推波助澜的作用。首先是人在生活压力大的情况下,会选择高糖、高蛋白、高脂肪的饮食来缓解紧张情绪。第二是较快的工作节奏,迫使人缩短饮食时间,选择能量密度大,易于吞咽和消化的食物。

4.平衡型膳食结构是中国营养学会推荐的膳食结构,但是中国幅员辽阔,各地饮食习惯差异很大,要实现全国统一的理想膳食结构是不可能的。各地可以在平衡膳食八准则的基础上,结合当地物产和饮食习惯,形成自身的膳食结构。例如,浙江东部沿海地区,可以借鉴琉球地区的饮食结构,增加海藻和水产的摄入。浙江中部山区,可以借鉴地中海膳食结构,以山区特产的山茶油替代地中海膳食结构中的橄榄油。

5.纯素饮食与植物为主饮食是两个不同的概念,纯素饮食并不是健康的膳食模式。盲目选择纯素饮食,很容易缺乏某些必需氨基酸、n−3系长链多不饱和脂肪酸以及某些维生素。虽然动物性食物不是唯一的完全蛋白质来源,经过精心的规划,可以利用植物蛋白来提供足够数量的必需氨基酸和非必需氨基酸,但是这种精心规划,是以高成本为代价的。依靠纯素饮食来维持健康,需要在食物选择上付出的经济成本,不是广大普通居民可以承受的。如果不是因为个人信仰原因选择纯素饮食,适当的动物性食品摄入,补充必需氨基酸和多不饱和脂肪酸,是相对经济节约的办法。

6.慢性病患者,不愿意遵照医生或者营养师的建议,实质上是患者依从性的问题。影响依从性的因素包括社会人口学因素,例如性别、年龄、病程、经济水平、知识和文化水平,以及心理学因素、家庭支持和自我效能等。要提升其依从性,要从多个角度入手,例如,提供低成本、容易实现的食谱,提升患者的认知水平,寻求家庭和社会支持,提高患者的自我效能。

7.在中国营养学会2022年的膳食宝塔中,没有番茄酱,主要是因为中国人的日常膳食中,番茄酱的食用并不普遍。但是结合西方国家的膳食指南来看,番茄酱属于加工食品,通常处于膳食金字塔的较高层级,而不能列入到蔬菜水果这一层级中。

8.膳食宝塔以层级来展示,层级的高低反映的是某些食物在日常饮食中的摄入量高低,而非食物有益或有害健康,亦非多吃或者少吃的建议。即使是最低端的食物,对于维持健康仍然是必要的,仍需要适量食用。

9.所谓的直觉饮食的主要原则是端正饮食心态,尊重身体的饮食选择暗示,它是基于健康的饮食观念形成的饮食心态,并不是想吃啥就吃啥。人类的口味偏好是在进化中形成的,有着几十万年的进化历史,但是进入工业化社会以后,人类的膳食极大丰富,预期寿命大幅提高,口味进化则相对滞后,如果遵循原始社会形成的生理本能来选择食物,高糖高盐高脂肪食物会是主要取向,这尤其对于老年人来说是不利的。

10.酒精与某些疾病的关系,已经得到实验证实,少量酒精的使用,是否对于健康是有利的,目前尚不完全明了,结论也存在争议。《中国居民膳食指南》中,仍允许适度饮酒,并非认同酒精对健康有好处,而是基于文化考虑,因为饮酒文化在中国已经流行数千年,是饮食习俗的一部分。《中国居民膳食指南》建议,成年人一天饮用酒的酒精量不超过 15 克,在这一饮酒量下,对大多数健康人而言,饮酒所带来的健康风险都是可控的。

第三章思考参考答案

1.食品加工原料是指用于食品制造和加工的各种原料,包括植物类食物原料、动物类食物原料、食药用菌原料、其他类食物原料以及食品添加剂等。它们在食品加工中起着不同的作用,可以提供营养、改善口感、增加食品的稳定性和保质期等。

2.植物类食物原料包括谷物、蔬菜、水果、坚果等。以谷物为例,如小麦、大米、玉米等,它们富含碳水化合物、蛋白质、纤维和 B 族维生素等营养物质。蔬菜和水果富含维生素、矿物质和膳食纤维,如胡萝卜、番茄、苹果等。坚果富含蛋白质、健康脂肪和抗氧化物质,如核桃、花生、亚麻籽等。

3.动物类食物原料包括畜类、禽类、鱼类、奶类和蛋类等。畜类如猪肉、牛肉、羊肉等,富含蛋白质、铁和锌等。禽类如鸡肉、鸭肉、火鸡肉等,含有丰富的蛋白质和维生素。鱼类富含优质蛋白质、不饱和脂肪酸,如鲑鱼、鳕鱼、金枪鱼等。奶类和蛋类含有丰富的蛋白质、钙和维生素 D,如牛奶、鸡蛋、鲜奶酪等。

4.食物干燥与加热技术是指通过将食物暴露在高温或干燥的环境中,使其失去水分或进行热加工的过程。它们在食品保藏和加工中的作用是去除水分,防止细菌和霉菌的生长,延长食品的保质期,并改善食品的质地和口感。

5.食物冷却与冷冻技术是指通过将食物暴露在低温环境中,使其快速冷却或冷冻的过程。原理是通过降低食物的温度,抑制微生物的生长,降低酶的反应活性,延缓食品变质的速度。应用领域包括冷藏食品、冷冻食品、冷饮等。

6.食品腌渍与保藏是指通过将食物浸泡在含有盐、糖、酸等调味料的液体中,使其更加美味并延长保鲜期的过程。常见的食品腌渍方法包括盐腌、糖腌、酸腌等。举例:咸鱼、酱牛肉、咸菜等。

7.食品化学保藏是指使用食品添加剂来保护食品免受微生物污染和腐败的过程。常见的食品化学保藏方法包括防腐剂的使用、抗氧化剂的添加等。常见的化学物质包括亚硫酸盐、苯甲酸、山梨酸等。

8.乳与乳制品对人体营养价值体现在以下方面:

(1)乳与乳制品富含优质蛋白质,有助于维持身体的生长和修复组织。

(2)乳与乳制品是钙的重要来源,有助于骨骼的生长和维持骨骼强度。

(3)乳与乳制品含有丰富的维生素,如维生素 A、维生素 D 等,有助于维持身体的正常功能。

(4)乳与乳制品含有丰富的矿物质,如磷、镁和锌等,有助于维持身体的正常代谢。

(5)乳与乳制品含有脂肪,可以提供能量和维持细胞的正常功能。

9.乳与乳制品的加工过程中可能存在的问题主要有 5 方面,分别采用以下途径解决:

(1)加工过程中可能存在微生物污染问题,可以通过严格的卫生管理和消毒措施来解决。

(2)加工过程中可能存在营养损失问题,可以通过采用适当的加工技术和保鲜措施来减少营养损失。

(3)加工过程中可能存在添加剂超标问题,可以通过严格的质量控制和检测手段来确保添加剂的合理使用。

(4)加工过程中可能存在储存和运输问题,可以通过合适的包装和温度控制来延长产品的保质期。

10.果蔬制品的健康食用建议包括几方面:

(1)多样化选择:尽量选择不同颜色和种类的果蔬,以确保摄取到各种不同的营养物质。

(2)新鲜优先:优先选择新鲜的果蔬,并在购买后尽快食用,以保持其营养价值。

(3)适量摄入:根据个人需求和身体状况,适量摄入果蔬,避免过度摄入。

(4)温度控制:在加工和烹饪过程中,尽量控制温度,以避免过度破坏果蔬中的营养物质。

(5)注意食物安全:在选择和处理果蔬时,要注意清洗和消毒,以减少食物中的细菌和污染物。

11.软饮料的生产过程中可能存在以下四方面问题:

(1)生产过程中可能存在原料污染问题,可以通过选择优质的原料和严格的供应链管理来保障产品的质量安全。

(2)生产过程中可能存在添加剂使用超标问题,可以通过严格的质量控制和检测手段来确保添加剂的合理使用。

（3）生产过程中可能存在卫生问题，可以通过严格的卫生管理和消毒措施来保障产品的质量安全。

（4）生产过程中可能存在产品质量不稳定问题，可以通过合适的生产工艺和质量控制措施来保障产品的一致性和稳定性。

12.（1）软饮料中通常含有高糖量和低营养价值的成分，长期过量饮用可能导致肥胖、糖尿病和心血管疾病等健康问题。

（2）健康饮用建议：适量饮用，尽量选择低糖或无糖的软饮料；优先选择天然果汁或茶饮料；多喝水，保持身体的水分平衡；注意饮用时机，避免在饭前或饭后大量饮用；注意个人体质和健康状况，避免对身体造成不良影响。

13.最常见的罐头从内容物来讲有果蔬类罐头、肉类罐头、水产类罐头、粮谷类罐头等，它们经过热处理和密封而制成，具有长保质期和方便携带的特点。

14.市场变化主要有以下几方面：

（1）健康意识的觉醒：消费者对于健康和天然食品的需求增加，对于合成色素、防腐剂和高糖含量的产品的关注度降低。

（2）可持续发展：消费者对于环境保护和可持续发展的重视程度增加，对于使用可再生材料和环保包装的产品更感兴趣。

（3）创新口味和产品形式：消费者对于新颖口味和独特产品形式的需求增加，例如巧克力涂层、填充、夹心等。

为了吸引消费者和提高产品竞争力，以下是一些建议：

（1）品质保证：提供高质量的原材料和制作过程，确保产品的口感、质地和口味都达到消费者的期望。

（2）健康和天然食品：开发低糖、无糖、绿色、有机等健康选项，吸引那些注重健康的消费者。

（3）可持续绿色包装：使用环保、可再生材料的包装，并积极推广可回收和可降解的包装概念。

（4）创新口味和产品形式：不断研发新颖口味和独特产品形式，满足消费者的新奇感和口味需求。

（5）品牌建设：通过大众传媒和社交媒体等渠道建立品牌形象，提高品牌的知名度和认可度。

（6）个性化定制：提供个性化定制的糖果和巧克力选项，以满足消费者个体化的需求。

（7）社会责任：积极参与社会公益活动，关注环境保护和社会问题，树立企业的良好形象和价值观,等等。

第四章思考题参考答案

1.常见的食品中毒原因包括细菌、病毒、寄生虫、化学物质的污染、有毒动植物等。预防食物中毒的方法包括正确烹饪食物、避免交叉污染、正确储存食物和遵循食品安全标准。

2.食品添加剂在食品安全中起到延长保质期、改善口感和外观、保持营养等作用。消费者可以通过查看食品标签上的添加剂列表,以及了解各种添加剂的功能和安全性评估来辨别合格的食品添加剂。

3.食物过敏是免疫系统异常反应,常见的食物过敏原包括牛奶、鸡蛋、花生、坚果、大豆、鱼类和贝类等。预防和管理食物过敏的方法包括避免接触过敏原食物、仔细阅读食品标签和寻求医学专业的建议。

4.正确存储和处理食物的方法包括将易腐食物储存在低温环境中、避免交叉污染、尽快食用新鲜食材、遵循食品安全标准等,以防止食品变质和细菌滋生。

5.蔬菜水果的安全性可以通过正确清洗和处理来保证。清洗蔬菜水果时,应使用流动的清水彻底清洗,可以使用柔软的刷子清洗表面,去除农药残留和细菌。此外,购买有机产品、选择新鲜的蔬菜水果和遵循正确的储存方法也有助于保证其安全性。

6.肉类和禽类的安全性可以通过正确烹饪和储存来保证。烹饪时要确保食物的内部温度达到安全水平,以杀灭细菌和寄生虫。储存时应将生肉和熟肉分开,避免交叉污染,同时将肉类储存在低温环境中以防止细菌滋生。

7.乳制品和蛋类的安全性非常重要,因为它们可以被细菌污染并导致食源性疾病。选择时要选择新鲜的乳制品和蛋类,并确保其包装完好无损。在处理时要遵循正确的卫生规范,如彻底清洁容器和工具,并适当储存以防止细菌滋生。

8.海鲜和水产品的安全性可以通过选择新鲜的海鲜和水产品,判断新鲜度,以及正确烹饪来保证。新鲜的海鲜应具有清晰的眼睛、湿润的皮肤和没有怪异气味。在烹饪时要确保食物的内部温度达到安全水平,以杀灭细菌和病毒。

9.食物链传染疾病是指通过食物链传播的疾病,如鱼类中的汞污染、食用动物中的兽医药物残留等。预防和控制食物链传染疾病的方法包括加强监管和检测,制定相应的标准和规范,以及加强食品安全教育和宣传等。

10. 在农业生产中,控制和预防动植物疾病对食品安全至关重要。这可以通过采取合适的农业实践,如合理使用农药和化肥、进行病虫害防治、加强动植物健康监测等来实现。

11. 在食品加工和餐饮行业中,确保食品的卫生和安全是非常重要的。这可以通过严格遵循卫生标准和规范、定期进行清洁和消毒、培训员工并进行监督等来实现。

12. 要提高公众对于食品安全的意识和教育,政府和企业应承担一定的责任。政府可以加强食品安全监管和宣传,制定相关法律和政策,建立食品安全教育体系。企业可以加强产品质量控制,提供明确的食品安全信息,并积极参与食品安全宣传活动。

第五章思考题参考答案

1. 蛋白质和能量是维持人体正常生理功能所必需的重要营养物质,而蛋白质摄入不足会影响身体的生长发育、免疫力和器官功能等。此外,蛋白质摄入不足时,身体会分解肌肉组织来提供能量,导致肌肉萎缩,进一步影响身体健康。

2. 缺铁性贫血会引发一系列不良影响,包括贫血症状(如疲劳、气短、心悸等)、免疫功能下降、对感染的易感性增加以及影响儿童和胎儿的智力发育等。通过饮食改善缺铁性贫血可以增加富含铁的食物摄入,如红肉、蛋类、豆类、绿叶蔬菜等,同时搭配富含维生素C的食物以促进铁的吸收。

3. 佝偻病是由于维生素D缺乏引起的疾病。维生素D是帮助体内吸收和利用钙和磷的重要物质,维生素D缺乏会导致钙磷代谢紊乱,进而影响骨骼健康,导致骨骼软化和畸形。控制佝偻病的发生可以通过增加维生素D的摄入,如食用富含维生素D的鱼类、蛋黄等,同时合理晒太阳。

4. 维生素A缺乏症会导致上皮组织相关问题,如夜盲症(暗视野适应能力下降)、干眼症(眼球干涩、疼痛)、角膜溃疡等。此外,维生素A缺乏还会影响皮肤和黏膜健康,导致皮肤干燥、易受感染等问题。预防维生素A缺乏症可以通过摄入富含维生素A的食物,如胡萝卜、番茄、动物肝脏等。

5. 肥胖的定义是指体重超过正常范围的一种状况,通常以体质指数(BMI)

来衡量,BMI≥28 为肥胖。常见导致肥胖的原因包括不良饮食习惯、缺乏运动、遗传因素等。

6.肥胖会导致一系列疾病,包括心血管疾病、糖尿病、高血压、脂肪肝等。肥胖控制的原则是通过控制饮食和增加运动来减少能量摄入和提高能量消耗。常用方法包括制定合理的饮食计划、适量运动、建立健康的生活习惯等。

7.高血糖会增加患心血管疾病、肾脏疾病和神经系统疾病等的风险。常用方法包括控制饮食,选择低糖低脂的食物,适量运动,保持健康的体重等。

8.控制高脂血症的常用方法包括控制饮食,减少摄入高脂肪的食物,增加摄入富含纤维的食物,适量运动,保持健康的体重等。

9.高血压对人体的危害包括增加心脑血管疾病的风险,如心脏病、中风等。常用的饮食对血压水平有帮助的方法包括减少钠盐摄入,增加钾和镁的摄入,控制饮食中的饱和脂肪酸和胆固醇的摄入等。

10.适用于痛风患者的食疗处方包括低嘌呤饮食,避免食用高嘌呤食物,增加水果、蔬菜、全谷类和低脂乳制品的摄入等。

11.痤疮是一种皮肤疾病,表现为毛囊和皮脂腺的慢性炎症。黄褐斑是一种色素沉着,常见于面部、颈部和手部等暴露部位。导致痤疮和黄褐斑的形成原因包括多种因素,如遗传、激素变化、不良饮食习惯等。

12.青少年容易长痤疮,主要是由于青春期激素分泌的变化,皮脂腺功能亢进,容易导致毛囊堵塞和炎症。改善皮肤状况的常用方法包括保持良好的面部清洁,避免挤压痤疮,保持健康的饮食习惯,避免暴晒等。

13.视疲劳是长时间使用眼睛或高度集中注意力造成的眼睛不适和疲劳感。应对视疲劳的方法包括定期休息眼睛,远离电子设备,保持良好的用眼姿势等。

14.肠道健康是指肠道内菌群平衡和肠道黏膜屏障功能正常的状态。肠道菌群不平衡可能导致消化不良、免疫系统紊乱、心理健康等问题。常用维持肠道健康方法包括摄入富含益生菌的食物、增加膳食纤维摄入、避免过度使用抗生素等。

第六章思考题参考答案

1.中医食疗的基本概念是通过调整饮食结构和食物的性味,以达到治疗疾病、保健强身的目的。

2.中医食疗的原则包括"因人而异""食物药兼顾""和谐饮食""适量为宜"

"日常调理"等。

3.中医食疗常用的方法有药膳疗法、食物疗法、饮食调理、食疗配伍、食物禁忌等。

4."五味"在中医食疗中的作用是根据食物的五味（酸、苦、甘、辛、咸）来对身体进行调节,以达到治疗和保健的效果。

5.中医食疗注重的是适度、均衡、多样化的饮食习惯,强调根据个体体质和季节变化来选择食物。

6.中医食疗根据个体体质进行调理的方法包括根据体质的特点选择适合的性味食物、调节饮食结构和合理食物搭配等。

7.中医食疗应对消化不良的问题可以通过调整饮食结构、选择易消化的食物、避免过食寒凉或油腻食物等方法进行调理。

8.中医食疗应对血虚的问题可以选择富含补血营养素的食物,如动物肝脏、红枣、黑芝麻等,同时配合适当的烹调方法。

9.中医食疗应对湿热体质的问题可以选择清热解湿的食物,如冬瓜、芹菜、苦瓜等,同时避免食用辛辣、油腻的食物等。

10.中医食疗应对气虚体质的问题可以选择具有补气作用的食物,如黄豆、大枣、山药等,同时注意合理搭配,避免过食生冷食物等。